Interpretations of Classical Literature of Breast Cancer

乳腺癌经典文献解读

主 编 王 殊

北京大学医学出版社

RUXIANAI JINGDIAN WENXIAN JIEDU

图书在版编目（CIP）数据

乳腺癌经典文献解读/王殊主编. —北京：北京
大学医学出版社，2017.5（2018.8 重印）
ISBN 978-7-5659-1647-2

Ⅰ. ①乳…　Ⅱ. ①王…　Ⅲ. ①乳腺癌－文献－研究
Ⅳ. ①R737.9

中国版本图书馆 CIP 数据核字（2017）第 184825 号

乳腺癌经典文献解读

主　　编：王　殊
出版发行：北京大学医学出版社
地　　址：(100191) 北京市海淀区学院路 38 号　北京大学医学部院内
电　　话：发行部 010-82802230；图书邮购 010-82802495
网　　址：http://www.pumpress.com.cn
E - mail：booksale@bjmu.edu.cn
印　　刷：北京信彩瑞禾印刷厂
经　　销：新华书店
策划编辑：高　瑾
责任编辑：畅晓燕　　责任校对：金彤文　　责任印制：李　啸
开　　本：787mm×1092mm　1/16　印张：14　字数：309 千字
版　　次：2017 年 5 月第 1 版　2018 年 8 月第 2 次印刷
书　　号：ISBN 978-7-5659-1647-2
定　　价：59.00 元

本书由
北京大学医学科学出版基金
资助出版

编委名单

(按姓名汉语拼音排序)

陈　创（武汉大学人民医院）

陈文林（昆明医科大学第三附属医院）

陈亚林（北京大学人民医院）

程　琳（北京大学人民医院）

杜　炜（北京大学人民医院）

方　仪（中国医学科学院肿瘤医院）

郭嘉嘉（北京大学人民医院）

洪士开（安徽省肿瘤医院）

黄　隽（中南大学湘雅医院）

姜永冬（哈尔滨医科大学附属肿瘤医院）

孔令泉（重庆医科大学附属第一医院）

李　俏（中国医学科学院肿瘤医院）

刘　军（中日友好医院）

刘　森（北京大学人民医院）

刘正人（南昌大学第一附属医院）

马　力（河北医科大学第四医院）

彭　媛（北京大学人民医院）

齐立强（天津医科大学肿瘤医院）

齐晓伟（第三军医大学西南医院）

任　予（西安交通大学第一附属医院）

沈松杰（北京协和医院）

时　鹏（山东省立医院）

宋　东（吉林大学第一医院）

孙亚冬（河南省肿瘤医院）

唐　鹏（第三军医大学西南医院）

铁　剑（北京大学肿瘤医院）

王　斐（山东大学第二医院）

王　浩（四川省肿瘤医院）

王　殊（北京大学人民医院）

王　宇（首都医科大学附属北京同仁医院）

王思源（北京大学人民医院）

王晓迪（北京清华长庚医院）

温　健（中国医科大学附属第四医院）

谢　菲（北京大学人民医院）

谢　晖（江苏省人民医院）

徐莹莹（中国医科大学附属第一医院）

杨后圃（北京大学人民医院）

姚　凡（中国医科大学附属第一医院）

叶京明（北京大学第一医院）

于　跃（第二军医大学附属长海医院）

于理想（山东大学第二医院）

俞星飞（浙江省肿瘤医院）

张　捷（福建医科大学附属协和医院）

序

　　人类与癌症的战争已经持续了千年。在希波克拉底时代，先贤以体液理论解释乳腺癌的发生，以导泄、放血来治疗癌肿。待病理学家在显微镜下认识到癌细胞的存在，解剖学家发现了肿瘤的扩散路径，人们期待外科医生用手术刀根治乳腺癌。及至现代，治疗手段层出不穷，放疗、化疗、内分泌治疗和分子靶向治疗成为阻遏肿瘤的利剑。时至今日，尽管乳腺癌的真正面目仍不清晰，人类至少已经在一定程度上战胜了其中的一部分。如何合理利用手中的武器，在这场战争中取得最佳的战果，是现代医学面临的现实问题。

　　"精准医学"和"循证医学"是近代医学进展的结晶和瑰宝。精准医学要求医生利用现代技术对肿瘤科学分类，对疗效进行精准预测，为患者提供量身定制的预防和治疗方案，是最终战胜肿瘤的必然方向。尽管在乳腺癌领域，分子分型、基因芯片指导治疗决策已经进入临床应用阶段，但更系统、更完善的精准预防与治疗仍需更多的研究与实践，无效治疗、过度治疗和治疗不足仍是临床不得不面对的问题。循证医学是现代医学检验和证明疾病预防与治疗效果的最佳工具，要求医生通过对临床研究证据进行科学评价获得最佳的证据，结合医生的经验与患者意愿，做出最佳的临床决策。乳腺癌领域临床研究数量庞大，文献繁多，细致梳理、结合中国国情、合理评价，是促进国内治疗水平进步的务实之举。

　　人民医院王殊教授组织编写的这本《乳腺癌经典文献解读》从临床出发，通过对热点问题进行深入探讨，追根溯源，客观评价研究，结合国情及作者自身理解，合理评价现有证据，提出相对客观、不乏新意的结论，是一部务实与创新兼具之作。

　　我衷心祝愿本书可以为读者带来启迪，为患者带来福音。

2017.5.2

前　言

在北京大学人民医院乳腺中心，每周四早晨 6：30，都会有一场年轻医生自发组织的学术沙龙，已经雷打不动坚持了 5 年。初衷是了解指南背后的故事，精读相关指南引用的每一篇文献，解析指导临床实践的证据体系的来龙去脉。他们的口号（slogan）是"解读经典，紧跟潮流，刨根问底，不厌其详"，还为此建立一个名为"大咪咪，小医生"的微信群。这是一群思想敏锐、极富朝气与热情的年轻人，每个人都自带光芒，照亮了严谨的大医之路。

乳腺癌的现代综合治疗观念经历了百年的历史，每种诊疗策略都有数篇经典文献支撑，而每篇经典文献的产生都会有其历史局限性，一些在当时看来非常合理的设计放到现实的医疗实践中会显得先天不足。我们的解读多少会带有一些批判的眼光，探讨老文献的缺陷和对现今临床的指导价值。相关议题曾在《中国医学论坛报》连载一年。问题不辩不清，观点兼听则明。2016 年我们的想法被北京大学医学出版社采纳，在"北京大学医学科学出版基金"的支持下，我们正式启动《乳腺癌经典文献解读》的撰写，所有的作者都是乳腺专业的年轻医生，多数是各大医疗团体青年委员会的成员，希望用年轻医生的笔触，用与时俱进的眼光，探讨经典循证医学证据的价值。

21 世纪肯定是个体化医疗的时代，但迄今为止循证证据依然是主流，个体化肿瘤治疗依然面临很大挑战。在精准时代的化疗精细管理中，我们应该尽力把握手中已有的成熟数据，可以合理推理，但不随意演绎；应该遵循证据，但不墨守成规；必须重视疗效，也要重视毒性；不仅关注疾病，还要关注宿主。实践与反思，规范与创新，希望这本年轻医生执笔的书会给大家带来启示。

王　殊

目　　录

第一章

筛查及诊断篇

第一节　钼靶筛查能否提高乳腺癌患者的生存率?

乳腺癌是全球范围内女性发病率和死亡率最高的恶性肿瘤,严重威胁女性健康。我国女性乳腺癌发病率呈上升趋势,基于既往数据估计,2015 年我国女性乳腺癌新发病例为 268 600 人,约占当年女性新发恶性肿瘤病例总和的 15%[1]。

世界卫生组织(world health organization,WHO)提出的三级预防策略在肿瘤防治工作中发挥重要作用。作为乳腺癌二级预防的重要方法,乳腺钼靶筛查在乳腺癌早期发现、早期诊断中发挥重要作用,是目前唯一被广泛认可的乳腺癌筛查模式。乳腺癌在钼靶影像中主要表现为局限性肿块、成簇微小钙化和乳腺结构扭曲紊乱。美国的一项以463 372 名女性为研究对象的统计分析表明钼靶筛查的敏感性为 75%,特异性为92.3%[2]。通过乳腺钼靶筛查能够对乳腺的良、恶性病变的鉴别提供重要的参考信息,还能发现临床查体无法触及的早期乳腺癌,使得患者能够拥有更多治疗方案的选择[3]。例如,患者可以选择保乳手术治疗进而避免全乳房切除,同时也使得部分患者免于接受化疗。

多项随机对照研究证实乳腺钼靶筛查能够显著降低乳腺癌患者的死亡率。最早发表于 1985 年柳叶刀杂志的一项瑞典开展的随机对照研究首先肯定了乳腺钼靶筛查的价值[4]。该研究共入组 134 867 名年龄在 40~74 岁之间的女性,其中 78 085 名女性作为试验组定期接受单照射野的钼靶筛查,另外 56 782 名女性作为对照组不进行钼靶筛查。该研究结果显示钼靶筛查能够降低 31% 的乳腺癌所致死亡。欧洲和北美陆续发表的多项随机对照研究结果也肯定了乳腺钼靶筛查对降低乳腺癌死亡的临床应用价值[5-11]。1995 年发表的一项 meta 分析对瑞典的研究结果进行了进一步的评估和分析,根据 13 年随访结果显示钼靶筛查能够使得 40~74 岁女性乳腺癌死亡率降低 30%[12]。同年发表于《美国医学会杂志》(*The Journal of the American Medical Association*,JAMA)的文章对1966—1993 年期间发表的 13 项研究结果进行 meta 分析,结果显示钼靶筛查能够使乳腺癌死亡率降低 26%[13]。2013 年英国发表的文章对 11 项随访 13 年的随机对照研究结果进行 meta 分析后发现,钼靶筛查能够降低 20% 的乳腺癌死亡率[14]。基于上述研究结果,多数欧美发达国家已制订了钼靶筛查政策并积极推广[15-16]。

需要指出的是，虽然钼靶筛查在欧美国家已经普及，但是对钼靶筛查的获益和危害的讨论从未停止，对钼靶筛查能否提高乳腺癌患者生存率的疑虑也一直存在。有研究表明钼靶提示异常的结果中仅约5％为乳腺癌[17]，12％～78％钼靶发现异常结果的患者需要进行病理活检[18]。已发表数据显示钼靶筛查的过度诊断率为0～30％。假阳性结果和过度诊断给接受钼靶检查的女性带来短期和长期的心理负担，并导致受检查者接受不必要的活检或手术治疗，增加医疗费用的支出[19-20]。

钼靶筛查发现并接受治疗的乳腺癌中一部分为导管原位癌（ductal carcinoma in situ，DCIS），而仅有不到10％的DCIS有发展为浸润性癌的可能，绝大部分DCIS不会发展为浸润性癌并危及患者的生命[14]。这是导致钼靶筛查过度诊断的主要原因之一。但目前尚无法有效鉴别哪些钼靶筛查异常结果仅为DCIS而无浸润性癌成分，也无法预测哪些DCIS将发展为浸润性癌。因此导致部分DCIS患者接受了不必要的手术、化疗和放射治疗[21]。

近年来，随着早期随机对照研究更长期随访结果的陆续发表，对钼靶筛查能否提高乳腺癌生存率的怀疑也在逐渐增加。最新发布的对瑞典钼靶筛查随机对照研究随访超过20年的结果显示，Göteborg试验显著降低乳腺癌死亡率26％，而Malmö Ⅰ、Ⅱ试验和Stockholm试验降低乳腺癌死亡率分别为12％、15％和5.8％，无统计学差异[22]。加拿大长达25年的随访结果显示，对于40～59岁女性进行的钼靶筛查没能降低乳腺癌死亡率，而且22％（106/484）钼靶提示为浸润性乳腺癌的诊断为过度诊断[23]。

但是需要指出的是多数随机对照研究开展于20世纪70、80年代。当时的钼靶检查设备、技术及诊断水平较现今存在巨大差距。早期设备为胶片成像，成像质量较差，并且部分研究采取单一摄影体位。2010年发表在JAMA杂志上的研究指出钼靶成像质量的欠佳和采用单一摄影体位，影响了钼靶筛查的有效性[24]。随着全数字化成像的广泛应用，钼靶影像的分辨率较前已有显著提高。两项观察研究结果显示应用当代技术标准并采取双摄影体位的钼靶筛查，使得40～49岁年龄段女性乳腺癌所致死亡率降低30％～40％[25-26]。另外，钼靶筛查的间隔也会影响其发挥临床应用价值。英国长达17年随访的研究已证实每年一次的钼靶筛查能够在早期降低40～49岁年龄段女性乳腺癌死亡率[27]，但多数已发表的随机临床研究采取了更长的钼靶筛查间隔，这也在一定程度上降低了钼靶筛查在降低乳腺癌死亡率上的作用[3]。放射科医生诊断水平也对钼靶筛查的准确率起到关键性的作用。研究证明放射科医生对所做诊断的自信度与钼靶检查的准确性成正相关[28]。同时，也有必要对随机对照研究中钼靶筛查的具体实施情况给予足够关注。2006年《柳叶刀》（The Lancet）杂志发表的研究显示在研究开始的第一年，仅有67％～68％的女性按照计划接受了钼靶筛查，而且实际参与人数随着研究时间的延长而逐渐减少，相反在对照组中20％～30％的女性接受了至少1次的钼靶检查[29]。还有分析认为乳腺癌死亡率的下降也与乳腺癌诊治策略的进展相关，并指出钼靶筛查对于降低乳腺癌死亡的实质作用小于现有数据结果。但是综合分析现有数据表明，钼靶筛查与治疗方案的改进是相互独立的，不宜仅仅将乳腺癌死亡率的降低归结为治疗方案的改进而否定钼靶筛查的价值并停止筛查的继续开展[14]。上述因素会导致当今对钼靶筛查价值的低估。相信随着钼靶检查设备的更新、筛查策略的改进以及医师影像诊断水平的不断提高，钼靶筛查的准确率会进一步提高，假阳性诊断和过度诊断会不断减少。

虽然存在假阳性和过度诊断等不足，钼靶筛查的地位受到了日渐增多的挑战，但钼靶检查仍然是现今乳腺癌筛查的最佳手段。已发表的研究结果中绝大多数肯定了钼靶筛查的临床应用价值。目前关于钼靶筛查的争议更多是围绕在筛查开始的时间和间隔等方面。虽然欧美国家对钼靶筛查策略做出一定程度的调整，但是总体上讲仍然对钼靶筛查持支持态度。我国的钼靶筛查尚属于推广普及阶段，结合我国中晚期乳腺癌比例高于欧美发达国家的实际情况，作为能够早期发现乳腺癌的钼靶筛查工作在我国仍然具有非常重要的推广意义和价值。

（温　健）

参考文献

[1] Chen W，Zheng R，Baade PD，et al. Cancer statistics in China，2015. CA：a Cancer Journal for Clinicians，2016，66（2）：115-132.

[2] Carney PA，Miglioretti DL，Yankaskas BC，et al. Individual and combined effects of age，breast density，and hormone replacement therapy use on the accuracy of screening mammography. Annals of Internal Medicine，2003，138（3）：168-175.

[3] Kaniklidis C. The mammography debate：the senior years. Current oncology，2016，23（3）：e162-e164.

[4] Tabar L，Fagerberg CJ，Gad A，et al. Reduction in mortality from breast cancer after mass screening with mammography. Randomised trial from the Breast Cancer Screening Working Group of the Swedish National Board of Health and Welfare. Lancet，1985，1（8433）：829-832.

[5] Andersson I，Aspegren K，Janzon L，et al. Mammographic screening and mortality from breast cancer：the Malmo mammographic screening trial. Bmj Clinical Research，1988，297（6654）：943-948.

[6] Roberts MM，Alexander FE，Anderson TJ，et al. Edinburgh trial of screening for breast cancer：mortality at seven years. Lancet，1990，335（8684）：241-246.

[7] Miller AB，Baines CJ，To T，et al. Canadian National Breast Screening Study：1. Breast cancer detection and death rates among women aged 40 to 49 years. Canadian Medical Association Journal，1992，147（10）：1459-1476.

[8] Miller AB，Baines CJ，To T，et al. Canadian National Breast Screening Study：2. Breast cancer detection and death rates among women aged 50 to 59 years. Canadian Medical Association Journal，1992，147（10）：1477-1488.

[9] Moss SM，Summerley ME，Thomas BT，et al. A case-control evaluation of the effect of breast cancer screening in the United Kingdom trial of early detection of breast cancer. Journal of Epidemiology and Community Health，1992，46（4）：362-364.

[10] Nystrom L，Rutqvist LE，Wall S，et al. Breast cancer screening with mammography：overview of Swedish randomised trials. Lancet，1993，341（8851）：973-978.

[11] Otto SJ，Fracheboud J，Looman CW，et al. Initiation of population-based mammography screening in Dutch municipalities and effect on breast-cancer mortality：a systematic review. Lancet，2003，361

（9367）：1411-1417.

[12] Tabar L，Fagerberg G，Chen HH，et al. Efficacy of breast cancer screening by age. New results from the Swedish Two-County Trial. Cancer，1995，75（10）：2507-2517.

[13] Kerlikowske K，Grady D，Rubin SM，et al. Efficacy of screening mammography. A meta-analysis. JAMA，1995，273（2）：149-154.

[14] Marmot MG，Altman DG，Cameron DA，et al. The benefits and harms of breast cancer screening：an independent review. British Journal of Cancer，2013，108（11）：2205-2240.

[15] Perry N，Broeders M，De Wolf C，et al. European guidelines for quality assurance in breast cancer screening and diagnosis. Annals of oncology，2008，19（4）：614-622.

[16] Lee CH，Dershaw DD，Kopans D，et al. Breast cancer screening with imaging：recommendations from the Society of Breast Imaging and the ACR on the use of mammography，breast MRI，breast ultrasound，and other technologies for the detection of clinically occult breast cancer. Journal of the American College of Radiology：JACR，2010，7（1）：18-27.

[17] Elmore JG，Armstrong K，Lehman CD，et al. Screening for breast cancer. JAMA，2005，293（10）：1245-1256.

[18] Humphrey LL，Helfand M，Chan BK，et al. Breast cancer screening：a summary of the evidence for the U. S. Preventive Services Task Force. Annals of Internal Medicine，2002，137（5 Part 1）：347-360.

[19] Zackrisson S，Andersson I，Janzon L，et al. Rate of over-diagnosis of breast cancer 15 years after end of Malmo mammographic screening trial：follow-up study. BMJ，2006，332（7543）：689-692.

[20] Morris E，Feig SA，Drexler M，et al. Implications of overdiagnosis：impact on screening mammography practices. Population Health Management，2011，18（Suppl 1）：S3-S11.

[21] Woloshin S，Schwartz LM. The benefits and harms of mammography screening：understanding the trade-offs. JAMA，2010，303（2）：164-165.

[22] Nystrom L，Bjurstam N，Jonsson H，et al. Reduced breast cancer mortality after 20＋ years of follow-up in the Swedish randomized controlled mammography trials in Malmo，Stockholm，and Goteborg. Journal of Medical Screening，2017，24（1）：34-42.

[23] Miller AB，Wall C，Baines CJ，et al. Twenty five year follow-up for breast cancer incidence and mortality of the Canadian National Breast Screening Study：randomised screening trial. Obstetrical & Gynecological Survey，2014，69（348）：g366.

[24] Berg WA. Benefits of screening mammography. JAMA，2010，303（2）：168-169.

[25] Coldman A，Phillips N，Warren L，et al. Breast cancer mortality after screening mammography in British Columbia women. International Journal of Cancer，2007，120（5）：1076-1080.

[26] Tabar L，Yen MF，Vitak B，et al. Mammography service screening and mortality in breast cancer patients：20-year follow-up before and after introduction of screening. Lancet，2003，361（9367）：1405-1410.

[27] Moss SM，Wale C，Smith R，et al. Effect of mammographic screening from age 40 years on breast cancer mortality in the UK Age trial at 17 years' follow-up：a randomised controlled trial. The Lancet Oncology，2015，16（9）：1123-1132.

[28] Geller BM，Bogart A，Carney PA，et al. Is confidence of mammographic assessment a good predictor of accuracy? American Journal of Roentgenology，2012，199（1）：W134-141.

[29] Moss SM，Cuckle H，Evans A，et al. Effect of mammographic screening from age 40 years on breast cancer mortality at 10 years' follow-up：a randomised controlled trial. Lancet，2006，368（9552）：2053-2060.

第二节 钼靶和超声哪种方法更适合 作为乳腺癌的筛查手段？

乳腺癌是女性最常见的恶性肿瘤，对于乳腺癌仍缺乏有效的病因学预防。

乳腺癌筛查作为早发现、早诊断、早治疗的重要的二级预防手段，可提高治愈率，减少术后辅助治疗，节省医疗费用，提高患者生活质量。美国的流行病学数据显示：2004—2011 年乳腺癌发生率每年上升 0.2%，2002—2011 年死亡率每年下降 2%。死亡率的下降可能得益于乳腺癌的筛查。WHO 已将乳腺癌列为应开展人群筛查的癌症类别之一。

目前全球常用的乳腺癌筛查手段包括临床乳腺检查（clinical breast examination，CBE）、乳腺 X 线摄影术（mammography，MAM）、超声成像（ultrasonography，US）和磁共振成像（magnetic resonance imaging，MRI）等。其中，乳腺 X 线摄影术（MAM）又名乳腺钼靶 X 线摄影术。

钼靶和超声哪种方法更适合作为乳腺癌的筛查手段？

基于一些大规模的人群筛查实践，综合考虑女性乳腺生理特点和乳腺癌流行病学特征，多个国际知名癌症研究机构和组织分别提出了不同的乳腺癌筛查推荐方案，形成了不同的乳腺癌筛查指南。

一、大规模人群乳腺癌筛查实践的研究

（一）美国纽约健康保障计划

1963 年开始的美国纽约健康保障计划（Health Insurance Plan of Greater New York，HIP）是第一个评估乳腺癌筛查效果的多中心随机对照试验（randomized controlled trial，RCT）。该筛查可以明显降低<50 岁的女性乳腺癌的死亡率。

研究组以 40～64 岁女性为对象，随机分成筛查组与对照组。最初每组入组人数约为 31 000 人，经检查后排除了 2% 的之前曾诊断为乳腺癌的入组人数。筛查组每年进行 1 次 CBE 和 MAM 筛查，持续 4 年。

结果显示：筛查组与对照组相比，乳腺癌的死亡率降低了 25%。40～49 岁人群比 50 岁以上人群从筛查中的获益更迟。随访 10 年，入组时年龄 40～49 岁人群与 50～59 岁人群相比，筛查组与对照组之间乳腺癌死亡率的差别较低；随访至 18 年，两个年龄段人群中，筛查组与对照组之间乳腺癌死亡率的差别就相似了。分析原因，入组时年龄为 40～49 岁的女性大多数是在其 50～54 岁时诊断为乳腺癌，因此对于 40～49 岁女性是否进行

大规模筛查还是有异议的[1]。

(二) 基于 MAM 筛查的一篇 meta 分析

以往发表的随机对照试验显示，MAM 筛查可以降低 50 岁以上女性 25%～30%的乳腺癌死亡率。瑞士学者对 2000—2008 年间使用英语发表的、长期进行 MAM 筛查的研究项目进行了 meta 分析，其中包括加拿大、澳大利亚、丹麦、芬兰、冰岛、意大利、荷兰、西班牙、瑞典和英国的数据。

结果表明，在接受筛查的女性中，乳腺癌死亡率下降了 24%～48%。尽管各个研究的设计、时长及参与率均有不同，但死亡率都是降低的。这种降低估计有 1/3 是由辅助治疗带来的获益。MAM 筛查只要达到 10 年，就可以得到和 RCT 研究同等的死亡率降低。当然可能需要更长年限的观察获得对 MAM 筛查的完善评估[2]。

(三) MAM 基础上增加 US 或 MRI 筛查的研究

2012 年发表在 JAMA 的一项研究表明，高危女性在 MAM 基础上增加 US 或 MRI 筛查会更为获益。

该研究纳入 2004 年 4 月—2006 年 2 月间 MAM 显示致密型乳腺，并伴有癌症高危因素的 2809 位女性。每年常规 MAM 检查的基础上增加 US 检查，持续 3 年，其中 703 人在完成 3 年 US＋MAM 的检查后进行了 MRI 检查。

结果显示，2662 名女性，共完成 7473 次 MAM＋US 检查，110 名女性检出 111 例乳腺癌（其中一名女性在第 1 年 MAM 筛查出乳腺癌，第 3 年 MRI 筛查出对侧乳腺癌），MAM 发现 33 例，US 发现 32 例，MAM＋US 发现 26 例，9 例 US＋MAM 检查后由 MRI 检查发现，11 例在各种影像学检查中均未显示异常。每 1000 次 US 筛查可在 MAM 筛查基础上平均增加检出 3.7 例患者，而单纯 MAM 诊断的敏感性只有 52%，特异性为 91%；联合 US 后敏感性上升至 76%，特异性为 84%；MAM 与 US 检查结果均为阴性，进一步进行 MRI 筛查，每 1000 次 MRI 检查可平均增加检出 14.7 例患者；MAM、US 和 MRI 这三者联合筛查的敏感度可达 100%，但特异性仅为 65%。

结论认为，高危女性在 MAM 基础上增加 US 或 MRI 筛查能提高乳腺癌检出率，但同时也增加了假阳性病灶的检出[3]。

(四) 中国女性乳腺癌筛查的多中心 RCT 研究

2015 年在《英国癌症杂志》（*British Journal of Cancer*，BJC）杂志发表了一个关于中国女性乳腺癌筛查的多中心 RCT 研究。

研究纳入 14 个乳腺疾病中心、2008—2010 年间筛查的 13 339 名乳腺癌高危女性，随机分入单纯 MAM 筛查组、单纯 US 筛查组、MAM＋US 联合筛查组。MAM 或 US 发现可疑病灶，进行穿刺活检。乳腺癌影像学筛查（MAM 和 US）阴性和穿刺活检证实良性病变的患者 1 年后再次进行影像学筛查一次。随访 1 年。

最初入组的 13 339 名乳腺癌高危女性，12 519 名完成了第 1 年筛查，8692 名完成了第 2 年筛查。

结果显示，共计发现 30 例乳腺癌，其中 MAM 组发现 5 例，US 组发现 11 例，联合组发现 14 例。MAM＋US 联合筛查组发现的 14 例中，在 US 上全部显像，而仅 8 例在 MAM 上显影。可见在疾病诊断中 US 有更高的敏感性，MAM 和 US 的特异性以及疾病预测值是一致的。但超声检测的费用更低。

结论认为，在中国乳腺癌高危女性筛查中 US 的应用优于 MAM[4]。

二、指南概况

基于这些大规模的人群筛查实践，综合考虑女性乳腺生理特点和乳腺癌流行病学特征，多个国际知名癌症研究机构和组织分别提出了不同的乳腺癌筛查推荐方案及筛查指南。

（一）欧美概况

美国国立癌症研究所（National Cancer Institute，NCI）最早发布了乳腺癌筛查指南，推荐 40 岁以上女性每 1～2 年参加 1 次 MAM 筛查[5]。

美国癌症学会（American Cancer Society，ACS）2003 年指南推荐，40 岁以上女性每年进行 1 次 MAM 筛查，对高危女性在每年 1 次 MAM 筛查的基础上增加 MRI 或 US 筛查[6]。2007 年的修订版指南中强调高危女性应当参加 MRI 筛查[7]。2015 年版中，将推荐的 MAM 筛查年龄提高到了 45 岁，建议 45～54 岁的女性每年进行 1 次 MAM 筛查，55 岁以上的女性每 2 年进行 1 次 MAM 筛查[8]。

美国预防医学工作组（U. S. Preventive Services Task Force，USPSTF）乳腺癌筛查指南建议减少乳腺癌筛查 MAM 的频次。2016 年公布的指南中，推荐 40～49 岁根据个人情况，不需要常规筛查；50～74 岁，每 2 年进行 1 次乳房 X 线筛查；≥75 岁无需 MAM 筛查[9]。

WHO 国际癌症研究机构（International Agency for Research on Cancer，IARC）颁布的乳腺癌筛查指南提出，40～49 岁接受 MAM 检查在降低乳腺癌死亡上的作用有限，而 50～69 岁女性接受 MAM 利大于弊，高危人群可将 MRI 和 US 作为乳腺癌筛查的补充项目[10]。

加拿大预防保健工作组（Canadian Task Force on Prevention Health Care，CT-FOPHC）2011 年乳腺癌筛查指南建议要显著减少 MAM 的使用。该指南推荐 40～49 岁女性无需参加 MAM 筛查；50～74 岁女性每 2～3 年参加 1 次 MAM 筛查，同时不再进行不必要的乳房自我检查和 CBE[11]。

瑞典癌症研究所（Swedish Cancer Institute）选择参照的是美国癌症学会（ACS）指南[12]。

针对 WHO-IARC、ACS、USPSTF 这些国际医学界权威机构筛查指南，主要的分歧在于乳房 X 线筛查的年龄段和接受筛查的间隔时间。

（二）中国概况

亚洲女性的乳腺体积小且腺体致密，发病高峰年龄相对年轻，西方国家推荐的乳腺癌筛查方案对亚洲女性可能并不适用。

国家卫生和计划生育委员会（简称卫计委）医政医管局于 2017 年 2 月 9 日首次发布了乳腺癌筛查建议。建议 40～49 岁每年进行 1 次 MAM，推荐与 CBE 联合进行，对于致密型乳腺推荐与 US 联合进行；50～69 岁建议人群普查，每 1～2 年进行 1 次 MAM，推荐与 CBE 联合进行，对于致密型乳腺推荐与 US 联合进行；≥70 岁每 2 年进行 1 次 MAM，推荐与 CBE 联合进行，对于致密型乳腺推荐与 US 联合进行[13]。

三、筛查方案的卫生经济学影响

开展大规模乳腺癌人群筛查往往需要付出较高的成本，而总的卫生资源是有限的。许多研究对不同筛查方案的成本-效果进行了分析和比较，以评价不同方案的性价比以及在人群中进行推广的价值。

由于美国等西方发达国家乳腺癌发病率相对较高且卫生资源较为丰富，因此，这些国家在推荐乳腺癌筛查方案时更注重筛查效果，而成本则是次要考虑的因素。对中国等发展中国家来说，其人口众多且卫生资源有限，进行卫生经济学评价对于推广适合本国的乳腺癌筛查方案显得尤为重要。

四、小结

乳腺癌筛查要求敏感性高，尽可能发现早期可疑病例，但假阳性率又不能过高。由于筛查的对象是健康人群，因此检测方法应简便易行、安全、无损害，且较为经济。同时，对于乳腺癌筛查方案的制订需结合本地区乳腺癌的流行病学特征、乳腺癌的高发人群、检测的设备和技术以及国家和社会的财政支持力度等因素来考量，要切实可行，并且还要有完善的运行机制和相应的质控措施。

目前国际上认可的乳腺癌筛查手段为 MAM。

亚洲女性的乳腺体积小且腺体致密，发病高峰年龄相对年轻，可能在 MAM 成像准确性以及乳腺癌筛查的起始年龄上需要考量。而超声高频探头对亚洲女性致密型乳腺的筛查可能具有优势。

在中国，地域差异、城乡差异、受教育程度不同以及经济收入不平衡都会影响到乳腺癌筛查。超声设备价格低、便于携带、无放射性，更适合在中国落后及农村地区开展。

结合我国实际情况，需要为广大女性制订个体化的筛查方案，推荐年龄 40 岁以下或致密型乳腺的筛查对象首选 US，40 岁以上女性推荐 US＋MAM 作为乳腺癌筛查的黄金搭档。

（贾泓瑶 宋 东）

参考文献

［1］ Shapiro S. Periodic screening for breast cancer：the HIP Randomized Controlled Trial. Health Insurance Plan. J Natl Cancer Inst Monogr，1997，22：27-30.

［2］ Schopper D，De Wolf C. How effective are breast cancer screening programmes by mammography? Review of the current evidence. Eur J Cancer，2009，45（11）：1916-1923.

［3］ Berg WA，Zhang Z，Lehrer D，et al. Detection of breast cancer with addition of annual screening ultrasound or a single screening MRI to mammography in women with elevated breast cancer risk. JAMA，2012，307（13）：1394-1404.

［4］ Shen S，Zhou Y，Xu Y，et al. A multi-centre randomised trial comparing ultrasound vs mammography for screening breast cancer in high-risk Chinese women. British Journal of Cancer，2015，112：998-1004.

［5］ Moss S. A trial to study the effect on breast cancer mortality of annual mammographic screening in women starting at age 40：Trial Steering Group. J Med Screen，1999，6（3）：144-148.

［6］ Smith RA，Saslow D，Sawyer KA，et al. American cancer society guidelines for breast cancer screening：Update 2003. CA Cancer J Clin，2003，53（3）：141-169.

［7］ Smith RA，Cokkinides V，Eyre HJ. Cancer screening in the United States，2007：a review of current guidelines，practices，and prospects. CA Cancer J Clin，2007，57（2）：90-104.

［8］ Qeffinger KC，Fontham ET，Etzioni R，et al. Breast cancer screening for women at average risk 2015 guideline update from the American Cancer Society. JAMA，2015，314（15）：1599-1614.

［9］ Siu AL. Screening for breast cancer：U.S. Preventive Services Task Force recommendation statement. Annals of Internal Medicine，2016，164（4）：270-296.

［10］ Lauby-Secretan B，Scoccianti C，Loomis D，et al. Breast cancer screening：viewpoint of the IARC Working Group. New Engl J Med，2015，372（24）：2353-2358.

［11］ Tonelli M，Gorber SC，Joffres M，et al. Recommendations on screening for breast cancer in average-risk women aged 40-74 years. CMAJ，2011，183（17）：1991-2001.

［12］ Swedish Cancer Institute. Breast cancer screening revisited.［2012-05-20］. http://www.swedish.org/Media-Files/Documents/Cancer/Breast/Breast-Cancer-Screening-Revisited.

［13］ 国家卫生计生委医政医管局关于印发乳腺癌和甲状腺癌分级诊疗技术方案的通知。［2017-02-09］. http://www.nhfpc.gov.cn/yzygj/s3594q/201702/0c46c23dc2694973bb5bea8060f1ccff.shtml

第三节　MRI 对于乳腺癌的诊断是必要补充还是不必要的浪费?

1978 年磁共振成像（MRI）开始应用于乳腺研究，1982 年 Ross 等首次报道了 MRI 检查乳腺病变的临床应用。由于 MRI 不受乳腺致密程度的影响，对病变具有较高的敏感性，其优越的软组织对比度能清晰显示乳腺病变的信号强度、边缘形态、侵犯范围和内部结构，为乳腺疾病的诊断和鉴别诊断提供更多的信息，其临床应用日益增加。但乳腺

MRI 的价值一直存在争议，乳腺 MRI 的检查费用较高、需要注射造影剂、成像时间较长等因素限制了其临床应用；它对病灶的检出率高于其他检测手段（触诊、B 超及钼靶），但假阳性率导致了不必要的乳腺扩大切除及乳腺全切，造成了过度治疗。

耶鲁大学医学院 Brigid[1] 在 72 461 名乳腺癌患者的回顾分析中发现术前应用 MRI 在 2000—2009 年的 10 年间明显增加（2000—2001：0.8% *vs.* 2008—2009：25.2%），共 10.1% 的患者接受了乳腺 MRI。术前接受 MRI 的患者更有可能接受乳腺全切手术而不是保乳手术［校正比值比（AOR）＝1.21，95% CI：1.14～1.28］。在乳房全切的患者中，接受 MRI 的女性更易发现对侧乳腺癌（9.7%），且更多的人接受双侧全切手术（12.5%）。MRI 的应用增加了对侧乳腺癌的诊断，增加了全切及对侧乳房的切除。

乳腺 MRI 的高检出率是无疑的，但由假阳性率导致的不必要的切除是备受质疑的，那么乳腺 MRI 检查是否是临床诊断中必不可少的检查手段？我们来看循证医学的证据。

一、Meta 分析

Houssami[2] 在 2008 年发表于《临床肿瘤学杂志》（*Journal of Clinical Oncology*，JCO）的 meta 分析（荟萃分析），纳入 2610 例来自 19 个中心的数据，评价 MRI 在乳腺病灶检查中的准确程度及其对手术方式的影响（19 个临床试验：10 个前瞻性试验、7 个回顾性试验，还有 2 个试验方法不清）。

MRI 对额外病灶的检出率在 6%～34% 之间，中位数是 16%；在 MRI 额外检出的病灶中，66% 的病灶被病理学证实为恶性。每 3 例 MRI 检出病灶中，2 例为恶性，1 例为非恶性病灶。MRI 检出病灶的真阳性和假阳性的比例是 1.91：1。

MRI 对手术方式的影响在 13 个试验中涉及，7.8%～33.3% 的病例因 MRI 检出病灶而改变了手术方式。因 MRI 检出的恶性病灶，8.1% 的保乳病例改行乳腺全切，11.3% 的局部切除病例实施了更广泛的切除。同时，因 MRI 检出的非恶性病灶，1.1% 的保乳病例改为了乳腺全切，5.5% 的局部切除病例实施了更广泛的切除。换个角度说，9.2% 的病例因 MRI 检出病灶实施了乳腺全切手术，而其中 1.1% 的病例为假阳性，为过度治疗。

meta 分析证实了 MRI 检出率的可信度，但同时给予重要提示：MRI 的假阳性率导致高估病变，过度处理导致了乳腺全切比率的升高。

我们仍需思考：因 MRI 检出的恶性病灶而失去保乳机会的 8.1% 病例，是否一定要通过乳腺全切手术才能控制局部病灶？额外检出的病灶在后续的综合治疗中是否能够得以控制？是否在长期随访中一定会发生局部复发？这些问题仍需前瞻性试验进行验证。

二、回顾性分析

德国 Manuel Debald[3] 回顾了 1102 例术前行钼靶、B 超、双乳 MRI 检查的乳腺癌患者的检查结果：在 B 超和钼靶中无可疑发现时，MRI 发现了 344 例（31.2%）除原发灶外的可疑病灶，其中 22.7％病理证实为恶性肿瘤：20.2％（223 例）位于同侧乳腺，2.5％（28 例）位于对侧乳腺。活检后假阴性率分别为 2.8％（31 例，同侧）和 5.6％（62 例，对侧）。月经前女性、浸润性小叶癌、致密型乳腺这三个因素与 MRI 检出额外的恶性肿瘤病灶相关。经多因素分析，以上三个因素均为独立影响因素。

在其他多项回顾性小样本研究中均得出结论，MRI 是可靠的影像学检测手段，可发现 B 超及钼靶不能发现的病灶，在检测乳腺肿瘤的范围及乳腺同侧及对侧的隐匿病灶时有独特优势。MRI 使乳腺同侧额外病灶的发现率提高到 37％[4]，对侧病灶发现率提高到 5.5％[5]。经多因素分析，月经前、致密型乳腺、浸润性小叶癌的人群在 MRI 检查中获益更多。

三、前瞻性临床试验

评价 MRI 的效能需关注两方面因素：①MRI 对于病灶的检出率；②医患双方对真阳性和假阳性结果的处理。在 meta 分析、回顾性试验中可以看到 MRI 具有更高的恶性肿瘤检出率，为达到肿瘤彻底切除（R0 切除），理论上应该有更高的全切率或切除范围更广。因额外病灶检出率更高，术前 MRI 理论上将降低保乳手术术后的再手术率。

（一）COMICE 试验（英国）

此试验是关于 MRI 对手术方式影响的最早的前瞻性随机对照试验，发表于 2010 年的 Lancet[6]。试验纳入了 1623 名来自 45 个中心的经穿刺活检证实为乳腺癌的病例，按是否接受术前 MRI 进行分组。研究终点是保乳手术后的再手术率。结果显示 MRI 组未见更低的再手术率：MRI 组 19％（153/816）*vs.* 对照组 19％（156/807）［比值比（OR）＝0.96，95％ CI：0.75～1.24；$P＝0.77$］。试验结论认为 MRI 在乳腺癌中应用可能是不必要的，因为其没有降低保乳术后的再手术率。在触诊、钼靶、B 超之外加用 MRI 检查后并没有使患者受益，19％的再手术率远高于英国的保乳术后再手术率的平均值。此结果与既往的 meta 结果一致，MRI 虽有较高的检出率，但实际并没有减低再手术率。

作者分析原因指出其纳入的病例来自多个较小的中心，对 MRI 检查的操作及读片水平影响了 MRI 影像的效能，但这也是现实中普遍存在的情况。

COMICE 试验分析了经费支出，MRI 组较对照组花费更高，但无统计学差异。试验得出结论，即术前的 MRI 增加了住院的花费，但患者未能或很少从中受益，因此 MRI 检查是不必要的支出。

（二）MONET 试验（荷兰）

这是一项前瞻性随机对照试验[7]，纳入对象为查体不可触及肿块的乳腺影像报告和数据系统（BI-RADS）分级 3～5 级的病例，按在钼靶和（或）超声的影像学检查外是否加入 MRI 检查分组。研究终点为手术之后的再切除率。纳入 418 例病例，在 MRI 组（n＝207）检出 74 例病例，共 83 个恶性病灶；对照组（n＝211）检出 75 病例，共 80 例恶性病灶。两组的保乳率相近（MRI组68% vs. 对照组66%），而在MRI组中因切缘阳性保乳术后的再手术率明显升高：MRI组34%（18/53）vs. 对照组12%（6/50）。试验结果出乎意料之外，MRI组的再切除率反而高于对照组。两组的乳腺全切率无明显差异。试验的结论认为在不可触及肿块的乳腺癌病例中，MRI检查不必要进行。

在外科医师的手术过程中，不可触及的包块更依赖于影像学检查的定位，本研究设计对临床应用具有实际意义，但试验结果令人费解。试验者分析了"看似矛盾"的结果，将两组保乳手术的切除病灶体积（中位数）进行了对比：MRI组69.1 cm³ vs. 对照组90.2 cm³，对照组的切除范围远大于MRI组。试验者解释这是因为对MRI检出率的信任误导了外科医生，在不可触及肿物的手术中缩小了切除范围，导致了再手术率的升高。

同COMICE试验结果类似，MONET试验也是一个阴性结果，认为MRI对不可触及包块的乳腺癌是"多余"的检查。但反对者指出此试验纳入人群中只有1/3被确诊为恶性肿瘤，故不能推导出试验结论。试验者自己也指出，试验中原位癌的比例过高，MRI检查的技术条件也存在差异，可能影响了试验结果。

（三）POMB试验（瑞典）

这是一项多中心、前瞻性、随机对照试验[8]，纳入440例小于56岁的乳腺癌患者（3家医院），随机以术前是否行乳腺MRI检查按1:1分组，观察两组间MRI对手术方案制订的影响，及对再手术率的影响。试验结果：在术前MRI组中有更高的保乳手术方案制订率，保乳转为乳腺全切的比例是15%（23/153）。乳腺MRI发现了38%的病例中有额外病灶（83/220），导致18%的病例更改了治疗方案（40/220）。在术前MRI组中再手术率明显减低：5%（11/220）vs. 15%（33/220）（$P<0.001$）。两组间的保乳手术率、乳腺全切率、接受新辅助化疗的比例无统计学差异。结论：在POMB研究中MRI发现的乳腺同侧或对侧、腋窝的病灶影响了18%病例的外科处理方案。虽然MRI检查后保乳转为全切的比率增加，保乳手术的再手术率降低，但两组的乳腺全切率没有差异。

POMB试验是三个前瞻性试验中比较符合大众预期结果的试验，试验入组人群来自瑞典的三家大型医疗中心，试验所用的MRI检查技术相对先进，读片质量相对较高，但POMB试验的局限性在于不是所有的MRI检出病灶都进行了病理学检查。因为试验者认为不是所有的MRI检出病灶都会影响治疗方案的制订，故只对大部分病灶完成了病理学诊断（B超引导下完成了2/3的MRI检出病灶的活检，仅有少量病灶完成了MRI下的穿刺活检）。

四、乳腺 MRI 检查的优势及仍存在的问题

与钼靶、超声比较，MRI的成像原理不同，三者各有优势与不足。钼靶空间分辨率高，利于显示钙化，但软组织分辨率差且重叠投影成像，易漏诊，尤其对致密型乳腺。超声软组织分辨率高于钼靶，利于显示小肿块及分辨病变的囊实性，但对钙化显示差，

对于 MRI 显示的非肿块强化病灶诊断效能低。MRI 主要利用动态增强显示病变，软组织分辨率高于超声，敏感性极高，多数恶性病变因血供丰富而强化显著，但对富血供的良性病变和乏血供的恶性病变可能会高估或低估；同时，MRI 不能显示钙化，对细小钙化为主要表现且没有明显强化的早期导管内病变可能漏诊。临床医生应结合患者自身及病灶的特点，合理选择影像学检查手段，发挥各项检查的优势，进行合理补充。

从 MRI 最早应用于乳腺癌至今，毋庸置疑的是，MRI 的临床应用日益增加，其对乳腺癌同侧及对侧的额外病灶的检出存在绝对优势。应该注意到目前的循证医学的结果，对于 MRI 在乳腺诊断中的价值是持否认态度的，但既往试验时间过早，MRI 的技术条件、放射科医师的阅片经验及外科医师对 MRI 的解读经验均处于发展阶段。MRI 不是病理学检查，在检出病灶后对于病灶的处理，需要放射科医师和外科医生共同探讨。对于 MRI 检出的病灶（而钼靶和超声没有检出）如何取得病理，以及对此类病变的处理方式是否一定需要进行切除，有待进一步数据结果；另外，目前缺乏 MRI 对患者总生存率和无病生存率的影响。如何将 MRI 的高敏感度转化为患者能获得的益处，尚需开展大量多中心的循证医学研究。

五、小结

Meta 分析结果提示我们，MRI 具有检出多中心、多灶乳腺癌的额外病灶的能力；回顾性试验提示我们可能从 MRI 检查中获益的人群；而目前已得出结果的前瞻性随机对照试验结论不一，我们不能因为经济因素放弃一项有价值的检查手段，也不能因为一项检查结果而盲目改变手术方式。对于 MRI 应用人群进行合理的选择，可以使 MRI 检查作为必要的补充，而反之则为不必要的浪费。美国国立综合癌症网络（National Comprehensive Cancer Network，NCCN）和欧洲乳腺癌专家学会（European Society of Breast Cancer Specialists，EUSOMA）一致推荐：对于多灶/多中心性病变、浸润性小叶癌、致密型乳腺、导管原位癌和隐匿性原发乳腺癌，推荐术前应用 MRI 检查[7-8]。

（王 宇 关 山）

参考文献

[1] Killelea BK, Long JB, Chagpar AB, et al. Trends and clinical implications of preoperative breast MRI in Medicare beneficiaries with breast cancer. Breast Cancer Res Treat, 2013, 141 (1): 155-163.

[2] Houssami N, Ciatto S, Macaskill P, et al. Accuracy and surgical impact of magnetic resonance imaging in breast cancer staging: systematic review and meta-analysis in detection of multifocal and multicentric cancer. J Clin Oncol, 2008, 26 (19): 3248-3258.

[3] Debald M, Abramian A, Nemes L, et al. Who may benefit from preoperative breast MRI? A single-center analysis of 1102 consecutive patients with primary breast cancer. Breast Cancer Res Treat, 2015, 153: 531-537.

［4］ Plana MN，Carreira C，Muriel A，et al. Magnetic resonance imaging in the preoperative assessment of patients with primary breast cancer：systematic review of diagnostic accuracy and meta analysis. Eur Radiol，2012，22（1）：26.

［5］ Braun M，Pölcher M，Schrading S，et al. Influence of preoperative MRI on the surgical management of patients with operable breast cancer. Breast Cancer Res Treat，2008，111（1）：179-187.

［6］ Turnbull L，Brown S，Harvey I，et al. Comparative effectiveness of MRI in breast cancer（COMICE）trial：a randomised controlled trial. Lancet，2010，375（9714）：563-571.

［7］ Peters NHGM，Esser SV，Van den Bosch MAAJ，et al. Preoperative MRI and surgical management in patients with nonpalpable breast cancer：the MONET-randomised controlled trial. European Journal of Cancer，2011，47（6）：879-886.

［8］ Gonzalez V，Sandelin K，Karlsson A，et al. Preoperative MRI of the breast（POMB）influences primary treatment in breast cancer：a prospective，randomized，multicenter study. World J Surg，2014，38（7）：1685-1693.

第四节　乳腺癌新辅助疗效评价——体格检查、超声、乳腺钼靶 X 线摄影或 MRI

新辅助化疗目前已经成为局部进展性乳腺癌的标准治疗之一，尤其对于Ⅱ、Ⅲ期乳腺癌来说。它可以进行体内药敏，早期评估化疗反应，也可减轻肿瘤负荷，给患者提供更多的保乳手术机会。

因此，及时而准确地评估新辅助化疗疗效，具有非常重要的意义，可以对化疗疗效进行相应的调整，避免耽误治疗时机和使患者忍受不必要的化疗损伤；同时，可以指导手术时机的选择，预测术中切除范围，以及根据肿瘤对化疗的反应制订术后治疗策略。

为了进行准确的新辅助化疗疗效评估，首先需要阐明新辅助化疗后肿瘤细胞的退缩有两种模式：一种为向心性退缩，肿瘤向心性缩小，表现为癌灶直径缩小；另一种为非向心性退缩，即肿瘤退缩呈散在多灶型，肿块的大小可能与新辅助化疗前没有明显差别，但病灶中的肿瘤细胞密度发生了显著变化。对于前一种疗效反应方式，常规的评价手段可以做到相对准确的评价，而对于后一种反应方式，则往往存在较大的误差。

病理评价是新辅助化疗疗效评价的金标准，但因为完整准确的病理评价仅能在术后进行，因此临床中需要一种作为替代的、非侵袭性的、准确有效的新辅助化疗评价手段。

1. 体格检查

一直以来，进行新辅助化疗的患者常规接受定期的乳腺和腋窝体格检查，从而对可扪及的乳腺肿块和淋巴结病灶进行评估。但是一项对于 6 个研究的综合分析显示，体格检查的准确率只有 57%，阳性预测值只有 91%，而阴性预测值只有 31%。特别是致密腺体的患者，体格检查对于小于 2 cm 肿块的作用有限。对于乳房肿块边缘不清，以及新辅助化疗后残余纤维化组织的患者，体格检查对于病灶的评价是不可靠的。

2. 传统显像

乳腺 X 线摄片和超声是常规的评估手段。虽然文献报道超声的准确率要高于乳腺 X 线摄片，但是由于化疗后病灶碎片化和纤维化的影响，使它们对于评估残余肿瘤的准确性都不高。

3. 功能性显像

传统的显像模式依赖于病灶大小或者形态上的变化。因此，它们在评估残余病灶和预测病理反应方面具有必然的局限性。功能成像技术评估血管、代谢、生物标志物以及肿瘤细胞的分子改变，而这些改变发生在形态改变之前，因此允许其早期进行疗效评估。MRI 检测作为目前较为普遍的功能性显像手段，在评价新辅助化疗疗效方面具有潜在的优势。

一、回顾性研究

MD Anderson 癌症中心一项回顾性研究[1]比较了临床体格检查、超声和乳腺 X 线片对于新辅助化疗后残留肿瘤评估的准确性。该试验回顾了 189 例经紫杉醇、FAC（氟尿嘧啶、多柔比星、环磷酰胺）或者紫杉醇联合 FAC 方案化疗的患者，所有患者经由 8 个周期新辅助化疗后手术，并在手术前 60 天内进行临床肿瘤评估，以得到临床测量和病理测量的最佳效果。该试验记录并比较了每个患者在新辅助化疗前后经由临床体格检查、超声、乳腺 X 线检查所各自测量的肿瘤最大径。各测量值之间的相互关系使用 Spearman 相关分析，临床测量数据最后同病理测量结果之间使用加权 Kappa 检验法分析。

结果显示，临床体格检查、超声和乳腺 X 线片对于残留肿瘤的评估同病理的符合率都不高（相关系数分别为 0.42、0.42 和 0.41），误差为 ±1 cm 的精确度在体格检查、超声和乳腺 X 线片中分别为 66%、75% 和 70%。Kappa 值（0.24~0.35）表明，临床和病理测量之间一致性较低。

二、Meta 分析

澳大利亚悉尼大学进行了一项包含 44 项临床试验的 meta 分析[2]，用以评估 MRI 检测残存肿瘤的准确性，探讨可能影响 MRI 评估准确性的变量，并将 MRI 和其他测量方式相比较。该研究回顾了 1990—2008 年间 2050 个进行新辅助化疗后的病例，使用分层汇总受试者工作特征曲线（hierarchical summary receive operating characteristic，HSROC）模型来判断相对诊断比值比（relative diagnostic odds ration，RDOR）、总体敏感性（明确残存肿瘤）、特异性（确定病理完全缓解）以及 SROC 曲线下面积（area under curve，AUC）。所有的统计检验都为双侧。

结果显示，MRI 具有较高的敏感性（83%~87%）和特异性（54%~83%）。并且，当阴性 MRI 结果定义为"对比度增强或等于"正常组织时（0.83，95% CI：0.64~0.93），相对于定义为"无增强"（0.54，95% CI：0.39~0.69；$P=0.02$），MRI 检查结果的特异性更高，而相对敏感性的比较则无显著性差异［0.83（95％ CI：0.69～0.91）*vs*. 0.87（95％ CI：0.80～0.92）；$P=0.45$］。而同其他检查方法相比较，证据显示乳腺X线摄片的准确性要低于 MRI（RDOR＝0.27，95％CI：0.07～1.02；$P=0.02$；AUC 0.89 *vs*. 0.95）。而仅有较弱的证据认为临床体格检查的准确性低于 MRI，并有显著性差异（RDOR＝0.53，95％ CI：0.22～1.28；$P=0.10$；AUC 0.83 *vs*. 0.89）。结果显示，同体格检查相比，MRI 有更高的敏感性，但是特异性较低。而超声检查的准确性同 MRI比较也无显著性差异（RDOR＝0.54，95％ CI：0.20～1.44；$P=0.15$；AUC 0.90 *vs*. 0.93）。

虽然这是一篇高质量的 meta 分析，但是正如这篇文献的讨论中所述，它也存在一定的局限性，因为所纳入的研究中，各研究间的差异性较高，且有些研究并未对 MRI 检查的参数、序列及数据分析平台等具体方法进行描述，这都会增加 meta 分析在方法学上的偏倚，并最终在一定程度上影响结果。

在 2010 年纳入 25 例研究的另一项 meta 分析中[3]，评估了 MRI 对于新辅助化疗后病理完全缓解的评价能力。结果显示，合并估算的敏感性和特异性分别为 63％（95％CI：0.56～0.70）和 91％（95％ CI：0.89～0.92），而不同试验的病理完全缓解率不同，对结果产生了较大影响，回归系数为－6.160（$P=0.02$）。亚组分析显示，同病理完全缓解率＜20％的研究相比，MRI 的特异性在病理完全缓解率≥ 20％的研究中明显更低（$P<0.01$）。这表明 MRI 在预测新辅助化疗后乳腺癌患者病理完全缓解方面，具有较高的特异性和相对较低的敏感性。而病理完全缓解率可能影响 MRI 检查的准确性，从而需要更进一步的研究。

在这篇 meta 分析中，检索平台只选择了 Medline 数据库，可能导致对于符合纳入标准的文献存在一定的遗漏，而影响最终结果。

需要考虑到的是，这两篇 meta 分析纳入的研究时间偏早（分别为 1990—2008 年和2001—2009 年），而 MRI 技术则在不断提高，随着功能性磁共振成像的发展，包括弥散加权成像（diffusion weighted imaging，DWI）、磁共振灌注成像（magnetic resonance perfusion，MRP）、磁共振波谱分析（magnetic resonance spectroscopy，MRS）以及磁共振弹性成像（magnetic resonance elastography，MRE）、血氧水平依赖法（BOLD—fMRI）等技术在乳腺疾病诊断领域的应用，MRI 对于乳腺癌诊断的准确性和特异性都在不断提高，所以上述两篇 meta 分析的结果对于指导我们之后的临床工作具有一定的局限性。

三、前瞻性研究

ACRIN 6657/CALGB 150007 I-SPY 1 试验是一项临床多中心前瞻性研究[4]。该试验纳入了 162 例肿瘤大于 3 cm 的乳腺癌患者，所有患者在治疗前（FTV_1）、1 周期化疗后（FTV_2）、治疗中（FTV_3）和手术前（FTV_4）分别接受增强 MRI 检查。在 1 周期化疗后和手术前，分别计算功能性肿瘤体积（functional tumor volume，FTV），计算其同基线测量时的变化（ΔFTV）。利用 Cox 回归模型分析无复发生存（relapse free survival，RFS）的影响因素，主要因素为 FTV 和残余肿瘤负荷（residual cancer burden，RCB），考虑混杂因素为年龄、种族、激素受体（hormone receptor，HR）和人表皮生长因子受体 2（HER2）状态等变量。

结果显示，在单因素分析中，FTV_2 和残余肿瘤负荷（RCB）分级是最强的预测因素（$P=0.67$，95％CI：$0.58\sim0.76$），高于 FTV_4（$P=0.64$，95％ CI：$0.53\sim0.74$）和病理完全缓解（pathologic complete remission，pCR）（$P=0.57$，95％ CI：$0.39\sim0.74$）。进行单因素分析时，FTV_2、FTV_4 和 ΔFTV_4 均同无复发生存（RFS）明显相关，HER2 状态和 RCB 分级也同 RFS 明显相关。病理完全缓解（pCR）在单因素分析中表现为显著变量，但在多因素分析中不显著。在多因素分析中，使用 FTV2、ΔFTV_2、RCB 分级、HR/HER2 状态、年龄和种族构建的 Cox 回归模型具有最高的 C 值（$P=0.72$，95％ CI：$0.60\sim0.84$）。因此，乳腺肿瘤经 MRI 测量的 FTV 是一个无复发生存的强有力预测因素，无论是在病理完全缓解或残余肿瘤负荷的情况下，联合使用 MRI 显像、组织病理学和肿瘤分子亚型所构建的模型都被证明具有最强的预测能力，验证了 MRI 在新辅助化疗疗效评价中的地位。

INTENS 是另一项荷兰的前瞻性试验[5]，它进一步评估了临床显像技术在新辅助化疗后残余肿瘤测量上的准确性，并探讨其同病理测量结果之间的差距是否受到分子分型的影响。该试验入组了 2006—2009 年间来自荷兰 21 家研究中心的 182 例浸润性乳腺癌患者，其中 155 例进行了新辅助化疗后 MRI 评估，123 例进行了新辅助化疗后超声评估，96 例进行了 MRI 和超声的双重检查，所有患者的肿瘤进行术后的组织病理测量。

结果显示，对于残余肿瘤的评估，MRI 对于 54％患者的测量在误差＜10 mm 的范围内；而在≥10 mm 的误差中，高估了其中 28％的肿瘤大小，低估了其中 18％的肿瘤大小。进一步的亚组分析显示，MRI 的过高估计尤其表现在 HER2⁺ 的患者（41％）、三阴乳腺癌（29％）、组织学Ⅲ级（33％）、核分裂Ⅲ级（42％）、Ⅰ/Ⅱ级间质炎症（35％）、细胞凋亡（36％）或粘连形成（33％）的患者中。超声评估的准确性为 63％，而＞10 mm 的过高估计尤其发生在三阴乳腺癌（35％）、有丝分裂Ⅲ级（32％）和Ⅱ级间质炎症的患者中（36％）。在 HR⁺ 的肿瘤中 MRI 的阳性预测值为 92％，而在 HR⁻ 的肿瘤中则为 80％，但是阴性预测值在 HR⁺ 的患者中较 HR⁻ 患者明显降低（26％ vs. 58％）。同时，超声的阳性预测值在 HR⁺ 肿瘤中为 92％，在 HR⁻ 肿瘤中为 75％，并且超声的阴性预测值在 HR⁺ 肿瘤中明显低于 HR⁻ 肿瘤（33％ vs. 78％）。而 HER2 基因的状态并不影响准确率结果。对于同时进行了 MRI 和超声评估，并最终未达到病理缓解的 76 个患者的数据分析显示，新辅助化疗后，MRI 和超声测量的肿瘤大小同病理测量肿瘤实际大小的中位绝对差，分别等于病理实际值的 63％和 49％。并且在 HR⁺ 和 HR⁻ 的分组中也得到类似结果，HER2 状态对结果不产生显著性影响。这表明同病理测量结果相比，MRI 和超声具有类似而局限的评估新辅助化疗后残余肿瘤的准确性。

然而，这两个前瞻性试验的共同问题是纳入的样本量较少，如果可以增加样本量，那么结果的可靠性会更强。

四、小结

由于肿瘤对新辅助化疗的反应模式不同，并非所有病灶都表现为向心性缩小，而部分病灶表现为不连续的病灶消失同时残留部分点状肿瘤，因此，对新辅助化疗的评估仅仅依靠体格检查和传统的形态学显像存在着较高的误差。而作为功能性显像的MRI能够早期反映肿瘤变化，尤其对残余肿瘤体积的变化具有较高的特异性和相对较低的敏感性，已被试验证明能够较为准确地评估新辅助化疗后肿瘤情况，从而判断新辅助化疗疗效，并能进一步预测患者的无复发生存率。目前已经有研究证实，MRI对于致密型乳腺的乳腺癌诊断价值要优于乳腺X线，因此在年轻女性中具有更大的意义。但是，以上的回顾性分析和前瞻性研究，均未按乳腺密度进行分层分析，因此对分析结果可能产生一定的影响。同时，由于MRI的阳性预测值和阴性预测值受到肿瘤分子分型的影响，其同超声比较的优势仍需进一步的试验证实，因此，目前仍需要大样本的前瞻性研究，在统一的技术指标定义下，对MRI评价新辅助化疗疗效的作用进行探讨，并研究其相关的影响因素。

（王　浩　于　淼　李　卉）

参考文献

[1] Chagpar AB，Middleton LP，Sahin AA，et al. Accuracy of physical examination，ultrasonography，and mammography in predicting residual pathologic tumor size in patients treated with neoadjuvant chemotherapy. Ann Surg，2006，243：257-264.

[2] Marinovich ML，Houssami N，Macaskill P，et al. Meta-analysis of magnetic resonance imaging in detecting residual breast cancer after neoadjuvant therapy. J Natl Cancer Inst，2013，105（5）：321-333.

[3] Yuan Y，Chen XS，Liu SY，et al. Accuracy of MRI in prediction of pathologic complete remission in breast cancer after preoperative therapy：a meta-analysis. AJR，2010，195：260-268.

[4] Hylton NM，Gatsonis CA，Rosen MA，et al. Neoadjuvant chemotherapy for breast cancer：functional tumor volume by MR imaging predicts recurrence-free survival—results from the ACRIN 6657/CALGB150007 I-SPY 1 trial. Radiology，2016，279（1）：44-55.

[5] Vriens BEPJ，Vries BD，Lobbes MBI，et al. Ultrasound is at least as good as magnetic resonance imaging in predicting tumour size post-neoadjuvant chemotherapy in breast cancer. Eur J Cancer，2016，52：67-76.

第二章

靶向治疗篇

第一节　曲妥珠单抗必须使用一年吗，半年或更长时间效果怎样？

乳腺癌的治疗进入以分子分型为导向的个体化治疗阶段。HER2 阳性乳腺癌占所有乳腺癌的 25%～30%，具有高度复发和转移风险。针对 HER2 的单克隆抗体曲妥珠单抗 [trastuzumab，商品名赫赛汀（herceptin）] 联合化疗显著改善了 HER2 阳性乳腺癌患者的预后，是具有里程碑式意义的事件，包括 NASBP-31、N9831、BCIRG006、HERA 等多项临床研究证明在 HER2 阳性早期乳腺癌的辅助治疗中应用曲妥珠单抗 1 年可显著提高患者无病生存（disease-free survival，DFS）率和总生存（overall survival，OS）率。但是，曲妥珠单抗治疗在获得显著疗效的同时，也会带来诸多副作用及高昂的治疗费用，因此，系列的临床研究被开展去探寻曲妥珠单抗治疗的安全性和疗效的最佳结合，曲妥珠单抗治疗的最佳时长被广泛关注。

一、延长曲妥珠单抗的治疗时间是否可以增加疗效？

2013 年，Aron Goldhirsch 团队[1]在 *The Lancet* 上发表了一项国际多中心随机、开放的Ⅲ期临床研究——HERA 研究，这是迄今唯一的旨在考察延长曲妥珠单抗治疗 1 年以上能否进一步提高患者生存率的临床研究。该研究共入组 5102 例 HER2 阳性的早期乳腺癌患者，在接受标准新辅助或辅助化疗后，1552 例和 1553 例患者被随机分配到 1 年和 2 年曲妥珠单抗辅助治疗组。中位随访 8 年的结果显示，与对照组相比，无论曲妥珠抗应用 1 年还是 2 年无病生存（DFS）和总生存（OS）均显著获益。但是，1 年与 2 年曲妥珠单抗治疗结果对比，显示二者均出现了 367 例 DFS 事件（DFS 率分别是 75.8% *vs.* 76.0%），激素受体阴性和阳性患者 DFS 率亦无显著差异；3～4 级不良反应事件则分别为 275 例（16.3%）和 342 例（20.4%），左心室射血分数下降事件分别为 69 例（4.1%）和 120 例（7.2%）。HERA 研究结果证明曲妥珠单抗用于 HER2 阳性早期乳腺癌辅助治疗显著改善患者生存，在 1 年的基础上延长曲妥珠单抗治疗至 2 年，生存无显著获益，且不良反应增加。

二、缩短曲妥珠单抗的治疗时间是否不降低疗效？

2006 年 FinHer 研究的亚组分析表明，曲妥珠单抗治疗 9 周与对照组相比可改善 3 年的 DFS（89% *vs.* 78%，*P*=0.01），结果提示短期曲妥珠单抗治疗可使患者生存获益。另一方面，曲妥珠单抗治疗存在心脏毒性风险，而短期治疗可减少相关毒性，降低治疗费用。因此，是否可用短期的曲妥珠单抗治疗替代常规 1 年标准治疗呢？

2013 年，法国的 Pivot X 等[2] 在 *Lancet Oncology* 发表一项非劣效性、开放的、多中心随机Ⅲ期临床研究——PHARE 研究，该研究共入组 3384 例 HER2 阳性早期乳腺癌患者，随机分配到曲妥珠单抗 12 个月治疗组和 6 个月治疗组，中位随访 42.5 个月的结果显示两组的 DFS 事件分别为 175 例和 219 例，2 年的 DFS 分别为 93.8% 和 91.1%［风险比（HR）=1.28，95% CI：1.05～1.56；*P*=0.29］，心脏事件发生数分别为 96 例（5.7%）和 32 例（1.9%）（*P*<0.0001）。3.5 年的随访结果证实 6 个月对比 12 个月的曲妥珠单抗治疗非劣效性试验失败，虽然心脏事件发生率更高，但 12 个月的辅助曲妥珠单抗治疗仍是标准治疗。

2015 年，HORG（Hellenic Oncology Research Group）[3] 在 *Annals of Oncology* 发表非劣效性的随机对照临床研究，481 例 HER2 阳性、淋巴结阳性或高复发风险淋巴结阴性患者被随机分配到剂量密集型化疗联合曲妥珠单抗治疗 12 个月组和 6 个月组，主要研究终点是 3 年的 DFS。分别经过 47 个月和 51 个月的中位随访时间，治疗 12 个月组和治疗 6 个月组分别有 17 例（7.1%）和 28 例（11.7%）（*P*=0.08）患者疾病复发，3 年 DFS 率分别为 95.7% 和 93.3%（*P*=0.137）。OS 和心脏毒性事件两组无显著差异。最终结论与 PHARE 研究类似，6 个月对比 12 个月的曲妥珠单抗治疗非劣效性试验失败，支持 1 年曲妥珠单抗治疗是标准治疗。另一项类似的随机对照临床研究 PERSEPHONE 可能亦因阴性结果而未公布最后结论。

2015 年，Içli F[4] 在 *Breast Cancer* 上发表土耳其关于 9 周和 1 年辅助曲妥珠单抗治疗的观察性研究结果，入组 HER2 阳性早期乳腺癌病例共 680 例，曲妥珠单抗辅助治疗 9 周和 1 年的患者分别为 202 例和 478 例，但 9 周组患者淋巴结转移率显著低于 1 年组患者。中位随访时间 3 年的结果显示，9 周和 1 年组 DFS 分别为 88.6% 和 85.6%（*P*=0.670），调整后的统计结果仍显示 DFS 无显著差异。心脏毒性事件 1 年组（1.88%）发生率显著高于 9 周组（0%）。虽然本观察性研究显示缩短曲妥珠单抗治疗与标准 1 年治疗相比 DFS 类似，但需进一步的随机对照研究证实。2008 年，Guarneri V 等[5] 在 *Clinical Breast Cancer* 发表了探索曲妥珠单抗缩短治疗时间的多中心随机Ⅲ期临床对照研究——Short-HER 研究，2500 例 HER2 阳性早期乳腺癌患者随机分配至 12 个月治疗组（化疗联合 18 个周期的 3 周剂量曲妥珠单抗）和 3 个月治疗组（化疗联合 9 个周期的单周剂量曲妥珠单抗），主要研究终点是 DFS，但迄今尚无研究结果公布。类似的 SOLD 研究虽已完成，但亦无预期阳性结果发表。

三、讨论

NASBP-31、N9831、BCIRG006、HERA 等多项临床研究证明对 HER2 阳性早期乳腺癌的辅助治疗中应用 1 年曲妥珠单抗可显著改善患者生存。HERA 研究表明 HER2 阳性早期乳腺癌在 1 年的基础上延长曲妥珠单抗治疗至 2 年，生存无显著获益，且不良反应增加。不同激素受体状态 HER2 阳性早期乳腺癌病例延长曲妥珠单抗治疗后生存均无明显改善。

早期的 FinHer 研究通过亚组分析仅提示即使短期应用曲妥珠单抗，亦会使 HER2 阳性乳腺癌生存获益。非劣效性的 PHARE 研究、HORG 的随机对照研究均提示缩短曲妥珠单抗治疗虽然减少了心脏事件风险，但未能获得与标准 1 年曲妥珠单抗治疗类似的疗效。土耳其的观察性研究虽提示应用曲妥珠单抗 9 周与 1 年相比获得相近的 DFS，且心脏毒性显著减少，但缺乏相应的前瞻性、多中心的随机临床研究进一步证实结果。此外，类似的 PERSEPHONE 研究、SOLD 研究等一直未公布阳性结果。

四、小结

目前的临床研究结果告诉我们，HER2 阳性早期乳腺癌辅助曲妥珠单抗治疗的标准时长是 1 年。对于特定人群，如病期较早、淋巴结转移阴性、转移复发风险较低的患者，缩短曲妥珠单抗治疗可能是可行的，在保证疗效的同时减低了不良事件尤其是心脏事件风险。而延长曲妥珠单抗在辅助治疗中的时长，不但不增加疗效，不良事件还显著增加。目前，不论是缩短还是延长曲妥珠单抗治疗，均缺乏循证医学证据，有待进一步的随机对照研究证实。随着基因检测技术的不断进步，期待通过对 HER2 阳性乳腺癌进一步分型、区分复发风险，开展更多的目的性更强的临床研究，实现对不同类型 HER2 阳性乳腺癌的高效低毒的个体化治疗时长。

（姚 凡 金 锋）

参考文献

[1] Goldhirsch A，Gelber RD，Piccart-Gebhart MJ，et al. 2 years versus 1 year of adjuvant trastuzumab for HER2-positive breast cancer（HERA）：an open-label，randomised controlled trial. Lancet，2013，21，382（9897）：1021-1028.

[2] Pivot X，Romieu G，Debled M，et al. 6 months versus 12 months of adjuvant trastuzumab for patients with HER2-positive early breast cancer（PHARE）：a randomised phase 3 trial. Lancet Oncol，2013，14（8）：741-748.

[3] Mavroudis D，Saloustros E，Malamos N，et al. Six versus 12 months of adjuvant trastuzumab in combination with dose-dense chemotherapy for women with HER2-positive breast cancer：a multicenter randomized study by the Hellenic Oncology Research Group（HORG）. Ann Oncol，2015，26（7）：

1333-1340.

［4］ İçli F¹，Altundağ K，Akbulut H，et al. Nine weeks versus 1 year adjuvant trastuzumab in patients with early breast cancer：an observational study by the Turkish Oncology Group（TOG）. Breast Cancer，2015，22（5）：480-485.

［5］ Guarneri V，Frassoldati A，Bruzzi P，et al. Multicentric，randomized phase Ⅲ trial of two different adjuvant chemotherapy regimens plus three versus twelve months of trastuzumab in patients with HER2-positive breast cancer（Short-HER Trial；NCT00629278）. Clin Breast Cancer，2008，8（5）：453-456.

第二节　曲妥珠单抗治疗 HER2 阳性乳腺癌失败后的选择

曲妥珠单抗是人源化的单克隆抗体 HER2 抗体，1998 年获美国 FDA 批准用于 HER2 阳性复发转移乳腺癌的一线治疗。其在 HER2 阳性乳腺癌术后辅助治疗中的地位也是明确的，多项前瞻性研究（HERA、NSABP B-31、NCCTG N9831 和 BCIRG 006）[1-4]证实，曲妥珠单抗联合化疗相较于单纯化疗，可降低 50% 的复发风险和 30% 的死亡风险。因此，美国国立综合癌症网络（NCCN）指南和中国乳腺癌专家共识推荐曲妥珠单抗作为 HER2 阳性乳腺癌患者术后辅助治疗的标准选择。然而，少部分患者对曲妥珠单抗原发耐药，即使是初始治疗有效的晚期患者也大多会在治疗 1 年内出现耐药现象。那么，对于曲妥珠单抗治疗后出现复发或进展的 HER2 阳性乳腺癌患者能否再次应用，目前有许多值得探讨的问题。

一、HER2 阳性乳腺癌曲妥珠单抗治疗后进展再治疗的数据分析

临床前研究显示，持续应用曲妥珠单抗抑制 HER2 表达有助于控制乳腺癌细胞生长，而停止曲妥珠单抗，肿瘤生长加快。临床中有很多药物治疗失败后再使用仍然会有一定效果。曲妥珠单抗治疗乳腺癌的机制除抗 HER2 以外，其实还有一些尚不完全清楚的其他机制。

（一）Hermine 队列研究

此项研究是针对 HER2 阳性乳腺癌患者应用曲妥珠单抗治疗进展后的选择。患者随机分为两组，一组继续使用曲妥珠单抗治疗，另外一组中断曲妥珠单抗治疗。结果显示，两组患者的中位无进展生存期（progression free survival，PFS）分别为 10.1 个月和 7.1 个月。持续曲妥珠单抗治疗患者的总生存期（OS）也较中断治疗者显著延长，持续治疗组中位 OS 为 27.8 个月，中断曲妥珠单抗治疗组则为 16.8 个月。而自疾病进展之后的中位 OS，两组患者分别为 21.3 个月和 4.6 个月。该研究提示，病情进展后持续使用曲妥

珠单抗治疗可作为 OS 的独立预后因素。

Hermine 队列研究证实,在转移性乳腺癌患者治疗期间,应用曲妥珠单抗持续抑制 HER2 信号系统可保证患者得到明确的临床获益。

(二)GBG26/BIG03-05 Ⅲ期随机对照临床试验

该试验[5]共纳入 156 例曲妥珠单抗治疗后进展的转移性乳腺癌患者,随机分为卡培他滨联合曲妥珠单抗和单用卡培他滨组。结果显示两组的中位无进展生存期(PFS)分别为 8.2 个月和 5.6 个月($P=0.0338$),有效率(response rate,RR)分别为 48.1% 和 27.0%($P=0.0115$),临床获益率(clinical benefit rate,CBR)分别为 75.3% 和 54.1%($P=0.0068$),但两组的中位总生存期(OS)、治疗相关副作用无显著差异。该研究提示对曲妥珠单抗治疗耐受的转移性乳腺癌患者,继续接受曲妥珠单抗联合二线化疗药物仍可提高 RR 和 CBR,延长 PFS。

(三)ML25288 研究

ML25288 研究是在 2016 年美国临床肿瘤学会(ASCO)年会上的一项关于曲妥珠单抗治疗后出现复发或进展的 HER2 阳性乳腺癌患者再次行靶向治疗方案的最新数据汇报。ML25288 研究的目的是探索曲妥珠单抗辅助/新辅助治疗后出现复发转移的 HER2 阳性乳腺癌患者能否再次使用曲妥珠单抗治疗。它是一项全国多中心的 Ⅱ期临床研究,研究纳入了 32 例 HER2 阳性转移性乳腺癌患者,入组前曾接受过 9 周以上的曲妥珠单抗新辅助/辅助治疗,曲妥珠单抗治疗后无复发间隔≥6 个月,未再接受其他任何治疗。试验中,患者接受曲妥珠单抗联合紫杉醇或多西他赛再治疗。中位随访 20.1 个月,患者中位 PFS 为 9.9 个月,客观缓解率为 81.3%。该结果与之前其他 HER2 阳性转移性乳腺癌的国际多中心研究 H0648g、M77001 等(入组患者未接受过曲妥珠单抗治疗)结果可比。这提示,曲妥珠单抗新辅助或辅助治疗后复发的 HER2 阳性转移性乳腺癌患者,曲妥珠单抗联合紫杉类药物是有效的一线治疗方案。

(四)LUX-Breast 1 研究

2016 年 1 月在 *Lancet Oncology* 杂志上发表的 LUX-Breast 1 研究[6],同样对曲妥珠单抗治疗失败患者的再治疗进行了探索。该研究为国际多中心开放、随机的 Ⅲ期临床研究,纳入了辅助曲妥珠单抗治疗后复发或一线曲妥珠单抗治疗后进展的 HER2 阳性乳腺癌患者,对阿法替尼+长春瑞滨方案和曲妥珠单抗+长春瑞滨方案进行了头对头的比较。本研究是基于阿法替尼[酪氨酸激酶抑制剂(tyrosine kinase inhibitor,TKI)类药物]的作用机制与曲妥珠单抗的作用机制不同而与拉帕替尼等药物的作用机制类似的原理,推测阿法替尼可作为曲妥珠单抗治疗失败后的挽救治疗,初衷是预期长春瑞滨联合阿法替尼的效果可能优于长春瑞滨联合曲妥珠单抗,计划招募 700 例患者。但在研究进展到 500 多例时,分析发现两组的 PFS 相似,但中位 OS 在阿法替尼组为 20.5 个月,明显短于曲妥珠单抗组的 28.6 个月。更关键的是在安全性方面,阿法替尼组的不良反应更大,如腹泻、皮疹、肝毒性等非血液学不良事件发生率都高于曲妥珠单抗组。基于试验组的疗效未体现出优势，反而在 OS 方面劣于对照组，同时有更严重的不良反应，因而该研究提前终止。

虽然为一个阴性结果的研究，但却给予我们新的发现，这个研究给医生和患者提供了一个很有用的信息，即曲妥珠单抗治疗失败后，再次应用仍有很好的治疗效果，甚至比换用其他 TKI 类药物效果会更好，至少在该临床研究中如此。另外该研究也提示我们思考和探索曲妥珠单抗再治疗仍然有效的可能机制。

二、HER2 阳性乳腺癌曲妥珠单抗治疗进展后的其他治疗策略

对于曲妥珠单抗耐药的定义和曲妥珠单抗作用机制的思考，首先应考虑曲妥珠单抗治疗后出现复发转移的间隔时间。例如停止曲妥珠单抗辅助治疗后 1 年以上出现复发，可认为再使用曲妥珠单抗是可行的，对相当一部分患者仍然有效。而晚期一线曲妥珠单抗治疗后又进展的 HER2 阳性转移性乳腺癌患者，优选何种后续方案目前仍需进一步讨论。

（一）EMILIA 研究

这是一项随机、开放标记的Ⅲ期试验[7]，与卡培他滨/拉帕替尼（XL）联合治疗相比，试验性新药曲妥珠单抗 emtansine（T-DM1）在 978 例 HER2 阳性转移性乳腺癌患者中的耐受性较好，并可显著延长无进展生存及总生存。

该研究纳入既往接受曲妥珠单抗和紫杉烷类药物治疗的确诊 HER2 阳性转移性乳腺癌的女性患者。患者被随机分成两组，一组接受 T-DM1 静脉治疗（495 例），另一组接受卡培他滨/拉帕替尼（XL）联合治疗（496 例）。

结果显示，T-DM1 组的中位无进展生存期为 9.6 个月，而 XL 组为 6.4 个月（分层风险比＝0.65），差异具有统计学显著性（$P < 0.0001$）和临床意义。T-DM1 组和 XL 组的 1 年总生存率分别为 84.7% 和 77%，2 年总生存率分别为 65.4% 和 47.5%，客观应答率分别为 43.6% 和 30.8%，客观应答者的中位应答持续时间分别为 12.6 个月和 6.5 个月。

耐受性方面 T-DM1 的耐受性良好，未观察到非预期的安全性信号。T-DM1 组最常见的≥3 级不良事件为血小板减少（T-DM1 组 12.9% vs. XL 组 0.2%）、谷草转氨酶升高（4.3% vs. 0.8%）和谷丙转氨酶升高（2.9% vs. 1.4%），常见不良事件还有腹泻（1.6% vs. 20.7%）、呕吐（0.8% vs. 4.5%）等。T-DM1 组有 16.3% 的患者需降低剂量，XL 组有 27.3% 的患者需降低拉帕替尼剂量，53.4% 的患者需降低卡培他滨剂量。

在上述分析中，T-DM1 组的总生存率高于 XL 组（分层风险比＝0.621，$P < 0.0005$），但差异无统计学显著性。但最新的总生存率分析结果显示，T-DM1 在总生存率方面的优势具有统计学显著性。

（二）拉帕替尼联合卡培他滨对比单用卡培他滨的Ⅲ期临床研究

这是一项全球多中心、随机对照的Ⅲ期临床研究[8]，将入组的399名HER2过度表达，且经蒽环类药物、紫杉类药物和曲妥珠单抗治疗后复发的晚期或者转移性乳腺癌患者，随机分为接受拉帕替尼联合卡培他滨治疗组和单用卡培他滨治疗组进行对照试验。

2004年3月开始入组，至2005年12月进行中期分析时总共入组了324例患者，其中163例被随机分至拉帕替尼联合卡培他滨组，另外161例被随机分至卡培他滨单药组。联合治疗组共有49例出现疾病进展，单药治疗组则有72例出现疾病进展。按意向性治疗（intention to treat，ITT）进行统计分析。2006年3月20日进行了中期结果分析。中位疾病进展时间（time to progression，TTP）分别为8.4个月和4.4个月，风险比为0.49（95% CI，0.34～0.71；$P<0.001$）。中位无进展生存（PFS）时间为8.4个月和4.1个月，风险比为0.47（95% CI，0.33～0.67；$P<0.001$）。客观缓解率（objective response rate，ORR）联合组为22%（95% CI，0.16～0.29），单药组为14%（95% CI，0.09～0.21；$P=0.09$）。临床受益率分别是27%和18%。联合组除腹泻和皮疹较单药组发生增多外，其他方面无明显差异（包括心脏毒性）。

2010年最终的生存分析结果显示，联合治疗组患者的中位OS为75.0周，而单药组患者的中位OS为64.7周，其风险比为0.87。COX回归分析显示联合治疗组患者死亡风险降低20%（HR=0.80，95% CI：0.64～0.99；$P=0.043$）。

本研究的中期分析结果已经得出拉帕替尼联合卡培他滨优于卡培他滨单药治疗的明确结论，在资料及安全监测委员会的建议下，本研究已经提前终止入组。尽管提前终止入组，导致无法比较OS的差异，但探索性分析显示拉帕替尼联合卡培他滨的生存优势优于卡培他滨单药治疗。

（三）BOLERO-3研究

这是一项随机、双盲、安慰剂对照的Ⅲ期临床试验[9]，研究者招募了HER2阳性、曲妥珠单抗耐药且曾接受紫杉类药物治疗的晚期乳腺癌患者，对符合条件的患者随机（1∶1）分组，给予依维莫司（5 mg/d）＋曲妥珠单抗（2 mg/kg，每周1次）＋长春瑞滨（25 mg/m²）或安慰剂＋曲妥珠单抗＋长春瑞滨治疗，3周为1个周期，根据既往拉帕替尼的使用进行分层。主要终点指标是意向性治疗人群无进展生存期（PFS）。总生存期（OS）的随访工作仍在进行中。

2009年10月26日至2012年5月23日期间，569例患者随机进行依维莫司（284例）或安慰剂（285例）治疗。中位随访时间在分析时为20.2个月（95%CI，15.0～27.1）。依维莫司组和安慰剂组的中位PFS分别为7.00个月（95%CI，6.74～8.18）和5.78个月（95%CI，5.49～6.90），HR=0.78（95%CI，0.65～0.95；$P=0.0067$）。

研究仅报告了最后的PFS分析，总生存期的随访工作仍在进行中。此研究提示添加依维莫司到曲妥珠单抗＋长春瑞滨的治疗方案中，可显著延长既往接受过紫杉类及曲妥珠单抗耐药的HER2阳性、晚期乳腺癌患者的PFS。

三、讨论

曲妥珠单抗治疗 HER2 阳性乳腺癌患者再次出现疾病进展时，我们是不是仍然继续曲妥珠单抗治疗，仅换用第三线、第四线化疗药物？目前尚没有明确结论，但试想有部分患者已经是曲妥珠单抗耐药了。基于以上多项试验研究结果，2016 版《HER2 阳性乳腺癌临床诊疗专家共识》正式发布，曲妥珠单抗治疗病情仍进展的病例，推荐继续使用抗 HER2 靶向治疗，可选治疗策略有：①拉帕替尼＋卡培他滨疗效优于卡培他滨单药；②继续应用曲妥珠单抗，更换化疗药物；③对于不能耐受化疗的患者，可选拉帕替尼＋曲妥珠单抗治疗；④T-DM1 单药疗效优于拉帕替尼＋卡培他滨，是国际上目前曲妥珠单抗治疗失败后的二线首选治疗。但由于 T-DM1 目前尚未得到批准，因此在无法获得 T-DM1 时可选择其他二线治疗方案，包括继续曲妥珠单抗联合另一种细胞毒性药物、拉帕替尼联合卡培他滨和曲妥珠单抗联合拉帕替尼双靶向都是可选方案。"生命不息、曲妥珠单抗不止"的治疗是不可取的，基于曲妥珠单抗耐药机制的相关问题以及耐药时间的差异，需要考虑更适合患者的治疗策略，从而更好地延长患者的生存期及提高患者生活质量。

（马　力）

参考文献

［1］Goldhirsch A，Gelber RD，Piccart-Gebhart MJ，et al. 2 years versus 1 year of adjuvant trastuzumab for HER2-positive breast cancer（HERA）：an open-label，randomised controlled trial. The Lancet，2013，382（9897）：1021-1028.

［2］Martins SJ，Yamamoto CA. Clinical and economic issues in adjuvant chemotherapy for HER-2 positive breast cancer. Rev Assoc Med Bras，2008，54（6）：494-499.

［3］Perez EA，Romond EH，Suman VJ，et al. Trastuzumab plus adjuvant chemotherapy for human epidermal growth factor receptor 2-positive breast cancer：planned joint analysis of overall survival from NSABP B-31 and NCCTG N9831. J Clin Oncol，2014，32（33）：3744-3752.

［4］Au HJ，Eiermann W，Robert NJ，et al. Health-related quality of life with adjuvant docetaxel-and trastuzumab-based regimens in patients with node-positive and high-risk node-negative，HER2-positive early breast cancer：results from the BCIRG 006Study. Oncologist，2013，18（7）：812-818.

［5］Von Minckwitz G，Schwedler K，Schmidt M，et al. Trastuzumab beyond progression：overall survival analysis of the GBG 26/BIG 3-05 phase Ⅲ study in HER2-positive breast cancer. Eur J Cancer，2011，47（15）：2273-2281.

［6］Harbeck N，Huang CS，Hurvitz S，et al. Afatinib plus vinorelbine versus trastuzumab plus vinorelbine in patients with HER2-overexpressing metastatic breast cancer who had progressed on one previous trastuzumab treatment（LUX-Breast1）：an open-label，randomised，phase 3 trial. Lancet Oncol，2016，17（3）：357-366.

[7] Blackwell K，Miles D，Bianchi GV，et al. Primary results from？EMILIA，a phase Ⅲ study of tras- tuzumab emtansine（T-DM1）versus capecitabine（X）and lapatinib（L）in HER2-positive locally ad- vanced or metastatic breast cancer（MBC）previously treated with trastuzumab（T）and a taxane. J Clin Oncol，2012，30（18＿suppl）：98.

[8] Cameron D，Casey M，Oliva C，et al. Lapatinib plus capecitabine in women with HER-2-positive ad- vanced breast cancer：final survival analysis of a phase Ⅲ randomized trial. Oncologist，2010，15 （9）：924-934.

[9] André F，O'Regan R，Ozguroglu M，et al. Everolimus for women with trastuzumab-resistant， HER2-positive，advanced breast cancer（BOLERO-3）：a randomised，double-blind，placebo-con- trolled phase 3 trial. Lancet Oncol，2014，15（6）：580-591.

第三节　HER2 阳性早期乳腺癌的靶向治疗策略

　　乳腺癌是一种具有高度异质性的肿瘤，现今，在分子分型指导下的综合治疗是乳腺癌治疗发展的趋势。在浸润性乳腺癌中，约有 20％的患者 HER2 为阳性，众多研究指出 HER2 阳性是乳腺癌早期复发转移的独立危险因素。曲妥珠单抗是第一个应用于临床的抗 HER2 靶向治疗药物，该药物是人源化的 HER2 单克隆抗体，大量数据表明在辅助治疗阶段该药物联合化疗可使乳腺癌的相对复发转移风险降低约 50％。但是曲妥珠单抗治疗是把双刃剑，在带来治疗获益的同时，也会带来心脏毒性，尤其是在我国目前的经济条件下，曲妥珠单抗高昂的治疗费用也加重了患者的经济负担。目前临床中对于曲妥珠单抗的治疗争议主要集中于淋巴结阴性的早期乳腺癌患者，该部分患者复发风险低、预后好，对于这类患者如何权衡曲妥珠单抗治疗这把双刃剑的利与弊，具有重要的临床意义。

　　曲妥珠单抗靶向治疗之所以在今日成为 HER2 阳性乳腺癌患者的标准治疗，其证据主要来源于 NSABP B-31、NCCTG N9831、BCIRG 006、HERA 等几项大规模Ⅲ期随机对照临床试验的结果。但如果我们仔细来看这些试验的入组标准，不难发现真正早期——Ⅰ期的患者几乎全部被排除在外。NSABP B-31 试验要求所有入组患者为淋巴结阳性[1]。NCCTG N9831 试验入组患者需满足以下条件之一：①淋巴结阳性；②淋巴结阴性、激素受体阳性且肿瘤大于 2 cm；③淋巴结阴性、激素受体阴性且肿瘤大于 1 cm[2]。BCIRG 006 试验要求入组患者为淋巴结阳性或淋巴结阴性，但同时满足年龄小于 35 岁，组织学分级Ⅱ～Ⅲ级，肿瘤大于 2 cm 或激素受体阴性[3]。HERA 试验的入组标准则为淋巴结阳性或淋巴结阴性，但肿瘤大于 1 cm[4]。FinHER 试验要求患者淋巴结阳性或满足淋巴结阴性、肿瘤大于 2 cm 且孕激素受体（progesterone receptor，PR）阴性[5]。依据以上临床试验的结果，NCCN 指南中对于 HER2 阳性患者推荐淋巴结阳性或淋巴结阴性但具有高危因素时采用化疗联合曲妥珠单抗靶向治疗。但对于缺乏高危因素的小肿瘤，尤其是对 T_{1a}、T_{1b} 患者的治疗，我们无法从上述试验中获取足够的信息。在探索 HER2 阳性小肿瘤治疗的路途上最早的证据来自于几项回顾性研究。

一、回顾性研究

来自 MD Anderson 癌症中心 2009 年发表的数据[6]，965 例 $T_{1a}/T_{1b}N_0M_0$ 的乳腺癌患者均未进行化疗与靶向治疗，其中 98 例 HER2 阳性，中位随访 74 个月的无复发生存（RFS）率为 77.1%，无远处复发生存（distant relapse-free survival，DRFS）率为 86.4%，而 867 例 HER2 阴性的患者 RFS 为 93.7%，DRFS 为 97.2%，两组患者相比可见 HER2 阳性是肿瘤复发转移的独立危险因素。2014 年发表的一项基于 NCCN 数据库的研究[7]表明，中位随访 5.5 年，$T_{1a}N_0M_0$ 的患者中 HR 阳性、HER 阳性未接受化疗与靶向治疗（n＝102）的总生存（OS）率为 95%，乳腺癌特异性生存（breast cancer-specific survival，BCSS）率为 99%，无远处复发生存（DRFS）率为 96%，接受化疗和（或）靶向治疗（n＝33）的 OS、BCSS、DRFS 率均为 100%；HR 阴性、HER2 阳性未接受化疗与靶向治疗（n＝49）的 OS 率为 93%，BCSS 率为 95%，DRFS 率为 93%，接受化疗和（或）靶向治疗（n＝32）的 OS、BCSS、DRFS 率也均为 100%。$T_{1b}N_0M_0$ 的患者中 HR 阳性、HER 阳性未接受化疗与靶向治疗（n＝89）的 OS 率为 95%，BCSS 率为 99%，DRFS 率为 94%，接受化疗和（或）靶向治疗（n＝110）的 OS 率为 99%、BCSS 率为 100%，DRFS 率为 96%；HR 阴性、HER2 阳性未接受化疗与靶向治疗（n＝17）的 OS 率为 100%，BCSS 率为 100%，DRFS 率为 94%，接受化疗和（或）靶向治疗（n＝88）的 OS 率为 95%，BCSS 率为 96%，DRFS 率为 94%。从这项研究的结果中发现 T_{1a}、T_{1b} 的患者自身就具有良好的预后，使用化疗及靶向治疗的获益并不明显。

斯隆-凯特琳癌症中心进行的单中心回顾性研究[8]中收集了肿瘤大小 T_1、淋巴结阴性且 HER2 阳性的乳腺癌患者，2002—2004 年收治的 106 人未接受曲妥珠单抗治疗，其中 66% 接受了化疗，2005—2008 年收治的 155 人接受了曲妥珠单抗治疗，全部同时接受化疗。对两组人群的复发及生存情况进行分析：3 年局部区域复发、远处转移、无复发生存率分别为 92% vs. 98%、95% vs. 100%、82% vs. 97%，均具有统计学意义。在 T_{1a}、T_{1b} 亚组（n＝99）的分析中我们虽然看到使用曲妥珠单抗的患者具有更好的预后，3 年局部区域复发、远处转移、无复发生存率分别为 92% vs. 96%、97% vs. 100%、78% vs. 95%，但除无复发生存率外都没有得到统计学意义上的优势，两组患者的 OS 率都在 98% 左右没有明显差异。2013 年发表的一项只针对 T_{1a}、T_{1b} 患者的多中心回顾性研究[9]共纳入 276 名患者，中位随访 44 个月，接受化疗及靶向治疗的 129 人其无病生存率明显高于未接受治疗的 123 人（99% vs. 93%，$P＝0.018$）。

二、Meta 分析

随着乳腺癌筛查手段的不断进步，早期乳腺癌患者的比例逐渐升高，腋窝淋巴结阴性小肿瘤的治疗选择受到越来越多的关注。2014 年上海复旦大学癌症中心发表的一篇 meta 分析[10]纳入了 4 篇回顾性研究，腋窝淋巴结阴性且 T_{1a}、T_{1b} 的患者共 490 人，其中

229 人接受了曲妥珠单抗靶向治疗，是当时入组人数最多的针对此类患者的分析研究。加用靶向治疗的患者无病生存（DFS）较对照组有显著改善［相对危险（RR）＝0.323，95％ CI：0.191~0.547；$P<0.001$］，但在死亡率（$P=0.658$）、局部区域复发（$P=0.990$）、远处转移（$P=0.173$）方面都没有看到明确获益。

目前针对 HER2 阳性小肿瘤靶向治疗是否获益，最受到公认的研究是 2015 年发表于《临床肿瘤学杂志》（*Journal of Clinical Oncology*，JCO）的一篇来自于随机对照临床试验数据的 meta 分析（表 2-1）[11]。此篇文章纳入了 HERA、NCCTG N9831、NSABP B-31、PACS-04、FinHER 这 5 项大型临床试验中 HER2 阳性、肿瘤≤2 cm 的患者共 4221 人，分析患者接受靶向治疗的获益。其中 HR 阳性患者 2263 人，接受靶向治疗后 8 年累计 DFS 事件发生率较对照组有显著降低（17.3％ *vs.* 24.3％，$P<0.001$），OS 事件也有明显获益（7.8％ *vs.* 11.6％，$P=0.005$）；HR 阴性患者 1957 人，接受靶向治疗者 8 年累计 DFS 事件（24％ *vs.* 33.4％，$P<0.001$）与 OS 事件（12.4％ *vs.* 21.2％，$P<0.001$）也较对照组有明显改善。

表 2-1　此篇 meta 分析包含的临床试验

临床试验	HER2 阳性肿瘤患者数	肿瘤≤2 cm 的 HER2 阳性肿瘤患者数	肿瘤≤2 cm 的 HR 阳性、HER2 阳性肿瘤患者数	肿瘤≤2 cm 的 HR 阴性、HER2 阳性肿瘤患者数	曲妥珠单抗使用方式	曲妥珠单抗使用时间	化疗方案	中位随访时间（年）
HERA	5102	2003	1054	949	序贯	1 或 2 年	≤94％ A；26％ A 和 T	8.0
NCCTG N9831	3505	1062	546	516	序贯或同时	1 年	AC→T AC→wTH AC→wT→H	8.7
NSABP B-31	3222	840	476	364	同时	1 年	AC→T AC→TH	9.4
PACS-04	528	235	146	89	序贯	1 年	FEC→H DE→H	5.0
FinHER	232	81	41	40	同时	9 周	D±H→FEC V±H→FEC	5.6
总计	12 589	4221	2263	1958				

缩写：A，多柔比星；AC，多柔比星＋环磷酰胺；T，紫杉醇；H，曲妥珠单抗；FEC，氟尿嘧啶＋表柔比星＋环磷酰胺；D，多西他赛；DE，多西他赛＋表柔比星；V，长春瑞滨；HR，激素受体；HER2，人表皮生长因子受体 2

三、前瞻性临床试验——APT 试验

至今为止唯一针对 HER2 阳性小肿瘤的前瞻性临床试验是 APT 试验[12]，该研究是一项非随机的单臂试验。从 2007 年 10 月到 2010 年 9 月，共入组 406 名肿瘤小于 3 cm、淋巴结阴性的乳腺癌患者，所有患者均接受 12 周的单周紫杉醇方案化疗（80 mg/m²），同时应用单周曲妥珠单抗靶向治疗（起始剂量 4 mg/kg，后续 2 mg/kg）直至 1 年。根据

肿瘤大小与激素受体状态进行预先分层，研究终点为无浸润性疾病生存，同时评估心脏毒性与神经毒性。入组患者中 HR 阳性者占 67％，T_{1mic}、T_{1a}、T_{1b} 的患者共 201 人，T_{1c} 的患者 169 人，T_2 的患者 36 人，除 6 名患者淋巴结存在微转移，其余患者均为淋巴结阴性。中位随访 4 年，有 87.7％的患者完成了所有既定治疗计划，总共发生了 12 例事件，2 例远处转移，4 例局部区域复发，4 例对侧乳腺癌，1 例死于卵巢癌，1 例死于脑卒中，3 年的 DFS 率为 98.7％，RFS 率为 99.2％，无论是在 T_{1a}、T_{1b} 还是 T_{1c} 的患者都得到了很好的生存结果（图 2-1）。只有 3.2％的患者发生 3 级神经系统毒性，0.5％的患者发生 3 级左心室收缩功能不全，并在停止使用靶向治疗后恢复，无 4 级不良事件发生。

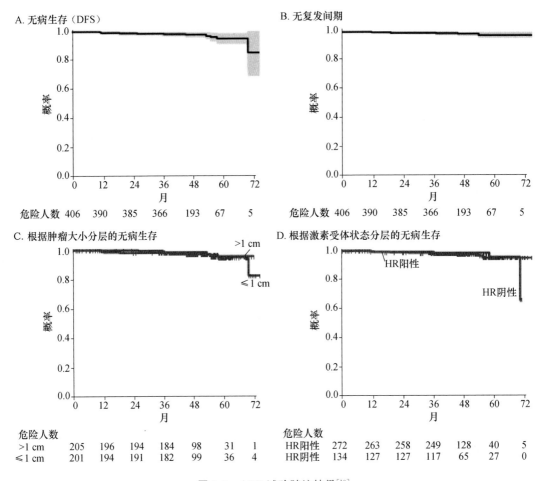

图 2-1 APT 试验随访结果[10]

四、讨论

从目前的研究中可以看到即使是 T_1 期，甚至是 T_{1a}、T_{1b} 的早期乳腺癌患者，HER2 阳性仍然是影响预后的独立危险因素，这一点是被广泛接受的。但从几个回顾性试验中同样可以看到虽然加用化疗和靶向治疗可以提高这类患者的 RFS 或是 BCSS 率，但由于其本身的预后已经很好，在此基础上，患者的绝对获益并没有分期较晚的患者那么明显。

在复旦大学癌症中心的 meta 分析中我们看到加用靶向治疗在 DFS 的改善上具有统计学差异，但鉴于研究数据全部来源于回顾性、非随机试验，试验的入组人数差异很大（人数最少的一项试验只有 5 人应用靶向治疗），总纳入研究的人数也较少，而且随访时间差异也很大（29 个月～6.8 年），同时应用化疗的比例、化疗的方案均无从知晓，我们无法得到确信的结果认为在如此早期的患者应用靶向治疗存在明确的获益。2015 年 JCO 发表的 meta 分析结果来自于随机对照研究，也得到了患者加用靶向治疗明显获益的结果，但不难发现虽然这些患者肿瘤分期均为 T_1，但其中绝大多数患者存在淋巴结转移。纳入分析的 4221 人中真正 T_{1a} 或 T_{1b}、N_0 的患者仅有 75 人，DFS、OS 事件数都很少，而且大多数患者来自于 HERA 试验，无法进行统计学分析，很难从中得到信服的证据支持加用靶向治疗。

由于在整体患者人群中满足 $T_{1a}/T_{1b}N_0M_0$ 且 HER2 阳性的比例非常低，而且迄今为止的回顾性研究还是倾向于应用化疗和靶向治疗能够改善部分患者的预后，使得进行大规模的前瞻性随机临床试验十分困难。但鉴于对临床治疗指导的需求，研究者设计了 APT 试验。APT 试验尝试解决两个问题：①应用化疗与靶向治疗后患者预后怎样；②既然这部分患者高危因素相对较少，在注重生存获益的同时，我们同样要关注到治疗带来的伤害，那么可否简化化疗方案，在"获益"与"伤害"之间寻找一个平衡？结果我们看到这部分患者确实获得了良好的生存结果，3 年的 DFS 为 98.7%，RFS 为 99.2%。相比 HERA、NCCTG N9831、NSABP B-31、PACS-04、FinHER 试验中大多数患者均接受了包含蒽环类和紫杉类在内的化疗方案，APT 试验中的患者仅接受紫杉类化疗药物联合靶向治疗，我们看到了更好的耐受性和安全性，这为我们临床实践提供了一个良好的选择。当然由于 APT 试验的单臂设计方案、入组人数相对较少以及随访时间只有 4 年，它的证据级别还显不足。

综合回顾性资料以及 APT 试验的结果，NCCN 指南目前对于 HER2 阳性，T_{1mic}、T_{1a}、T_{1b} 且 N_0M_0 患者的治疗推荐为：可考虑化疗联合靶向治疗。临床需求的变化指导着临床研究的方向，我们期待着更多的试验结果为早期乳腺癌患者的综合治疗指明方向。

（彭 媛 刘 森 王 殊）

参考文献

[1] Romond EH, Perez EA, Bryant J, et al. Trastuzumab plus adjuvant chemotherapy for operable HER2-positive breast cancer. N Engl J Med, 2005, 353: 1673-1684.

[2] Perez EA, Romond EH, Suman VJ, et al. Four-year follow-up of trastuzumab plus adjuvant chemotherapy for operable human epidermal growth factor receptor 2-positive breast cancer: joint analysis of data from NCCTG N9831 and NSABP B-31. J Clin Oncol, 2011, 29 (25): 3366-3373.

[3] Slamon D, Eiermann W, Robert N, et al. Adjuvant trastuzumab in HER2-positive breast cancer. N Engl J Med, 2011, 365 (14): 1273-1283.

[4] Piccart-Gebhart MJ, Procter M, Leyland-Jones B, et al. Trastuzumab after adjuvant chemotherapy in HER2-positive breast cancer. N Engl J Med, 2005, 353: 1659-1672.

［5］Joensuu H，Bono P，Kataja V，et al. Fluorouracil，epirubicin，and cyclophosphamide with either docetaxel or vinorelbine，with or without trastuzumab，as adjuvant treatments of breast cancer：final results of the finHer trial. J Clin Oncol，2009，27（34）：5685-5692.

［6］Gonzalez-Angulo AM，Litton JK，Broglio KR，et al. High risk of recurrence for patients with breast cancer who have human epidermal growth factor receptor 2-positive，node-negative tumors 1 cm or smaller. J Clin Oncol，2009，27（34）：5700-5706.

［7］Vaz-Luis I，Ottesen RA，Hughes ME，et al. Outcomes by tumor subtype and treatment pattern in women with small，node-negative breast cancer：a multi-institutional study. J Clin Oncol，2014，32（20）：2142-2150.

［8］McArthur HL，Mahoney KM，Morris PG，et al. Adjuvant trastuzumab with chemotherapy is effective in women with small，node-negative，HER2-positive breast cancer. Cancer，2011，117：5461-5468.

［9］Rodrigues MJ，Peron J，Frénel JS，et al. Benefit of adjuvant trastuzumab-based chemotherapy in T1ab node-negative HER2-overexpressing breast carcinomas：a multicenter retrospective series. Annals of Oncology，2013，24（4）：916-924.

［10］Zhou Q，Yin WJ，Du YY，et al. For or against adjuvant trastuzumab for pT1a-bN0M0 breast cancer patients with HER2-positive tumors：a meta-analysis of published literatures. PLoS ONE，2014，9（1）：e83646.

［11］O'Sullivan CC，Bradbury I，Campbell C，et al. Efficacy of adjuvant trastuzumab for patients with human epidermal growth factor receptor 2-positive early breast cancer and tumors ≤2 cm：a meta-analysis of the randomized trastuzumab trials. J Clin Oncol，2015，33（24）：2600-2608.

［12］Tolaney SM，Barry WT，Dang CT，et al. Adjuvant paclitaxel and trastuzumab for node-negative，HER2-positive breast cancer. N Engl J Med，2015，372：134-141.

第四节 HER2 阳性乳腺癌行新辅助化疗加入曲妥珠单抗可以增加病理完全缓解（pCR）吗？

乳腺癌是妇女最常见的恶性肿瘤。在各种亚型的肿瘤中，20％～25％的患者有人表皮生长因子受体 2（HER2）基因的扩增，HER2 阳性亚型的乳腺癌通常提示不良的预后。曲妥珠单抗（赫赛汀）是人源化单克隆抗体，可以阻断 HER2 活性，被批准用于辅助治疗 HER2 阳性患者，而不受淋巴结状态、雌激素受体（estrogen receptor，ER）、孕激素受体（PR）状态的影响，曲妥珠单抗可以与化疗联合使用或作为单药化疗后使用。辅助曲妥珠单抗可显著改善无病生存（DFS）和总生存（OS）。曲妥珠单抗目前尚未批准用于新辅助化疗，但是，这是临床研究的一个活跃领域。曲妥珠单抗应用于新辅助治疗可以提供更多的临床获益，降低远处转移率，提高达到病理完全缓解（pCR）的可能性[1-2]。

pCR，通常被定义为在乳腺癌或淋巴结的病理组织中没有检测到残留的癌组织。有证据表明，pCR 与更好的总生存率和无病生存率密切相关，可作为临床获益的替代指标。

曲妥珠单抗在新辅助治疗中的作用已经在多个临床试验中显示获益。HER2 阳性乳腺癌患者使用曲妥珠单抗联合化疗,其 pCR 率高达 67%[3-4]。基于这些临床试验数据,NCCN推荐新辅助化疗紫杉醇联合曲妥珠单抗,以及氟尿嘧啶、表柔比星和环磷酰胺(FEC)方案。

对于可手术乳腺癌,MD Anderson 癌症中心发起的一项随机 3 期临床研究,使用新辅助化疗曲妥珠单抗加入以蒽环类药物为基础的化疗方案。这项研究的主要目的是比较 Ⅱ 至 ⅢA 期患者接受化疗加或不加曲妥珠单抗的 pCR 率(n=23 和 n=19)。与单纯化疗组相比,新辅助化疗增加曲妥珠单抗明显增加 pCR 率(65.2% *vs.* 26.3%;$P=0.016$)[5]。此研究计划入组 164 例患者。由于研究结果非常好,数据监测委员会认为此研究只招收 42 例患者后就达到主要终点,并建议停止入单纯化疗组。后期加入 3 期、开放、非随机队列研究,所有的患者加入联合曲妥珠单抗组。随机、开放曲妥珠单抗组的 pCR 率达到 60%,而单纯化疗组的 pCR 率仅为 26.3%。无论是 1 年的无病生存率(在化疗联合曲妥珠单抗组和单纯化疗组分别为 100% *vs.* 94.7%)和 3 年无病生存率(分别为 100% *vs.* 85.3%),均显示出联合曲妥珠单抗的巨大优势。

德国乳腺/妇科肿瘤研究组进行的 3 臂、3 期临床试验(GeparQuattro trial),目的是评估影响表柔比星加环磷酰胺与 3 种不同的基于紫杉醇治疗的 pCR 率[6]。每组 HER2 阳性疾病患者接受环磷酰胺联合表柔比星化疗,同时联合 52 周曲妥珠单抗治疗。总入组 445 例 HER2 阳性肿瘤患者,其中有 81.6%未经治疗的 Ⅰ 期至 Ⅲ 期患者。接受新辅助曲妥珠单抗加化疗的患者 pCR 率为 31.7%,而单纯化疗组为 15.7%,可见加入曲妥珠单抗显著改善了 HER2 阳性患者的 pCR 率($P<0.001$)。曲妥珠单抗用于新辅助化疗并不增加血液或非血液毒性,有 3 例患者发生充血性心力衰竭或 LEVF 降低至<45%。

Mittendorf 等人[7]研究了新辅助曲妥珠单抗联合化疗在可手术乳腺癌中的应用,此研究分析了 143 例 HER2 阳性的乳腺癌患者接受新辅助治疗 3 周方案的紫杉醇 4 个周期序贯 4 个周期 FEC,加每周 1 次的曲妥珠单抗 6 个月,观察其 pCR 率。结果 72 例患者(50.3%)达到 pCR,61 例(42.7%)达到部分病理缓解,7 例患者(4.9%)病情稳定,3 例患者疾病有进展(2.1%)。33%没有实现 pCR 的患者可以检测出从 HER2 阳性向 HER2 阴性的疾病表型转变。因此,当患者接受新辅助曲妥珠单抗并没有实现 pCR 时,应该再次检测残余肿瘤的 HER2 状态。

对于新辅助曲妥珠单抗在局部晚期乳腺癌(locally advanced breast cancer,LABC)的应用,有一项大型的国际 3 期试验——NOAH 试验[8],在初诊 LABC 的患者中评估多柔比星和紫杉醇序贯紫杉醇、环磷酰胺、甲氨蝶呤和氟尿嘧啶的疗效,其中 115 例患者联合曲妥珠单抗,113 例患者未联合曲妥珠单抗。中位随访 3 年,HER2 阳性患者接受化疗联合曲妥珠单抗与接受单纯化疗组相比,显著改善患者的无事件生存(event-free survival,EFS)率(70.1% *vs.* 53.3%,HR=0.56;$P=0.007$)。NOAH 试验也研究了临床肿瘤大小(T)、淋巴结状态(N)、激素受体状态和其他生物标志物与 pCR 的关系。PR 阴性患者相对于 PR 阳性患者在新辅助治疗中使用曲妥珠单抗可以获得更高的 pCR 率(51% *vs.* 16%,$P=0.008$)。

3 期临床试验显示新辅助化疗中加入曲妥珠单抗显著改善 pCR 率。报道的曲妥珠单抗联合化疗 pCR 率从 31.7% 增加到 65.2%。这些差异是因为肿瘤的分期和治疗方案的不同，以及对新辅助治疗方案的反应差异。尽管如此，接受新辅助曲妥珠单抗治疗对 HER2 阳性患者的 pCR 率增长与未使用曲妥珠单抗相比超过一倍，且有 DFS、OS 和 EFS 的获益。

目前，曲妥珠单抗联合其他靶向药物的研究成为研究的热点，包括拉帕替尼联合曲妥珠单抗对 HER2 阳性早期乳腺癌的随机、开放、多中心 3 期临床试验（NeoALT-TO）[9]，帕妥珠单抗联合曲妥珠单抗作为新辅助化疗在局部晚期乳腺癌、炎性乳腺癌或早期 HER2 阳性乳腺癌的疗效和安全性 2 期临床试验（Neosphere 研究）[10-11]，拉帕替尼作为 HER2 阳性乳腺癌新辅助治疗的一个组成部分的开放、随机 3 期试验（NSABP B-41）[12] 等，将作为曲妥珠单抗新辅助治疗的后续研究重点。

（谢　晖）

参考文献

[1] Esteva FJ，Hortobagyi GN. Can early response assessment guide neoadjuvant chemotherapy in early-stage breast cancer? J Natl Cancer Inst，2008，100：521-523.

[2] Rastogi P，Anderson SJ，Bear HD，et al. Preoperative chemotherapy：updates of National Surgical Adjuvant Breast and Bowel Project Protocols B-18 and B-27. J Clin Oncol，2008，26（5）：778-785.

[3] Buzdar AU，Valero V，Ibrahim NK，et al. Neoadjuvant therapy with paclitaxel followed by 5-fluorouracil，epirubicin，and cyclophosphamide chemotherapy and concurrent trastuzumab in human epidermal growth factor receptor 2 positive operable breast cancer：an update of the initial randomized study population and data of additional patients treated with the same regimen. Clin Cancer Res，2007，13（1）：228-233.

[4] Livasy C，Carey L，DeMichele A，et al. Influence of anthracycline- and taxane-based neoadjuvant chemotherapy on tumor HER2 protein expression in locally advanced breast cancers：results from the I-SPY trial（CALGB 150007/ 150012 & ACRIN 6657）. Cancer Res，2009，69（2 suppl）：703.

[5] Buzdar AU，Ibrahim NK，Francis D，et al. Significantly higher pathologic complete remission rate after neoadjuvant therapy with trastuzumab，paclitaxel，and epirubicin chemotherapy：results of a randomized trial in human epidermal growth factor receptor 2-positive operable breast cancer. J Clin Oncol，2005，23：3676-3685.

[6] von Minckwitz G，Rezai M，Loibl S，et al. Effect of trastuzumab on pathologic complete response rate of neoadjuvant EC-docetaxel treatment in HER2-overexpressing breast cancer：results of the phase Ⅲ GeparQuattro study. Washington，DC：2008 Breast Cancer Symposium，September 5-7，2008.

[7] Mittendorf EA，Esteva FJ，Wu Y，et al. Determination of HER2 status in patients achieving less than a pathologic complete response following neoadjuvant therapy with combination chemotherapy plus trastuzumab. Washington，DC：2008 Breast Cancer Symposium，September 5-7，2008.

[8] Gianni L，Eiermann W，Semiglazov V，et al. Neoadjuvant trastuzumab in patients with HER2-positive locally advanced breast cancer：primary efficacy analysis of the NOAH trial. Cancer Res，2009，

69（2 suppl）：31.

[9] Baselga J，Bradbury I，Eidtmann H，et al. Lapatinib with trastuzumab for HER2-positive early breast cancer（NeoALTTO）：a randomised，open-label，multicentre，phase 3 trial. Lancet，2012，379（9816）：633-640.

[10] Gianni L，Pienkowski T，Im YH，et al. Efficacy and safety of neoadjuvant pertuzumab and trastuzumab in women with locally advanced，inflammatory，or early HER2-positive breast cancer（NeoSphere）：a randomised multicentre，open-label，phase 2 trial. Lancet Oncol，2012，13（1）：25-32.

[11] Gianni L，Pienkowski T，Im YH，et al. 5-year analysis of neoadjuvant pertuzumab and trastuzumab in patients with locally advanced，inflammatory，or early-stage HER2-positive breast cancer（NeoSphere）：a multicentre，open-label，phase 2 randomised trial. Lancet Oncol，2016，17（6）：791-800.

[12] Robidoux A，Tang G，Rastogi P，et al. Lapatinib as a component of neoadjuvant therapy for HER2-positive operable breast cancer（NSABP protocol B-41）：an open-label，randomised phase 3 trial. Lancet Oncol，2013，14（12）：1183-1192.

第五节　拉帕替尼在辅助治疗和新辅助治疗阶段能够和曲妥珠单抗合用吗？

　　肿瘤分子靶向治疗，是利用肿瘤细胞表达而正常细胞很少或不表达的特定基因或基因的表达产物作为治疗靶点，最大程度杀死肿瘤细胞而对正常细胞杀伤较小的治疗模式。受体酪氨酸激酶与乳腺癌的发生和发展有着密切的关系，其过表达和激活预示着高复发危险和预后不良。表皮生长因子受体 1（epidermal growth factor receptor 1，EGFR-1）和人表皮生长因子受体 2（HER2）是两个具有酪氨酸激酶活性的受体，约 30% 的原发性乳腺癌患者 EGFR-1 过表达，而 HER2 表达增加的患者也占 20%～25%。HER2 是乳腺癌患者重要的预后指标，也是抗 HER2 药物治疗的主要预测指标。作为第一个抗 HER2 的人源化单克隆抗体，曲妥珠单抗的临床应用显著改善了 HER2 阳性乳腺癌患者的预后，改变了乳腺癌的诊治模式，是乳腺癌靶向治疗的重要突破。拉帕替尼（Lapatinib）是一种口服的、双靶点、小分子酪氨酸激酶抑制剂，其通过氢键与 EGFR-1 和 HER2 的胞内区 ATP 位点结合，形成轻微可逆的无活性结构，抑制两种受体同型二聚体或异二聚体的酪氨酸激酶磷酸化，阻断 EGFR 信号转导，进而影响基因转录、细胞增殖和促进凋亡。体外实验和大量的临床试验结果证实拉帕替尼能单独或联合其他药物治疗乳腺癌，且耐受性良好[1-3]。已经批准拉帕替尼与卡培他滨联合用于标准一线方案治疗进展后的 HER2 阳性转移性乳腺癌患者[4-5]。鉴于在 HER2 阳性晚期乳腺癌治疗中显示出优势，拉帕替尼为 HER2 阳性乳腺癌的新辅助治疗和辅助治疗带来了新的契机。

一、拉帕替尼联合曲妥珠单抗新辅助治疗试验

　　NeoALTTO[6-7]是一项随机、开放、多中心Ⅲ期临床试验。从 2008 年 1 月 5 日至

2010 年 5 月 27 日，23 个国家参与，要求入组患者为 HER2 阳性且肿瘤直径＞2 cm 的早期原发性乳腺癌。这些患者随机分为拉帕替尼组（154 例）、曲妥珠单抗组（149 例）和拉帕替尼＋曲妥珠单抗组（152 例）。拉帕替尼组剂量为 1500 mg/d；曲妥珠单抗组首次剂量为 4 mg/kg，然后每周 2 mg/kg；联合组中拉帕替尼 1000 mg/d，曲妥珠单抗剂量与单独治疗组相同。最初 6 周只行抗 HER2 靶向治疗，随后 12 周中靶向治疗联合每周紫杉醇（80 mg/m^2）化疗，之后再行手术。术后接受 3 个周期 FEC 方案辅助化疗，化疗后再行相同的靶向治疗，直至满 52 周。结果显示联合组的乳腺 pCR 率（51.3% *vs.* 29.5%，$P=0.0001$）和局部区域总 pCR 率（46.8% *vs.* 27.6%，$P=0.0007$）显著高于曲妥珠单抗组，拉帕替尼组与曲妥珠单抗组的乳腺 pCR 率（24.7% *vs.* 29.5%，$P=0.34$）和局部区域总 pCR 率（20.0% *vs.* 27.6%，$P=0.13$）无显著差异。拉帕替尼组（23.4%）和联合用药组（21.1%）患者的 3 级腹泻症状较曲妥珠单抗组（2.0%）更多见；3 级肝酶升高也是如此，发生率分别为 17.5%、9.9% 和 7.4%。无事件生存（EFS）中位随访时间 3.77 年的结果表明，拉帕替尼组、曲妥珠单抗组及联合用药组 3 年 EFS 分别为 78%、76% 和 84%，拉帕替尼组和曲妥珠单抗组之间 EFS 无显著差异（$HR=1.06$，95%CI：0.66～1.69；$P=0.81$），联合组和曲妥珠单抗组之间 EFS 也无显著差异（$HR=0.78$，95%CI：0.47～1.28；$P=0.33$）。总生存（overall survival，OS）中位随访时间 3.84 年的结果表明，拉帕替尼组、曲妥珠单抗组及联合用药组 3 年 OS 率分别为 93%、90% 和 95%，三组之间 OS 均无显著差异。但是，新辅助治疗后 pCR 患者较非 pCR 患者 3 年 EFS（$HR=0.38$，95%CI：0.22～0.63；$P=0.0003$）和 3 年 OS（$HR=0.35$，95%CI：0.15～0.70；$P=0.005$）均明显提高。

NSABP B-41[8] 试验从 2007 年 7 月 16 日至 2011 年 6 月 30 日共入组 519 例 HER2 阳性的乳腺癌患者。随机分组，177 例入组曲妥珠单抗组，171 例入组拉帕替尼组，171 例入组曲妥珠单抗＋拉帕替尼联合组。术前所有患者均接受 4 个周期的多柔比星（60 mg/m^2）＋环磷酰胺（600 mg/m^2）治疗，3 周 1 次，再序贯 12 个周期每周紫杉醇（80 mg/m^2）。曲妥珠单抗组：从第 1 周期紫杉醇开始，联合曲妥珠单抗（首次剂量为 4 mg/kg，然后每周 2 mg/kg）；拉帕替尼组：从第 1 周期紫杉醇开始，联合拉帕替尼（1250 mg/d）；联合组：从第 1 周期紫杉醇开始，联合拉帕替尼（750 mg/d），曲妥珠单抗剂量与单独治疗组相同。手术后，所有患者接受曲妥珠单抗（首次剂量为 8 mg/kg，然后每 3 周 6 mg/kg）靶向治疗，直至满 52 周。结果显示联合组和曲妥珠单抗组的乳腺 pCR 率（62.0% *vs.* 52.5%，$P=0.095$）和局部区域总 pCR 率（60.2% *vs.* 49.4%，$P=0.056$）未见显著差异，拉帕替尼组与曲妥珠单抗组的乳腺 pCR 率（53.2% *vs.* 49.4%，$P=0.99$）和局部区域总 pCR 率（47.4% *vs.* 49.4%，$P=0.78$）也无显著差异。三组患者中 3 度及 4 度中性粒细胞减少症状最常见，拉帕替尼组（20%）和联合用药组（27%）患者的 3 级腹泻症状较曲妥珠单抗组（2.0%）更多见。

CALGB 40601[9] 试验从 2008 年 12 月至 2012 年 2 月共入组 299 例 Ⅱ 期和 Ⅲ 期 HER2 阳性的乳腺癌患者。随机分组，118 例入组曲妥珠单抗组，64 例入组拉帕替尼组，117 例入组曲妥珠单抗＋拉帕替尼联合组。治疗方案为 16 个周期每周紫杉醇（80 mg/m^2），联合曲妥珠单抗（首次剂量为 4 mg/kg，然后每周 2 mg/kg），或联合拉帕替尼（1500 mg/d），或联合曲妥珠单抗（首次剂量为 4 mg/kg，然后每周 2 mg/kg）＋拉帕替尼（1000 或 750 mg/d）。术后接受 4 个周期 EC 方案（表柔比星＋环磷酰胺）辅助化疗，化疗后接受曲妥珠单抗靶向治疗。结果显示联合组和曲妥珠单抗组的乳腺 pCR 未见显著差异（56％ vs. 46％，P＝0.13）。亚组分析显示，在激素受体阳性的患者中联合组乳腺的 pCR 率无显著提高，但在激素受体阴性的患者中乳腺的 pCR 率显著增加（P＝0.01）。在不同分子分型的乳腺癌中乳腺的 pCR 率明显不同（HER2 阳性：70％；luminal A：34％；luminal B：36％；P＜0.001）。

CHERLOB[10]试验是一个从 2006 年 8 月至 2010 年 11 月进行的非对照、随机的Ⅱb 期临床研究，研究对象为Ⅱ期或者ⅢA 期 HER2 阳性的原发性乳腺癌患者。所有患者术前每周均给予 80 mg/m² 紫杉醇，连续 12 周，随后应用 FEC 方案 4 个周期（氟尿嘧啶 600 mg/m²、表柔比星 75 mg/m² 和环磷酰胺 600 mg/m²，3 周 1 次）。121 例患者被随机分组：曲妥珠单抗组（36 例）应用曲妥珠单抗负荷剂量为 4 mg/kg，随后每周 2 mg/kg，连续应用 26 周；拉帕替尼组（39 例）应用拉帕替尼 1500 mg/d 或 1250 mg/d 口服，连续应用 26 周；曲妥珠单抗＋拉帕替尼联合组（46 例）应用曲妥珠单抗负荷剂量为 4 mg/kg，随后每周 2 mg/kg，并联合应用拉帕替尼 1000 mg/d 或 750 mg/d 口服，连续应用 26 周。结果显示共 118 例患者接受手术治疗。曲妥珠单抗组、拉帕替尼组和曲妥珠单抗＋拉帕替尼联合组患者保乳手术率分别为 66.7％、57.9％和 68.9％，三组患者降期保乳手术率分别为 61.9％、42.8％和 60％。曲妥珠单抗组、拉帕替尼组和曲妥珠单抗＋拉帕替尼联合组患者乳腺和腋窝淋巴结的 pCR 率分别为 25％、26.3％、46.7％，曲妥珠单抗＋拉帕替尼联合组的 pCR 显著优于曲妥珠单抗组和拉帕替尼组（RR＝1.81，P＝0.019）。曲妥珠单抗组、拉帕替尼组和曲妥珠单抗＋拉帕替尼联合组手术时淋巴结阴性的发生率分别为 72.2％、71％和 84.4％。三组患者 pCR＋near-pCR 率分别为 41.6％、36.8％和 68.8％。激素受体阴性患者的 pCR 率显著高于激素受体阳性的患者（41.3％ vs. 28.8％）。接受拉帕替尼的患者更容易出现腹泻、皮肤病和肝毒性等不良反应，但无心脏毒性事件发生。4 级中性粒细胞减少症状在三组患者中的发生率分别是 39％、36％和 41％。1 例曲妥珠单抗组患者、3 例拉帕替尼组患者和 1 例曲妥珠单抗＋拉帕替尼联合组患者发生了发热性中性粒细胞减少的症状。

二、拉帕替尼联合曲妥珠单抗新辅助治疗 meta 分析

Hicks M 等[11]应用 meta 分析比较在 HER2 阳性乳腺癌中，新辅助化疗分别联合曲妥珠单抗、拉帕替尼、曲妥珠单抗和拉帕替尼双靶向药物三种不同疗法的有效性，最终纳入 5 项前瞻性随机对照研究，共 1017 例患者。在 CHERLOB、Holmes、NeoALTTO 和 NSABP B-41 这 4 项临床试验共 767 例患者的 meta 分析结果显示，拉帕替尼＋曲妥珠单抗联合组的乳腺和淋巴结 pCR 率（55.76％ vs. 38.36％）显著高于曲妥珠单抗组（OR＝1.94，95％CI：1.44～2.60；P＜0.0001）。在 CALGB、NeoALTTO 和 NSABP

B-41 这 3 项临床试验共 887 例患者的 meta 分析结果显示，拉帕替尼＋曲妥珠单抗联合组乳腺的 pCR 率（55.01% *vs.* 40.70%）显著高于曲妥珠单抗组（OR＝1.78，95% CI：1.27～2.50；P＝0.0007）。NeoALTTO 和 NSABP B-41 的分层分析结果显示，在激素受体阳性患者中联合组的 pCR 率（48.87% *vs.* 34.76%）显著高于曲妥珠单抗组（OR＝1.76，95% CI：1.06～2.93；P＝0.03），在激素受体阴性患者中联合组乳腺的 pCR 率（67.19% *vs.* 50.80%）显著高于曲妥珠单抗组（OR＝2.06，95% CI：1.08～3.91；P＝0.03）。

Clavarezza M 等[12]纳入 6 项前瞻性随机对照研究，共 1155 例患者，其中 483 例激素受体阴性，672 例激素受体阳性。543 例患者接受紫杉醇单药化疗，621 例患者接受蒽环类加紫杉类或多西他赛加卡铂方案化疗。结果显示，与曲妥珠单抗组相比，拉帕替尼＋曲妥珠单抗组 pCR 率提高了 13%［风险差别总和（SRD）＝0.13，95% CI：0.08～0.19］；在激素受体阴性患者中拉帕替尼＋曲妥珠单抗组比曲妥珠单抗组 pCR 率提高了 18%（SRD＝0.18，95% CI：0.09～0.27），而在激素受体阳性患者中 pCR 率仅提高了 8%（SRD＝0.08，95% CI：0.01～0.16）。在接受紫杉醇单药化疗激素受体阴性患者中，ΔpCR 更高（SRD＝0.25，95% CI：0.13～0.37）。

三、拉帕替尼联合曲妥珠单抗辅助治疗试验

上述临床试验的研究对象均为新辅助治疗的乳腺癌患者，那么拉帕替尼对 HER2 阳性的早期乳腺癌患者术后辅助治疗的疗效又会如何？ALTTO[13]试验是Ⅲ期、随机、开放的国际多中心临床试验。从 2007 年 6 月至 2011 年 7 月，来自 44 个国家的 8381 例 HER2 阳性早期乳腺癌患者随机分为以下 4 个治疗组。曲妥珠单抗组（T）：静脉注射曲妥珠单抗，初始剂量 4 mg/kg，维持剂量 2 mg/kg，每周一疗程，或者初始剂量 8 mg/kg，维持剂量 6 mg/kg，每 3 周一疗程，共治疗 1 年。拉帕替尼组（L）：化疗期间口服拉帕替尼 750 mg/d，然后单药拉帕替尼 1500 mg/d，共治疗 1 年。曲妥珠单抗序贯拉帕替尼组（T→L）：静脉注射曲妥珠单抗 12 周，洗脱 6 周后，给予口服拉帕替尼 1500 mg/d，连续 34 周。拉帕替尼联合曲妥珠单抗组（L＋T）：化疗期间曲妥珠单抗应用推荐剂量，联合口服拉帕替尼 750 mg/d，共治疗 1 年。

结果显示，中位随访时间 4.5 年后，与 T 组相比，L＋T 组的 DFS 事件发生率降低 16%（555 个 DFS 事件；HR＝0.84，97.5% CI：0.70～1.02；P＝0.048），在多元回归分析中这个结果仍无显著差异（HR＝0.85，95% CI：0.72～1.01）；与 T 组相比，T→L 组 DFS 事件发生率降低 4%（HR＝0.96，97.5% CI：0.80～1.15；P＝0.61），在多元回归分析中这个结果仍无显著差异（HR＝0.93，95% CI：0.79～1.10）。L＋T 组、T→L 组和 T 组的 4 年 OS 分别是 95%，95% 和 94%。在 OS 方面，与 T 组相比，L＋T 组的风险比为 0.80（95% CI：0.62～1.03；P＝0.078），T→L 组的风险比为 0.91（95% CI：0.71～1.16；P＝0.433）。与 T 组患者相比，L＋T 组的患者首次乳腺癌复发的风险下降 22%（HR＝0.78，95% CI：0.64～0.94），远处转移的风险下降 20%（HR＝0.80，95% CI：0.65～0.98）。含拉帕替尼治疗组最常见的不良事件为腹泻、皮疹、中性粒细胞减少症和

肝毒性（大部分为 1～2 级）。T→L 组发生了 3 例致命性的心脏疾病事件，其他三个治疗组各发生 1 例。含拉帕替尼治疗组患者的严重不良反应的整体发生率较高，特别是在化疗期间。本研究说明辅助化疗联合拉帕替尼和曲妥珠单抗不能提高 DFS，并且增加药物毒性反应，因此 1 年的曲妥珠单抗辅助化疗依然为标准治疗方案。

四、小结

曲妥珠单抗和拉帕替尼作用于 HER2 受体的不同部位，二者在原理和机制上可相互补充，体外实验已经证实这两种药物的联合使用可协同抑制乳腺癌细胞生长，增强对 HER2 的阻断效果。拉帕替尼联合曲妥珠单抗的双重抑制 HER2 方案在 HER2 阳性早期乳腺癌患者的新辅助治疗中能显著增加患者的 pCR 率，改善了 pCR 患者的预后，但未转化为无病生存和总生存的获益。在Ⅲ～Ⅳ度不良反应发生率方面，两药联合组的Ⅲ～Ⅳ度腹泻和皮肤损害虽然高于曲妥珠单抗单药组，但与拉帕替尼组相比却无明显差异。曲妥珠单抗仍应作为 HER2 阳性乳腺癌新辅助治疗的首选，拉帕替尼单药不可取代曲妥珠单抗作为新辅助治疗的主要选择，仅作为联合用药在追求更高 pCR 率时的补充选择。ALTTO 试验是唯一一针对 HER2 阳性乳腺癌辅助化疗加拉帕替尼和（或）曲妥珠单抗的前瞻性临床试验，证实了术后辅助化疗联合拉帕替尼和曲妥珠单抗未明显改善早期乳腺癌患者的长期 DFS，并且增加药物毒性反应。因此，国际、国内乳腺癌治疗指南均推荐曲妥珠单抗作为 HER2 阳性早期乳腺癌辅助的标准治疗，而拉帕替尼辅助治疗临床研究均未取得阳性结果，不推荐拉帕替尼用于辅助治疗。

（姜永冬　庞　达）

参考文献

[1] Johnston SR, Leary A. Lapatinib: a novel EGFR/HER2 tyrosine kinase inhibitor for cancer. Drugs Today (Barc), 2006, 42 (7): 441-453.

[2] Shah NT, Kris MG, Pao W, et al. Practical management of patients with non-small-cell lung cancer treated with gefitinib. J Clin Oncol, 2005, 23 (1): 165-174.

[3] Lin NU, Carey LA, Liu MC, et al. Phase Ⅱ trial of lapatinib for brain metastases in patients with human epidermal growth factor receptor 2-positive breast cancer. J Clin Oncol, 2008, 26 (12): 1993-1999.

[4] Geyer CE, Forster J, Lindquist D, et al. Lapatinib plus capecitabine for HER2-positive advanced breast cancer. N Engl J Med, 2006, 355 (26): 2733-2743.

[5] Cetin B, Benekli M, Turker I, et al. Lapatinib plus capecitabine for HER2-positive advanced breast cancer: a multicentre study of Anatolian Society of Medical Oncology (ASMO). J Chemother, 26 (5): 300-305.

[6] Baselga J, Bradbury I, Eidtmann H, et al. Lapatinib with trastuzumab for HER2-positive early breast cancer (NeoALTTO): a randomised, open-label, multicentre, phase 3 trial. Lancet, 379 (9816):

633-640.

［7］ de Azambuja E，Holmes AP，Piccart-Gebhart M，et al. Lapatinib with trastuzumab for HER2-positive early breast cancer (NeoALTTO)：survival outcomes of a randomised，open-label，multicentre，phase 3 trial and their association with pathological complete response. Lancet Oncol，15 (10)：1137-1146.

［8］ Robidoux A，Tang G，Rastogi P，et al. Lapatinib as a component of neoadjuvant therapy for HER2-positive operable breast cancer (NSABP protocol B-41)：an open-label，randomised phase 3 trial. Lancet Oncol，14 (12)：1183-1192.

［9］ Carey LA，Berry DA，Cirrincione CT，et al. Molecular heterogeneity and response to neoadjuvant human epidermal growth factor receptor 2 targeting in CALGB 40601，a randomized phase Ⅲ trial of paclitaxel plus trastuzumab with or without lapatinib. J Clin Oncol，34 (6)：542-549.

［10］ Guarneri V，Frassoldati A，Bottini A，et al. Preoperative chemotherapy plus trastuzumab，lapatinib，or both in human epidermal growth factor receptor 2-positive operable breast cancer：results of the randomized phase Ⅱ CHER-LOB study. J Clin Oncol，30 (16)：1989-1995.

［11］ Hicks M，Macrae ER，Abdel-Rasoul M，et al. Neoadjuvant dual HER2-targeted therapy with lapatinib and trastuzumab improves pathologic complete response in patients with early stage HER2-positive breast cancer：a meta-analysis of randomized prospective clinical trials. Oncologist，20 (4)：337-343.

［12］ Clavarezza M，Puntoni M，Gennari A，et al. Dual block with lapatinib and trastuzumab versus single-agent trastuzumab combined with chemotherapy as neoadjuvant treatment of HER2-positive breast cancer：a meta-analysis of randomized trials. Clin Cancer Res，22 (18)：4594-4603.

［13］ Piccart-Gebhart M，Holmes E，Baselga J，et al. Adjuvant lapatinib and trastuzumab for early human epidermal growth factor receptor 2-positive breast cancer：results from the randomized phase Ⅲ adjuvant lapatinib and/or trastuzumab treatment optimization trial. J Clin Oncol，34 (10)：1034-1042.

第六节　应用曲妥珠单抗治疗应该越早越好吗？

原癌基因蛋白 HER2/Neu (C-erbB-2) 是人类表皮生长因子受体 (epidermal growth factor receptor，EGFR) 家族的第 2 个成员，该家族中的受体均位于细胞膜上。1985 年，King 在一个乳腺癌细胞系中发现了 her2/neu 基因扩增，随后体内外实验研究揭示非肿瘤细胞转染 her2/neu 后出现恶性转化，有 HER2/Neu 表达的转基因小鼠发生乳腺肿瘤[1-2]。此后，HER2 逐步为乳腺癌的治疗提供了广阔的前景。

曲妥珠单抗是一种重组 DNA 衍生的人源化单克隆抗体，特异性作用于 HER2 的细胞外部位，可以直接阻断 HER2 生长因子，减少下游信号转导，从而抑制肿瘤细胞增生和存活。曲妥珠单抗 (Herceptin) 是国内乳腺癌治疗领域的第一个分子靶向药物，适应证为 HER2 阳性的乳腺癌患者 (应用免疫组化的方法 HER2 表达被评为＋＋＋，或 FISH 检查阳性者)，现作为 HER2 阳性乳腺癌的一线独立治疗方案，被广泛应用于临床，其效果被公认。

一、曲妥珠单抗在辅助治疗中的应用优势

目前在辅助治疗的领域有 NCCTG N9831、NSABP B-31、BCIRG 006 和 HERA 四个大型试验。NCCTG N9831 和 NSABP B-31 试验因为方案较为类似，经常合并分析。

NCCTG N9831 试验[3-4]将 3133 例Ⅰ～Ⅲ期 HER2 阳性的可手术乳腺癌患者随机分为 3 组：对照组为多柔比星加环磷酰胺 4 疗程序贯单周紫杉醇治疗 12 周（AC-T）；序贯组为多柔比星加环磷酰胺 4 疗程序贯单周紫杉醇治疗 12 周后，再序贯单周曲妥珠单抗治疗 52 周（AC-T-H）；联合组为多柔比星加环磷酰胺 4 疗程序贯单周紫杉醇治疗 12 周，同时予单周曲妥珠单抗治疗共 52 周（AC-TH-H）。而 NSABP B-31 试验[5-6]将 2119 例 HER2 阳性的可手术乳腺癌患者随机分为 2 组：AC-T 和 AC-TH-H。因该两项试验条件类似，FDA 批准进行合并分析。2009 年圣安东尼奥乳腺癌大会（SABCS）上报道了中位随访 5 年的数据，结果显示与对照组相比，使用曲妥珠单抗可延长乳腺癌患者的 DFS（80.1% *vs.* 71.9%，HR=0.68，P=0.0005）[7]，而在 2012 年又在 SABCS 大会上发表了 N9831/B-31 中位随访 8.4 年的研究数据，DFS 数据显示，AC-TH 方案显著优于 AC-T 方案（HR=0.60，95% CI：0.53～0.68；P<0.0001）。同时在 N9831 试验中与序贯组相比，联合组的 DFS 得到显著提高（84.2% *vs.* 79.8%，HR=0.75，P=0.019），虽然没有统计学差异，但趋势非常明显。

BCIRG 006 试验将 3222 例淋巴结阳性或高危但淋巴结阴性的 HER2 阳性早期乳腺癌患者随机分成 3 组：AC-T 组接受多柔比星 60 mg/m^2 加环磷酰胺 600 mg/m^2 4 疗程序贯多西化赛（多西紫杉醇）100 mg/m^2 4 疗程化疗；AC-TH 组接受多柔比星 60 mg/m^2 加环磷酰胺 600 mg/m^2 4 疗程序贯多西他赛 100 mg/m^2 4 疗程，同时曲妥珠单抗 1 年治疗；TCH 组则接受多西他赛（75 mg/m^2）加卡铂 6 疗程，同时曲妥珠单抗 1 年治疗。2009 年 SABCS 大会上公布了第 3 次分析结果[8]，研究显示与 AC-T 组相比，接受曲妥珠单抗治疗的两组，即 AC-TH 组和 TCH 组患者，无论是 5 年 DFS（84% *vs.* 75%，HR=0.64，P<0.001；81% *vs.* 75%，HR=0.75，P=0.04）还是 OS（92% *vs.* 87%，HR=0.63，P<0.001；91% *vs.* 87%，HR=0.77，P=0.038）均得到了显著改善。这一结果强烈提示在辅助化疗的基础上加用曲妥珠单抗靶向治疗可进一步提高生存率。

HERA 试验则是将 5081 例 HER2 阳性的早期乳腺癌患者随机分为对照组、曲妥珠单抗 1 年治疗组和曲妥珠单抗 2 年治疗组，其中曲妥珠单抗与化疗序贯应用，并采用 3 周用药方案。2007 年，*Lancet* 杂志上发表了中位随访 23.5 个月的研究数据[9]，结果表明曲妥珠单抗 1 年治疗组的 3 年 DFS（HR=0.64，95% CI：0.54～0.76；P<0.0001）及 3 年 OS（HR=0.66，95% CI：0.47～0.91；P=0.0115）均显著优于对照组。然而，由于 2005 年该临床试验 1 年随访结果公布后试验方案进行了调整，即允许观察组中仍未复发的患者接受后续曲妥珠单抗 1 年辅助治疗，因此打破了原有对照组和曲妥珠单抗 1 年治疗组的随机分组，自此对照组中共有 65%（885/1354）的患者选择接受进一步的曲妥珠单抗治疗。2009 年，圣加伦（St. Gallen）乳腺癌会议中公布了中位随访 4 年的数

据，结果显示曲妥珠单抗 1 年治疗组的 4 年 DFS 仍高于对照组（78.6% *vs.* 72.2%，HR＝0.76，P＜0.0001），但 4 年 OS 无统计学差异（89.3% *vs.* 87.7%，HR＝0.85，P＝0.1087），其原因可能为患者交叉用药对结果的影响。该试验最大的贡献在于延迟曲妥珠单抗治疗对处于无病生存的患者仍有获益[10-11]，说明在化疗结束后使用曲妥珠单抗仍然可以提高 DFS。而 N9831 试验中与序贯组相比，联合组的 DFS 得到显著提高，虽然没有统计学差异，但趋势非常明显[12]。因此可以认为，曲妥珠单抗早用比晚用好，晚用比不用好。所以对 HER2 阳性的乳腺癌患者来说，曲妥珠单抗的治疗越早越好。

二、曲妥珠单抗在新辅助治疗中的应用优势

GeparQuattro 研究[13]先给予所有 1509 例患者表柔比星 90 mg/m^2 联合环磷酰胺 600 mg/m^2（EC）化疗 4 疗程。其后将患者随机分为 3 组，分别序贯多西他赛（T）100 mg/m^2 4 疗程、多西他赛 75 mg/m^2 联合卡培他滨 1800 mg/m^2（TX）4 疗程，及多西他赛 75 mg/m^2 4 疗程后，序贯卡培他滨 1800 mg/m^2（T-X）4 疗程。再根据患者 HER2 状态决定是否采用曲妥珠单抗治疗。若患者 HER2 阳性，则自接受 EC 方案化疗的第 1 天给予曲妥珠单抗 3 周方案治疗，直至 8 或 12 疗程的新辅助化疗结束为止。此后，所有患者接受手术，并于术后继续给予 HER2 阳性患者曲妥珠单抗 3 周方案治疗，其治疗总疗程为 52 周。研究结果显示，HER2 阳性患者的 pCR 率为 35.7%，HER2 阴性患者则为 15.7%。而经 4 疗程 EC 方案化疗后，原发病灶无明显变化的 HER2 阳性患者，其 pCR 率可以达到 16.7%，但 HER2 阴性患者 pCR 率则仅有 3.3%[14]。该研究是目前有关曲妥珠单抗新辅助治疗的临床试验中所含病例数最多的一项研究，其结果表明 HER2 阳性乳腺癌患者在新辅助治疗阶段加用曲妥珠单抗可显著提高患者的 pCR 率，但此 pCR 率的提高是否能进而转化为生存率的改善仍有待进一步随访证实。同时，由于该研究未能就曲妥珠单抗治疗进行随机分组，因此仅能将 HER2 阳性和阴性患者作比较，不免使该研究结果的说服力有所减弱。

NOAH 研究则是将 228 例 HER2 阳性的局部晚期或炎性乳腺癌患者随机分成两组：一组新辅助曲妥珠单抗加化疗，继以曲妥珠单抗辅助治疗，其中曲妥珠单抗治疗的总疗程为 52 周；另一组则单纯接受新辅助治疗。3 年中位随访结果表明，曲妥珠单抗治疗组的 pCR 率较单纯化疗组明显增加（38% *vs.* 19%，P＝0.019），前者的无事件生存（EFS）率也得到显著改善（71% *vs.* 56%，HR＝0.59，P＝0.013）[15]。该研究与 GeparQuattro 研究相比虽然入组病例数较少，但其略胜一筹之处在于其结果不仅表明在新辅助治疗阶段加用曲妥珠单抗可显著提高 pCR 率，还显示 EFS 也得到明显改善。同时该研究采用的随机分组，是在 HER2 阳性患者中比较加与不加曲妥珠单抗的疗效，而并非将 HER2 阳性与阴性患者进行比较，从而避免了选择性偏倚。但该研究仍存在不足之处，由于对照组在术后辅助治疗阶段未使用曲妥珠单抗治疗，因此仍不能明确在新辅助和辅助治疗阶段均加用曲妥珠单抗与仅在术后使用曲妥珠单抗进行辅助治疗相比能否提高生存率这一重要问题。

由此可见，HER2 阳性乳腺癌患者在新辅助治疗中加用曲妥珠单抗的疗效已得到了

初步验证。新辅助化疗最重要的作用就是降期及增加保乳率。在加用曲妥珠单抗后，提高了 PCR 率，这也代表保乳概率的增加。至于后续的 DFS 和 OS 还需要更多及更严谨的研究来证实。

三、小结

我们从辅助治疗和新辅助治疗两个方面来进行讨论。在辅助治疗的层面来说，NC-CTG N9831、NSABP B-31、BCIRG 006 和 HERA 四个大型试验非常明确地说明曲妥珠单抗应用后的优势。而在新辅助治疗层面，在 DFS 和 OS 方面没有特别有力的数据，仅在 NOAH 研究 5.4 年的结果中发现：新辅助化疗＋曲妥珠单抗组和单纯新辅助化疗组的 5 年无事件生存（EFS）率分别为 57.5％和 43.3％（$P=0.016$），5 年复发风险降低 36％；而两组 5 年的 OS 率分别为 73.5％和 62.9％，含曲妥珠单抗组有生存优势，但未达到统计学意义。但加用曲妥珠单抗对 pCR 率的提高是比较确凿的。而 pCR 率的提高也提示保乳率的提高，从增加保乳率这个方面来说，曲妥珠单抗应该尽早使用。因此我们认为曲妥珠单抗在 HER2 阳性的患者中使用越早越好。

（方　仪）

参考文献

［1］Sánchez-Munoz A，Pérez-Ruiz E，Jiménez B，et al. Targeted therapy of metastatic breast cancer. Clin Transl Oncol，2009，11（10）：643-650.

［2］Tandon AK，Clark GM，Chamness GC，et al. HER-2/neu oncogene protein and prognosis in breast cancer. J Clin Oncol，1989，7（8）：1120-1128.

［3］Slamon D，Eiermann W，Robert N，et al. Phase Ⅲ randomized trial comparing doxorubicin and cyclo-phosphamide followed by docetaxel（ACT）with dxorubicin and cyclophosphamide followed by do-cetaxel and trastuzumab（ACTH）with docetaxel，carboplatin and trastuzumab（TCH）in Her2neu positive early breast cancer patients：BCIRG 006 study. Cancer Res，2009，69（24 suppl）：62.

［4］Piccart-Gebhart MJ，Procter M，Leyland-Jones B，et al. Trastuzumab after adjuvant chemotherapy in HER2-positive breast cancer. N Engl J Med，2005，353（16）：1659-1672.

［5］Romond EH，Perez EA，Bryant J，et al. Trastuzumab plus adjuvant chemotherapy for operable HER2-positive breast cancer. N Engl J Med，2005，353（16）：1673-1684.

［6］Perez E，Suman V，Davidson N，et al. Results of chemotherapy alone，with sequential or concurrent addition of 52 weeks of trastuzumab in the NCCTG N9831 HER2-positive adjuvant breast cancer trial. Cancer Res，2010，70（13）：5640-5641.

［7］Joensuu H，Bono P，Kataja V，et al. Fluorouracil，epirubicin，and cyclophosphamide with either do-cetaxel or vinorelbine，with or without trastuzumab，as adjuvant treatments of breast cancer：final re-sults of the FinHer Trial. J Clin Oncol，2009，27（34）：5685-5692.

［8］Smith I，Procter M，Gelber RD，et al. 2-year follow-up of trastuzumab after adjuvant chemotherapy in HER2-positive breast cancer：a randomised controlled trial. Lancet，2007，369（9555）：29-36.

[9] Gianni L，Goldhirsch A，Gelber RD，et al. Update of the HERA trial and the role of 1 year Trastuzumab as adjuvant therapy for breast cancer. Breast，2009，18 (suppl 1)：S11.

[10] Perez EA，Reinholz MM，Dueck AC，et al. Do the ASCO/ CAP 2007 HER2 testing guidelines improve prediction of benefit to adjuvant trastuzumab? Data from NCCTG N9831 adjuvant trial. Cancer Invest，2009，69 (24 suppl)：701.

[11] Rodrigues MJ，Wassermann J，Albiges-Sauvin L，et al. Treatment of node-negative infra-centimetric HER2+ invasive breast carcinomas：a joint AERIO/REMAGUS study. J Clin Oncol，2009，27 (15 suppl)：517.

[12] Rastogi P，Jeong J，Geyer CE，et al. Five year update of cardiac dysfunction on NSABP B-31，a randomized trial of sequential doxorubicin/cyclophosphamide (AC) paclitaxel (T) vs. ACT with trastuzumab (H). J Clin Oncol，2007，25 (18 suppl)：LBA513.

[13] Perez EA，Suman VJ，Davidson NE，et al. Cardiac safety analysis of doxorubicin and cyclophosphamide followed by paclitaxel with or without trastuzumab in the North Central Cancer Treatment Group N9831 adjuvant breast cancer trial. J Clin Oncol，2008，26 (8)：1231-1238.

[14] Buzdar AU，Ibrahim NK，Francis D，et al. Significantly higher pathologic complete remission rate after neoadjuvant therapy with trastuzumab, paclitaxel, and epirubicin chemotherapy：results of a randomized trial in human epidermal growth factor receptor 2-positive operable breast cancer. J Clin Oncol，2005，23 (16)：3676-3685.

[15] Buzdar AU，Valero V，Ibrahim NK，et al. Neoadjuvant therapy with paclitaxel followed by 5-fluorouracil，epirubicin，and cyclophosphamide chemotherapy and concurrent trastuzumab in human epidermal growth factor receptor 2-positive operable breast cancer：an update of the initial randomized study population and data of additional patients treated with the same regimen. Clin Cancer Res，2007，13 (1)：228-233.

第七节 曲妥珠单抗可以和蒽环类药物联用吗？

人表皮生长因子受体 2 (HER2) 蛋白在 20%～25% 的乳腺癌患者中呈过度表达状态，其过表达与肿瘤侵袭性强、复发率高和死亡率高密切相关。人源化单克隆抗体曲妥珠单抗 [赫赛汀 (herceptin)] 是第一个针对 HER2 阳性乳腺癌、以癌基因为靶点的治疗药物。早期在《新英格兰医学杂志》(*The New England Journal of Medicine*，NEJM) 上报道的Ⅲ期临床试验，将 469 例 HER2 阳性女性转移性乳腺癌患者随机分为单用化疗组与化疗＋曲妥珠单抗组，结果曲妥珠单抗显著提高了肿瘤缓解率，延长了疾病中位缓解持续时间和整体生存时间，从而明确了曲妥珠单抗对转移性乳腺癌的疗效[1]。随后，北美进行的 NSABP B-31 和 NCCTG N9831 试验，及全球范围内进行的乳腺癌国际研究组 (BCIRG 006) 和 HERA 试验等充分肯定了曲妥珠单抗对 HER2 阳性乳腺癌患者辅助治疗的效果。随着曲妥珠单抗在辅助治疗及转移性乳腺癌中的应用，人们也开始关注其在新辅助治疗中的作用。全世界已有多项小规模临床试验展开，将曲妥珠单抗与不同剂量的各种化疗药物联合用于新辅助治疗。由于在随机试验时发现曲妥珠单抗最主要的不良反应是心脏毒性，因此曲妥珠单抗的安全性与耐受性是临床应用中被关注的焦点。同样，蒽环类化疗药物的应用能显著提高乳腺癌患者的化疗缓解率和总生存率，延长生存时间，改善患者预后，但蒽环类化疗药物对心脏存在毒副作用。因而，曲妥珠单抗是否可以和蒽环类药物联用是临床工作中一直关注的问题。

一、关于曲妥珠单抗和蒽环类药物联用疗效的临床研究

2001 年，Dennis 等[1]在《新英格兰医学杂志》上报道了一个Ⅲ期临床试验，探索曲妥珠单抗应用于 HER2 阳性转移性乳腺癌患者的疗效及安全性。该试验纳入 469 例 HER2 阳性女性转移性乳腺癌患者，随机分为单用化疗组 234 例与化疗＋曲妥珠单抗组 235 例。化疗方案分两类，对于之前没有接受过化疗的患者给予蒽环类化疗药（多柔比星或表柔比星）＋环磷酰胺，对于已使用蒽环类化疗药治疗的患者，给予紫杉醇化疗。结果显示蒽环类化疗药＋环磷酰胺＋曲妥珠单抗组治疗有效率为 55.9%（80/143），蒽环类化疗药＋环磷酰胺组治疗有效率为 42.0%（58/138），紫杉醇＋曲妥珠单抗组治疗有效率为 41.3%（38/92），紫杉醇组治疗有效率为 16.7%（16/96）；中位生存时间蒽环类化疗药＋环磷酰胺＋曲妥珠单抗组为 26.8 个月，蒽环类化疗药＋环磷酰胺组为 21.4 个月，紫杉醇＋曲妥珠单抗组为 22.1 个月，紫杉醇组为 18.4 个月。总体或按化疗方案分组统计分析显示了化疗＋曲妥珠单抗能显著提高患者的肿瘤缓解率，延长了疾病进展时间、中位缓解持续时间和整体生存时间。可以发现，蒽环类化疗药＋环磷酰胺＋曲妥珠单抗组治疗有效率为 55.9%，高于紫杉醇＋曲妥珠单抗组治疗的有效率 41.3%，但文中作者没有统计比较两种化疗方案间的差异，数据仅能提示蒽环类化疗药与曲妥珠单抗联用具有疗效更佳的趋势。

2005 年，Buzdar 等[2]在美国临床肿瘤学会（American Society of Clinical Oncology）上报道了在美国安德森（MD Anderson）癌症中心进行的一项随机临床试验，为了探究曲妥珠单抗应用于新辅助化疗能否提高患者的病理完全缓解（pCR）率。他们将可手术的 HER2 阳性乳腺癌患者随机分成 2 组，对照组予紫杉醇 4 个疗程（225 mg/m²）序贯 FEC（氟尿嘧啶 500 mg/m²，表柔比星 75 mg/m²，环磷酰胺 500 mg/m²），试验组予相同化疗方案的同时加用曲妥珠单抗（4 mg/kg 第一周，以后每周 2 mg/kg）24 周，两组预后因素均衡，完成曲妥珠单抗疗程后手术治疗。原计划纳入 164 例患者，但试验进行到 34 例患者时发现，对照组 pCR 率为 26.3%（5/19），而试验组 pCR 率为 65.2%（15/23），这一结果表明，与单纯新辅助化疗相比，以蒽环类和紫杉烷类化疗药物为基础并联合曲妥珠单抗的新辅助治疗更适合 HER2 阳性乳腺癌患者，继续按原计划试验已无太大意义，并且对于对照组的患者不公平，所以数据监测委员会中止了试验。后续试验继续对已进行试验的患者随访 3 年，结果显示在平均 36.1 个月的随访时间后，单纯化疗（对照组）有 3 例患者复发，其中 1 例因复发而死亡，3 年无病生存率 85.35%；而 P-FEC 化疗＋曲妥珠单抗（试验组）没有患者复发，3 年无病生存率为 100%。虽然样本量很小，但进一步显示联合使用曲妥珠单抗能改善患者预后。

2010 年，德国乳腺工作组在美国临床肿瘤学会上报道其协调进行的 GeparQuattro 试验[3]，目的是探究曲妥珠单抗与同时联用的新辅助化疗方案的疗效。他们纳入 1509 例局部晚期乳腺癌患者，其中 445 例患者为 HER2 阳性乳腺癌患者，给予 EC（表柔比星 90 mg/m²，环磷酰胺 600 mg/m²）4 个疗程，然后序贯 TX（多西他赛 75 mg/m²，卡培他滨 1800 mg/m²）或 T-X 序贯使用（多西他赛 75 mg/m²，卡培他滨 1800 mg/m²）4 个疗程；在新辅助化疗的第一疗程开始同时给予曲妥珠单抗（8 mg/kg 第 1 周，此后 6 mg/kg 每 3 周）[EC-T（X）＋H]。而 HER2 阴性乳腺患者作为对照组，予以相同的化疗方案而没有曲妥珠单抗。他们将完成新辅助疗程后手术治疗的 pCR 率作为主要试验终点，结果发现 HER2 阳性患者 pCR 率为 31.7%，显著高于 HER2 阴性患者的 pCR 率（15.7%），其中对于前面 4 个疗程 EC 化疗没有反应的 HER2 阳性患者出乎意料地获得了 16.6% 的 pCR 率（对照组为 3.3%）。由该试验可总结对于 HER2 阳性的乳腺癌患者，蒽环类＋紫杉醇类为基础的化疗方案加用曲妥珠单抗的新辅助化疗可获得更高的 pCR 率；同时提示 HT（曲妥珠单抗＋多西他赛）对于蒽环类耐药的 HER2 阳性患者具有较好的疗效。文中作者强调对于 HER2 阳性的炎性乳腺癌患者，EC-T（X）＋H 方案能更显著地提高患者的 pCR 率（31.1% *vs.* 5.8%）。

2012 年，德国乳腺工作组报道了 GeparQuattro 系列试验的后续试验"GeparQuinto（GBG 44）"[4]，该试验是拟探索蒽环类和紫杉烷类为基础的新辅助化疗方案同时加用曲妥珠单抗或拉帕替尼对比疗效和安全性的Ⅲ期临床试验。试验纳入 620 例可手术或局部晚期的 HER2 阳性乳腺癌患者，随机分成 2 组，其中 309 例分入 ECH-TH 组，接受 4 个疗程 EC（表柔比星 90 mg/m²，环磷酰胺 600 mg/m²；每 3 周一次），序贯 4 个疗程的 T（多西他赛 100 mg/m²，每 3 周一次），同时在化疗开始时给予患者曲妥珠单抗（8 mg/kg 第 1 周，此后 6 mg/kg 每 3 周）8 个疗程。311 例进入 ECL-TL 组，接受相同的化疗方案，同时在化疗开始时给予患者拉帕替尼（1000～1250 mg，口服每天 1 次）直到手术前。结果显示 ECH-TH 组的 pCR 率为 30.3%（93/307），ECL-TL 组为 22.7%（70/308），OR 为 0.68，差异具有统计学意义。这提示相对拉帕替尼，曲妥珠单抗与蒽环类和紫杉烷类为基础的新辅助化疗联用可获得较高的 pCR 率。

不同于以上试验中将蒽环类药物与曲妥珠单抗同时联用。NOAH 试验[5]（一项在局部晚期乳腺癌患者中进行新辅助曲妥珠单抗联合化疗疗效研究的大型Ⅲ期临床试验）中将曲妥珠单抗序贯于蒽环类药物之后使用，HER2 阳性患者进行曲妥珠单抗联合化疗或单独化疗，对 HER2 阴性患者进行单独化疗。研究结果显示，与单独化疗组比较，曲妥珠单抗序贯联合化疗组可明显改善 HER2 阳性患者的总体化疗反应率（89% *vs.* 77%，$P=0.02$）和 pCR 率（43% *vs.* 23%，$P=0.002$），并使患者死亡率和复发率分别下降了 33% 和 40%。这一结果在炎性乳腺癌的亚组分析中也得到了验证。

2013 年美国外科医师学会肿瘤学组（ACOSOG）在 *Lancet Oncology* 上报道一项Ⅲ期临床试验，简名为 Z1041[6]，该试验是由全美 36 个医疗中心参与的随机双盲临床试验。该试验拟探索研究在蒽环类和紫杉烷类为基础的新辅助化疗期间曲妥珠单抗使用时机对疗效的影响。从 2007 年 9 到 2011 年 12 月，共纳入了 282 例乳腺癌患者，分为序贯使用组 140 例，同时联用组 142 例。序贯使用组治疗方案为：先 FEC 方案（氟尿嘧啶 500 mg/m²，表柔比星 75 mg/m²，环磷酰胺 500 mg/m²；每 21 天 1 疗程）化疗 4 疗程，后序贯使用 P＋H（紫杉醇 80 mg/m²，曲妥珠单抗 2 mg/kg；每周 1 次）12 周。同时联用组治疗方案为：先使用 P＋H（紫杉醇 80 mg/m²，曲妥珠单抗 2 mg/kg；每周 1 次）12 周，后序贯 FEC＋H 方案 ［（氟尿嘧啶 500 mg/m²，表柔比星 75 mg/m²，环磷酰胺 500 mg/m²；每 21 天 1 疗程）＋（曲妥珠单抗 2 mg/kg，每周 1 次）］4 个疗程。新辅助化疗结束后接受相同的手术治疗，以 pCR 率为主要的试验结果，结果显示序贯治疗组的 pCR 率为 56.5%（78 /138），同时联用组 pCR 率为 54.2%（77/142），差异无统计学意义。

二、解读关于曲妥珠单抗和蒽环类药物联用疗效的临床研究

关于曲妥珠单抗和蒽环类药物是否可以联用的问题，我们应首先考虑曲妥珠单抗和蒽环类药物联用是否有意义。当两者联用后具有更好的疗效，能改善患者预后，才是曲妥珠单抗和蒽环类药物联用的前提。

从 Dennis 等的试验可得出对于转移性乳腺癌患者，蒽环类化疗＋曲妥珠单抗能显著提高患者的肿瘤缓解率，延长了疾病进展时间、中位缓解持续时间和整体生存时间。而从 Buzdar、GeparQuattro 试验、GeparQuinto（GBG 44）试验等显示对于局部晚期可手术的乳腺癌患者，曲妥珠单抗与蒽环类为基础的新辅助化疗同时联用可获得较高的 pCR 率。在 NOAH 试验中，曲妥珠单抗序贯于蒽环类药物之后使用的新辅助化疗方案同样获得较高的 pCR 率。我们可以看出，蒽环类药物为基础的新辅助化疗期间曲妥珠单抗序贯使用和同时联用均能使患者较对照组获得较高的 pCR 率，但从以上试验设置的对照组，我们并不知道蒽环类药物为基础的新辅助化疗期间同时联用曲妥珠单抗是否优于序贯使用。ACOSOG Z1041 试验拟探究在蒽环类和紫杉烷类为基础的新辅助化疗期间曲妥珠单抗使用时机对疗效的影响。将患者分为序贯使用组和同时联用组进行对比，结果显示序贯使用组和同时联用组的 pCR 率差异无统计学意义。因而，该研究者认为，相对于蒽环类药物新辅助化疗期间序贯使用曲妥珠单抗，蒽环类药物新辅助化疗期间同时联用曲妥珠单抗的患者并不能增加获益。

三、关于曲妥珠单抗和蒽环类药物联用安全性的临床研究

目前，关于蒽环类药物的心脏毒性可能的机制较多，其中较为广泛接受的是自由基氧化理论。蒽环类药物进入人体心肌细胞后，受到各种氧化还原酶的催化成为超氧阴离子和超氧化自由基，造成心肌细胞内的蛋白质和脂质成分氧化，细胞结构功能发生了改变，心肌线粒体 DNA 损伤。这些过氧化反应、自由基的聚集和超氧化物的形成都可以引起细胞膜的破坏，这些反应最终引起心肌细胞的损伤、坏死及凋亡。在临床使用中蒽环类药物常会导致心律失常、低血压、心肌收缩功能下降等一些严重的心脏疾病，甚至会发生慢性心力衰竭和扩张型心肌病。蒽环类药物对心脏的毒性是通过累积和剂量依赖的

方式引起心肌损害[7]。

曲妥珠单抗导致心脏不良反应的机制尚未完全清楚，可能与该药的药理学机制密切相关。推测可能的机制是曲妥珠单抗与心肌细胞上的 HER2 蛋白发生结合，从而抑制 HER2 信号转导通路激活产生的心肌保护作用。曲妥珠单抗引起的心脏不良反应为 Ⅱ 型心肌损伤，往往没有病理形态学上的改变，电镜下可见异常改变，这与蒽环类药物导致的 Ⅰ 型心肌损伤有很大差别，后者可引起心肌细胞的凋亡和坏死，造成不可逆损伤。曲妥珠单抗治疗相关心脏不良反应的特点是非剂量依赖性，且停药后可逆转恢复。因此，与蒽环类药物不同的是，曲妥珠单抗无心脏不良反应限制性累积剂量，且发生心脏不良反应的患者在心脏功能恢复后，可以继续接受曲妥珠单抗治疗[7]。

2001 年，Dennis 等[1]在《新英格兰医学杂志》上报道的 Ⅲ 期临床试验显示，蒽环类化疗药物与曲妥珠单抗联用的心脏事件发生率为 27%，而单用蒽环类化疗药物心脏事件发生率为 8%。该试验显示心脏毒性是蒽环类化疗药与曲妥珠单抗联用最为明显的不良反应，因此随后 NSABP B-31 和 NCCTG N9831 等曲妥珠单抗辅助治疗的试验采取蒽环类药物序贯曲妥珠单抗的方案。

在德国乳腺工作组的 GeparQuattro 试验[3]中，HER2 阳性组的乳腺患者予以 EC（表柔比星 90 mg/m²，环磷酰胺 600 mg/m²）4 个疗程，后序贯 TX 联用（多西他赛 75 mg/m²，卡培他滨 1800 mg/m²）或 T-X 序贯使用（多西他赛 75 mg/m²，卡培他滨 1800 mg/m²）4 个疗程；在新辅助化疗的第一疗程开始同时给予曲妥珠单抗（8 mg/kg 第 1 周，6 mg/kg 每 3 周）[EC-T（X）＋H]。HER2 阴性组作为对照，予以相同的化疗方案而没有曲妥珠单抗。关于不良反应的对比分析显示，1 例 HER2 阳性患者在第 5 疗程时不明原因死亡，而 HER2 阴性患者中，4 例患者死于败血症，1 例死于疾病进展。HER2 阳性组在同时给予化疗及曲妥珠单抗期间，左心室射血分数（LVEF）≤45% 有 4 例，LVEF 降低大于基线 10% 有 2 例，而 HER2 阴性组没有该不良反应；心力衰竭 HER2 阳性组与 HER2 阴性组各 1 例；统计学分析显示 HER2 阳性组与 HER2 阴性组发生近期心脏毒性事件的风险相当。

在拟探索蒽环类和紫杉烷类为基础的新辅助化疗方案同时加用曲妥珠单抗或拉帕替尼对比疗效和安全性的 Ⅲ 期临床试验 GeparQuinto（GBG 44）中[4]，ECH-TH 组显著增加了水肿风险，ECL-TL 组显著增加了腹泻和皮疹的风险。而心脏毒性方面，心血管异常在 ECH-TH 组发生 33 例（10.9%），而 ECL-TL 组为 23 例（7.5%）；LVEF＜50% 且下降＞10% 的患者在 ECH-TH 组发生 4 例（1.4%），而 ECL-TL 组为 1 例（0.4%）；心力衰竭在 ECH-TH 组发生 33 例（10.9%），而 ECL-TL 组为 23 例（7.5%），两组没有统计学差异。该系列试验结果显示 HER2 阳性的炎性乳腺癌患者 pCR 显著改善（31.1% *vs.* 5.8%），同时给予蒽环类药物化疗及曲妥珠单抗治疗相对安全。故作者提出，对于适当的患者在合理评估和监测的情况下，可考虑给予蒽环类化疗药物为基础的化疗方案与曲妥珠单抗、拉帕替尼等同时联用。

在 ACOSOG Z1041 试验[6]中，对比了蒽环类和紫杉烷类为基础的新辅助化疗期间曲妥珠单抗序贯使用和同时联用。序贯治疗组中，第 12 周时，LVEF 低于正常值有 1 例（0.8%），第 24 周时，LVEF 低于正常值有 9 例（7.1%）；而联用组中，第 12 周时，

LVEF 低于正常值有 4 例（2.9%），第 24 周时，LVEF 低于正常值有 6 例（4.6%）。心脏功能评估小组随访发现，序贯治疗组中有 11 例患者发生射血功能受损（5 例可逆，2 例部分可逆，3 例待定，1 例持续），同时联用组中有 15 例患者发生射血功能受损（7 例可逆，2 例部分可逆，6 例待定）。两组患者的心脏事件均在可接受范围内且无明显差异。

2014 年，徐冰河等对蒽环类化疗药物与曲妥珠单抗同时联用的安全性问题进行了 meta 分析[7]。将以上的 GeparQuattro、ACOSOG Z1041 等试验均纳入分析，整合 1068 例同时联用的患者，对照组 1766 例。结果得出蒽环类化疗药物与曲妥珠单抗同时联用会显著增加患者发生心脏相关不良事件的风险（$RR = 1.97$，95% CI：$1.49 \sim 2.60$；$P < 0.001$）。在新辅助化疗的亚组分析中显示，二者同时联用同样会增加心脏毒性的可能性（$RR = 1.51$，95% CI：$1.10 \sim 2.07$；$P = 0.01$）。

四、解读曲妥珠单抗和蒽环类药物联用的安全性

曲妥珠单抗和蒽环类药物联用的安全性是曲妥珠单抗和蒽环类药物是否可以联用的基础。过高的不良事件发生率或严重的不良事件均影响该治疗方案在临床实践的实施或推广。曲妥珠单抗和蒽环类药物最常见的不良反应是心脏毒性，故曲妥珠单抗和蒽环类药物联用最为重要的安全性问题是心脏毒性问题。因两药物致心脏毒性的机制不同，分别从不同的途径导致心脏功能不同程度的损害，故可推测曲妥珠单抗和蒽环类药物联用对于心脏的损害存在协同、相互促进，甚至叠加的可能。

Dennis 等的临床试验显示，对于 HER2 阳性乳腺癌患者，蒽环类化疗药物与曲妥珠单抗联用的心脏事件发生率为 27%，显著高于对照组（8%）。而 GeparQuattro 试验、GeparQuinto（GBG 44）试验、ACOSOG Z1041 试验、Buzdar 等试验中曲妥珠单抗和蒽环类药物联用患者的心脏事件没有显著增加。对比分析可知，转移性乳腺癌患者因年龄、治疗疗程长、身体耐受性差等可能的因素影响，其在蒽环类化疗药物与曲妥珠单抗联用时心脏毒性更显著。而 GeparQuattro 试验、GeparQuinto（GBG 44）试验、ACOSOG Z1041 试验为新辅助化疗患者，患者相对年轻、身体情况良好，同时这几个试验样本量相对较小，虽然结果显示蒽环类化疗药物与曲妥珠单抗联用时心脏毒性事件数均不同程度地增多，但未达统计学差异。徐冰河等的 meta 分析将以上的试验均纳入分析，结果得出蒽环类化疗药物与曲妥珠单抗同时联用会显著增加患者发生心脏相关不良事件的风险（$RR = 1.97$），在新辅助化疗患者中，二者同时联用同样会增加心脏毒性的可能性（$RR = 1.51$）。目前，尚没有关于蒽环类药物化疗期间曲妥珠单抗使用时机对于患者远期心脏安全性的研究报道。因此，根据目前的研究结果可知，曲妥珠单抗和蒽环类药物联用存在增加患者心脏毒性的风险。

五、小结

曲妥珠单抗对 HER2 阳性乳腺癌患者辅助治疗的效果已被许多大型临床试验证实，

蒽环类化疗药物的应用能显著改善患者预后，但两者均对心脏存在毒副作用。因而，曲妥珠单抗是否可以和蒽环类药物联用一直被人们关注。综上现今可查的临床研究总结如下：

1. 目前尚无证据表明蒽环类药物为基础的化疗期间同时联用曲妥珠单抗疗效优于序贯使用。

2. 关于蒽环类药物化疗同时联用曲妥珠单抗安全性的临床研究结果不一，但均不同程度地增加心脏事件数，故暂不推荐曲妥珠单抗和蒽环类药物联用。

3. 部分作者提出对于适当的患者（年轻患者、炎性乳腺癌患者），在合理评估和监测的情况下，可考虑蒽环类化疗药物为基础的化疗方案与曲妥珠单抗同时联用，这有待相关的临床研究证实。

（卢林捷　吴玉团　孔令泉）

参考文献

[1] Slamon DJ，Leyland-Jones B，Shak S，et al. Use of chemotherapy plus a monoclonal antibody against HER2 for metastatic breast cancer that overexpresses HER2. The New England Journal of Medicine，2001，344（11）：783-792.

[2] Buzdar AU，Ibrahim NK，Francis D，et al. Significantly higher pathologic complete remission rate after neoadjuvant therapy with trastuzumab，paclitaxel，and epirubicin chemotherapy：results of a randomized trial in human epidermal growth factor receptor 2-positive operable breast cancer. Journal of Clinical Oncology，2005，23（16）：3676-3685.

[3] Untch M，Rezai M，Loibl S，et al. Neoadjuvant treatment with trastuzumab in HER2-positive breast cancer：results from the GeparQuattro study. Journal of Clinical Oncology，2010，28（12）：2024-2031.

[4] Untch M，Loibl S，Bischoff J，et al. Lapatinib versus trastuzumab in combination with neoadjuvant anthracycline-taxane-based chemotherapy（GeparQuinto，GBG 44）：a randomised phase 3 trial. The Lancet Oncology，2012，13（2）：135-144.

[5] Gianni L，Eiermann W，Semiglazov V，et al. Neoadjuvant chemotherapy with trastuzumab followed by adjuvant trastuzumab versus neoadjuvant chemotherapy alone，in patients with HER2-positive locally advanced breast cancer（the NOAH trial）：a randomised controlled superiority trial with a parallel HER2-negative cohort. Lancet，2010，375（9712）：377-384.

[6] Buzdar AU，Suman VJ，Meric-Bernstam F，et al. Fluorouracil，epirubicin，and cyclophosphamide（FEC-75）followed by paclitaxel plus trastuzumab versus paclitaxel plus trastuzumab followed by FEC-75 plus trastuzumab as neoadjuvant treatment for patients with HER2-positive breast cancer（Z1041）：a randomised，controlled，phase 3 trial. The Lancet Oncology，2013，14（13）：1317-1325.

[7] Du F，Yuan P，Zhu W，et al. Is it safe to give anthracyclines concurrently with trastuzumab in neoadjuvant or metastatic settings for HER2-positive breast cancer？A meta-analysis of randomized controlled trials. Medical Oncology，2014，31（12）：340.

第三章

手术篇

第一节　前哨淋巴结阳性的乳腺癌可以不行
腋窝淋巴结清扫吗？

自 19 世纪末 Halsted 报道乳腺癌根治术以来，腋窝手术一直是乳腺癌局部治疗不可或缺的一部分。准确的腋窝分期是乳腺癌预后评价和辅助治疗决策的重要依据，前哨淋巴结活检（sentinel lymph node biopsy，SLNB）和腋窝淋巴结清扫（axillary lymph node dissection，ALND）是获得腋窝分期的主要手段。NSABP B-32、ALMANAC、ACOSOGZ 0010 等多项临床试验结果提示在临床腋窝淋巴结阴性的患者中，相对微创的 SLNB 可以准确地预测腋窝淋巴结转移与否，而局部不适、肩关节活动障碍、上肢淋巴水肿等并发症显著减少。因此，在临床腋窝淋巴结阴性的患者中首选 SLNB 进行腋窝分期，SLNB 阴性的患者无需切除剩余的淋巴结已成为临床共识。既往对于 SLNB 阳性患者的标准处理是通过补充 ALND 切除剩余淋巴结，将可能转移的非前哨淋巴结切除以带来更好的肿瘤安全性。近年来，不少研究尝试在相对低危的患者中免除补充 ALND 或以放疗替代 ALND，使 SLND 阳性患者保留腋窝成为可能，以下就相关证据进行讨论。

一、前哨淋巴结微转移：可以免除腋窝淋巴结清扫（ALND）

一般认为，前哨淋巴结（sentinel lymph node，SLN）中转移灶的大小与后续淋巴结转移的可能性呈正相关关系。可以推测微转移或孤立肿瘤细胞（isolated tumor cell，ITC）患者非前哨淋巴结转移的可能性更小。目前有 IBCSG 23-01 和 AATRAM 048 两项随机对照研究对 SLN 微转移患者免除 ALND 的安全性进行了研究。

（一）IBCSG 23-01 研究

IBCSG 23-01 研究是一项三期、随机、多中心（包括 27 个治疗中心）的非劣效性临床研究[1]。纳入标准包括：临床腋窝淋巴结阴性、最大肿瘤直径≤5 cm、1～2 个前哨淋巴结微转移（≤2 mm）或 ITC 且不伴有结外浸润的乳腺癌患者。按 1∶1 的比例随机分为接受 ALND 和仅行 SLNB 两组。本研究的主要终点为无病生存（DFS）率。非劣效性的 HR 界值定义为＜1.25（SLND/ALND）。

结果显示：从 2001 年 4 月 1 日到 2010 年 2 月 28 日，共有 931 例患者纳入研究，其中 ALND 组 464 例，SLNB 组 467 例。绝大部分患者肿瘤＜3 cm（92％，856/931），91％的患者接受保乳手术，96％的患者接受了系统治疗。ALND 组，非前哨淋巴结阳性率为 13％。中位随访 5 年，SLNB 组与 ALND 组的 5 年 DFS 无显著差异，分别为 87.8％和 84.4％，HR 为 0.78（95％ CI：0.55～1.11；非劣效性 P 值＝0.0042），按照试验设计免除 ALND 不劣于标准的腋窝清扫。值得一提的是，ALND 组与 SLNB 组 5 年腋窝复发率分别为 0.2％和 1.1％。

该试验提示：在 1～2 枚前哨淋巴结微转移的早期乳腺癌患者中，两组患者 5 年 DFS 相当，免除腋窝淋巴结清扫没有对生存产生不利影响，但可避免腋窝清扫手术所带来的并发症。

（二）AATRM 048 研究

AATRM 048 研究也是一项多中心、前瞻性、随机临床研究[2]。纳入标准为：肿瘤直径≤3.5 cm、临床分期 cN_0M_0、前哨淋巴结微转移的乳腺癌患者。随机分为 ALND 组和 SLNB 组，所有患者均接受手术治疗（保乳或全切）及术后辅助治疗（化疗和/或内分泌治疗），保乳患者行全乳放疗。

结果显示：最终纳入分析的患者 ALND 组 108 例，SLNB 组 119 例。ALND 组非前哨淋巴结阳性率 13％（14/108），其中 13 例患者仅 1 枚淋巴结阳性，且其中 6 例为微转移。中位随访 62 个月仅有 4 例患者复发，其中 ALND 组 1 例（1％），SLNB 组 3 例（2.5％），两组 5 年的 DFS 无差别（log-rank test；P＝0.330）。两组均无肿瘤相关死亡病例，仅在 ALND 组有一个非肿瘤意外死亡。局部复发在 SLNB 组为 1.7％（2/119），ALND 组为 1％（1/108）。

该试验提示：在仅有前哨淋巴结微转移的早期乳腺癌患者，5 年 DFS 为 98.2％，选择性的 SLN 切除对于疾病的局部控制和远处转移是足够的，对生存没有产生不利影响。

二、前哨淋巴结（SLN）1～2 枚宏转移：可以有条件地免除 ALND

ACOSOG Z0011 是一项三期、随机、多中心的非劣效性研究[3-4]，是针对前哨淋巴结转移的乳腺癌患者，比较进行或不进行 ALND 的一项随机对照研究。纳入标准为：分期 $cT_{1\sim2}N_0$、前哨淋巴结 1～2 枚阳性、未接受新辅助化疗、计划接受保乳术加全乳放疗的早期乳腺癌患者。随机分为 ALND 组和单独 SLNB 组。主要研究终点为总生存率（OS，事件包括任何原因引起的死亡），短期的研究终点为腋窝手术并发症，次要研究终点为无病生存率（DFS，事件包括死亡和任何部位的肿瘤复发）。

结果显示：自 1999 年 5 月至 2004 年 12 月，共入组 891 名患者，中位年龄 55 岁，T_1 期肿瘤占 70％，激素受体（ER/PR）阳性约占 80％。中位随访 6.3 年，SLNB 组的局部控制和生存情况不劣于 ALND 组，两组 5 年的总生存（OS）率分别为 92.5％和

91.8%（$P=0.25$），5 年的 DFS 率分别为 83.9% 和 82.8%（$P=0.14$），两组的乳腺癌局部复发率分别是 1.6% 和 3.1%（$P=0.11$），区域（腋窝、锁骨下）复发率分别是 0.9% 和 0.5%，总的局部区域复发率分别是 2.8% 和 4.1%。腋窝手术并发症（包括感觉异常、肩膀疼痛、淋巴水肿、无力等）发生率在 ALND 组明显升高，两组有统计学意义（$P<0.001$）。2016 年报告其 10 年随访数据与 5 年报告结果类似。值得一提的是，两组均有近 40% 的患者淋巴结转移为微转移。

该试验提示：对于接受保乳手术和全乳放疗的 SLN 1～2 枚阳性（含微转移）的患者，单独行 SLNB 的生存率不劣于 ALND 组。目前绝大多数指南推荐对于符合 Z0011 研究入组标准的患者免除 ALND。

三、腋窝放疗可成为前哨淋巴结阳性乳腺癌的治疗选择

AMAROS 是一项随机、多中心（34 个中心）、三期非劣效性的临床试验[5-8]。该试验的纳入标准为：临床腋窝淋巴结阴性的 $T_{1\sim2}$ 乳腺癌、1 个及 1 个以上 SLN 阳性（95% 的患者为 1～2 个阳性）、接受保乳治疗或乳房切除术。随机分为两组，一组接受 ALND，另一组接受腋窝放疗。主要研究终点为 5 年腋窝复发率，ALND 组预期复发率为 2%，腋窝放疗组（AxRT）预设非劣效界值为 ≤4%。

结果显示：自 2001 年 2 月 19 日至 2010 年 4 月 29 日，共筛选 4806 名患者，ALND 组 2402 例，AxRT 组 2404 例。其中前哨淋巴结阳性患者为 1425 例（29.65%），744 例接受 ALND，681 例接受 AxRT。中位随访时间为 6.1 年，结果发现，ALND 组有 4 例发生腋窝复发，5 年腋窝复发率为 0.43%（95% CI，0～0.92%）；AxRT 组 7 例腋窝复发，5 年腋窝复发率为 1.19%（95% CI，0.31%～2.08%），因事件数太少而统计效力不足。ALND 组的 5 年 DFS 为 86.9%（95% CI，84.1%～89.3%），AxRT 组为 82.7%（95% CI，79.3%～85.5%），两组无统计学差异（$HR=1.18$，95% CI：0.93～1.51）。两组的 5 年 OS 分别为 93.3%（95% CI，91%～95%）和 92.5%（95% CI，90%～94.4%），同样无统计学差异（$HR=1.17$，95% CI：0.85～1.62）。淋巴水肿在 ALND 组更常见且两组具有显著差异：1 年淋巴结水肿率为 28% *vs.* 15%（$P<0.0001$），3 年为 23% *vs.* 14%（$P=0.003$），5 年为 23% *vs.* 11%（$P<0.0001$）。

该试验提示：对于 $T_{1\sim2}$ 临床腋窝淋巴结阴性而前哨淋巴结阳性的乳腺癌患者，腋窝淋巴结清扫和腋窝放疗同样可达到较好的腋窝控制，且放疗可明显减少手术并发症。

四、讨论

（一）潜在腋窝病灶是否可以通过系统治疗得到有效控制？

无论是 SLN 微转移，还是 1～2 枚宏转移，上述非劣效性临床研究结果都显示在仅 SLN 阳性的部分早期乳腺癌患者中，仅行 SLN 而不行腋窝淋巴结清扫，在局部区域复

发、DFS 及 OS 等方面与 ALND 组无明显差别，不行 ALND 没有对生存产生不利影响，而且可避免腋窝淋巴结清扫手术所带来的并发症。其理论依据可能来自两个方面：①潜在的腋窝病灶可能可以通过后续系统辅助治疗（化疗、内分泌治疗、靶向治疗、放疗）得到有效控制；②即使存在非前哨淋巴结阳性，通过系统治疗，腋窝局部复发率仍是非常低的。我们看到，IBCSG 23-01 研究中保乳手术者占 91%，大于 99% 的患者接受了放疗和系统治疗；AATRM 048 研究中所有患者均接受术后辅助治疗（化疗和/或内分泌治疗），保乳患者行全乳放疗；Z0011 研究中 95% 以上的患者接受了辅助系统治疗和全乳放疗。系统治疗可以杀死机体内潜在的肿瘤细胞，对于低肿瘤负荷的腋窝转移有效，一般保乳术后的放疗通常也对腋窝局部控制起到积极作用，还有研究认为完整的淋巴结可以通过免疫监视机制消除低容量的病灶。

随着乳腺癌早期诊断的进展，腋窝淋巴结转移程度及其数目也是逐渐降低的，在临床腋窝淋巴结阴性行 SLNB 的患者中，受累淋巴结仅占前哨淋巴结的 40%～60%。既往有研究推测腋窝有残留的患者应该有更高的区域复发率，可从补充 ALND 中获益，但在 Z0011 中研究的 ALND 组中，在组织病理检测时发现有 27% 的非前哨淋巴结转移，可以推测在 SLNB 组也存在非前哨淋巴结转移灶的残留，且并未手术切除，但是两组的局部区域复发并没有明显的差异。这一结果提示并不是所有的非前哨淋巴结转移会发展为最终的临床可检测疾病，并对局部区域复发和生存产生影响。在 Z0011 研究中，ALND 切除额外淋巴结，并未导致更低的局部区域复发（中位随访 6.3 年和 9.3 年）。ALND 后的区域复发据报道仅为 1%～2%，如果 SLNB 能取得与 ALND 同样有效的局部区域控制，而对生存没有不利影响，是一个更好的选择。在 2016 年 ASCO 会议上发布了 Z0011 研究 10 年的随访结果：区域复发率 ALND 组仅为 0.5%，SLNB 组为 1.5%（$P=0.28$），两组在 DFS 和 OS 均无明显差异（$P=0.44$；$P=0.72$）。而 SLNB 后的腋窝复发通常是一个早期事件，在 NSABP B-04 研究中报道腋窝复发的中位时间为 14.8 个月，这些复发更多见于未行系统治疗的患者，仅有 7/68 的腋窝复发发生在 5 年之后。Greco 报道一项包括 401 例行保乳加放疗而未行 ALND 的研究，腋窝中位复发时间为 30.6 个月；Z0010 研究的中位腋窝复发为 19.1 个月；在 Z0011 研究中为 48 个月，因为本研究中几乎所有的患者都接受了系统治疗，因此可以推测系统治疗的改进导致了局部区域复发的降低。在关于行前哨淋巴结活检的 NSABP B-32 研究中，对照组的假阴性率高达 9.8%，但随访 8 年 SLNB 组仅有 0.5% 的患者出现腋窝复发，显著低于假阴性率。IBCSG 23-01 研究发现在 ALND 组有 13% 的非前哨淋巴结阳性（显示微转移），在 SLNB 组仅有 1% 的腋窝复发；Z0011 研究发现在 ALND 组有 27% 的非前哨淋巴结阳性，仅行 SLNB 的腋窝复发仅为 1.5%。由此可见，手术切除范围决定治愈程度的观点正在受到冲击，对于部分 SLN 阳性的早期乳腺癌患者，补充腋窝清扫治疗可能是过度的，即使长期随访，部分 SLN 阳性而不清扫腋窝淋巴结的患者仍有非常好的生存结果。

（二）如何看待上述几个研究的统计学效力问题？

无论是关于 SLN 微转移的 IBCSG 23-01、AATRM 048 研究，还是关于 SLN 宏转移的 ACOSOG Z0011 研究，都未达到预先估计的样本量，均因为事件数少、预期完成时间太长而提前关闭，可能存在统计学效力不足的问题。此外 3 个研究均入组的是相对较小、肿瘤负荷较低的肿瘤患者，如 Z0011 研究入组多为绝经后患者，HR$^+$ 的患者比例高（两组均仅有 16％的 ER$^-$），HER2 阳性的患者比例低，且在试验初期采用第 5 版美国癌症联合会 TNM 分期标准（AJCC-5），当时并没有详细的 ITC 和微转移的定义，因此 Z0011 研究中包括了约 40％ SLN 微转移或 ITC 的患者。但不可否认的是，从长期随访结果来看，上述多个研究（包括 Z0011 研究在内）都得到了相似的结论，即对照组尽管通过补充腋窝淋巴结清扫仍存在 10％～30％的淋巴结转移，而免除 ALND 组的腋窝复发和生存相关事件均极少。EBCTCG 系统综述认为，每减少 6 名局部区域复发方可减少 1 名患者的死亡，我们可以推测，低于 6％的局部和区域复发很难对总体生存产生不利影响。

（三）SLN 阳性不行 ALND 是否影响系统辅助治疗决策？

系统辅助治疗包括内分泌治疗、化疗、分子靶向治疗，目的在于降低复发风险，进而降低乳腺癌相关死亡。内分泌治疗和靶向治疗方案的制订依据激素受体和 HER2 状态，而化疗方案的选择则基于潜在的预测因子（如肿瘤组织学分级、增殖性和生物学特性等）、复发和死亡的风险评估。一直以来，在这些风险的评估因素中，腋窝淋巴结转移一直被认为是一个非常重要的预后因素。Z0011 研究中 5 年局部复发率在 SLNB 组为 2.5％，在 ALND 组为 3.6％，并没有从额外的 ALND 中改善局部控制、OS 和 DFS，唯一额外的信息是获得更精确的淋巴结转移数目（包括非前哨淋巴结），而这一预后信息一般不会改变系统治疗决策，却是以更高的腋窝并发症为代价的。

对于不行 ALND 情况下肿瘤学家面临的主要问题是，在没有淋巴结阳性绝对数目的情况下，尤其是当患者需要化疗时，怎么做出临床治疗决策？ACOSOG Z0011 和 IBCSG 23-01 试验的结果给出肯定的答案，因为结果表明在 SLN 阳性患者随机接受 ALND 和不行 ALND 的患者中，接受化疗的比例并无差异。

对此一个可能的解释是，少数受累前哨淋巴结并不能提供足够的证据来确定是否化疗，也许更重要的是肿瘤的生物学特性是预测临床预后的主要因素。因此，指导辅助化疗决策上，临床医师可能需更多地考虑肿瘤生物学特性，例如，侵袭性强、对化疗敏感的三阴性乳腺癌和 HER2 阳性乳腺癌往往都需要化疗。而在很多病例中，一个 SLN 阳性就足以考虑进行化疗。此外对于这些亚型的患者，即使淋巴结阴性也常常被推荐化疗。而占乳腺癌大多数（70％）的 Luminal 型乳腺癌的处理则相对复杂和不同，这些患者对毒性较小的辅助内分泌治疗较为敏感。Luminal 亚型包括了一系列肿瘤，如对内分泌治疗高度敏感的 Luminal A 型、内分泌治疗获益较少且侵袭性更强的 Luminal B 型。在临床上，内分泌治疗的敏感性评估主要通过 ER、PR、Ki-67 的阳性染色率评估。目前出现的可用于预后预测的基因检测方法是有效的，可通过这些手段进一步明确 Luminal 类型的患者是否具有低复发和转移风险，仅行内分泌治疗是否已足够。然而，在大多数情况下，淋巴结阳性的绝对数目仍有独立的预后价值。很多正在进行的临床研究评估在低危、中危患者中辅助化疗的价值，如 OncotypeDX（第一个被 FDA 批准用于临床的基因检测工具），即使这些研究可以证实在临床治疗决策上肿瘤生物学特性胜过临床分期，对于 4 个或 4 个以上淋巴结转移的患者，指南仍高度推荐化疗和更强的内分泌治疗（如卵巢功能抑制＋TAM 或卵巢功能抑制＋AI）。腋窝淋巴结阳性的数目仍是一个重要的指标，尤其是对于那些从化疗中获益或需要更强的内分泌治疗且预后较差的患者，这一信息仍是相当重要的。

对于乳腺癌淋巴结转移的患者，腋窝的手术治疗和放射治疗均已成功运用。

AMAROS 研究显示，对于 SLN 阳性的 $T_{1\sim2}$ 肿瘤，腋窝淋巴结临床阴性的乳腺癌，腋窝放疗和 ALND 能够达到同样的腋窝控制率，随访 5 年，腋窝放疗组相关的患侧淋巴水肿等并发症更少，这一研究表明腋窝放疗可以有效替代腋窝手术清扫。但是 AMAROS 研究中接受放疗的范围较大，包括腋窝第Ⅲ站及部分锁骨上淋巴结区域。ACOSOG Z0011 研究更进一步评估了前哨淋巴结阳性患者中腋窝淋巴结清扫术的临床意义。这一研究中极低的腋窝进展率可能是受益于系统治疗和高切线野放疗。有趣的是，在 Z0011 研究中一个亚组分析显示，50％的患者使用高位切线野，包括腋窝Ⅰ、Ⅱ站淋巴结区域放疗，18.9％的患者除了接受全乳切线野照射外，还接受了区域淋巴结照射。而 Z0011 试验则显示，尽管在保腋窝组中有 30％的患者有残余的淋巴结转移，保腋窝和不进行腋窝放疗均没有不利影响。

Z0011 和 AMAROS 研究表明，SLN 阳性而行保乳手术并接受全乳放疗可以用腋窝放疗替代腋窝手术清扫或免除腋窝淋巴结清扫。

五、小结

在过去的一个世纪，乳腺癌腋窝淋巴结的治疗不断发生着变化，基于最小侵袭性治疗的目的，对于临床腋窝淋巴结阴性的乳腺癌，SLNB 已成为标准治疗。目前，更进一步的研究是对于 SLN 阳性而不行 ALND 的可行性探索，这对 SLNB 本身的实用性也提出了更高的挑战。与此同时，乳腺癌多学科治疗和个体化治疗在肿瘤生物学特性的基础上运用了更多的工具。尽管很多的临床试验不断涌现，也不断改变着指南和临床实践，但是在推广和应用这些研究结果时应考虑到其局限性，即使是完全符合条件，也需要多学科会诊来谨慎地制订外科治疗方案。

虽然 Z0011 研究结果更改了 NCCN 指南，国外很多大型癌症中心也根据此结果对治疗方案做出了相应的调整，但我们看到，在《中国抗癌协会乳腺癌诊治指南与规范（2015 版）》中，SLN 阳性的患者 ALND 仍是标准治疗，仅不足半数专家同意将 Z0011 和 AMAROS 研究结果用于中国临床实践。乳腺外科医师对于这类患者应审慎分析：对于高复发风险的、年轻的、浸润性小叶癌患者，即使符合 Z0011 试验，保留腋窝也应当慎重；对于腋窝临床阴性、$T_{1\sim2}$、SLN 1～2 枚阳性、接受保乳手术和术后辅助全乳照射的患者，可以有选择地进行保腋窝治疗；而对于行乳房全切的患者、不接受放疗的乳房切除患者，以及部分乳房照射的保乳患者和未行辅助系统治疗的患者，前哨淋巴结阳性是否清扫腋窝淋巴结仍需要大样本前瞻性临床研究来解决这一问题。在制订临床治疗策略时，要充分考虑腋窝残留风险，寻求肿瘤控制和手术不良反应之间的平衡，并进行多学科会诊评估，以确保在有效和安全的前提下实现患者的个体化精准治疗。

（孙亚冬）

参考文献

[1] Galimberti V，Cole BF，Zurrida S，et al. Axillary dissection versus no axillary dissection in patients with sentinel-node micrometastases (IBCSG 23-01)：a phase 3 randomised controlled trial. Lancet Oncol，2013，14（4）：297-305.

[2] Sola M，Alberro JA，Fraile M，et al. Complete axillary lymph node dissection versus clinical follow-up in breast cancer patients with sentinel node micrometastasis：final results from the multicenter clinical trial AATRM 048/13/2000. Ann Surg Oncol，2013，20（1）：120-127.

[3] Giuliano AE，Hunt KK，Ballman KV，et al. Axillary dissection vs no axillary dissection in women with invasive breast cancer and sentinel node metastasis：a randomized clinical trial. JAMA，2011，305（6）：569-575.

[4] Giuliano AE，Ballman K，McCall L，et al. Locoregional recurrence after sentinel lymph node dissection with or without axillary dissection in patients with sentinel lymph node metastases：long-term follow-up from the American College of Surgeons Oncology Group（Alliance）ACOSOG Z0011 randomized trial. Ann Surg，2016，264（3）：413-420.

[5] Wernicke AG，Goodman RL，Turner BC，et al. A 10-year follow-up of treatment outcomes in patients with early stage breast cancer and clinically negative axillary nodes treated with tangential breast irradiation following sentinel lymph node dissection or axillary clearance. Breast Cancer Res Treat，2011，125（3）：893-902.

[6] Straver ME，Meijnen P，van Tienhoven G，et al. Sentinel node identification rate and nodal involvement in the EORTC 10981-22023 AMAROS trial. Ann Surg Oncol，2010，17（7）：1854-1861.

[7] Straver ME，Meijnen P，van Tienhoven G，et al. Role of axillary clearance after a tumor-positive sentinel node in the administration of adjuvant therapy in early breast cancer. J Clin Oncol，2010，28（5）：731-737.

[8] Donker M，van Tienhoven G，Straver ME，et al. Radiotherapy or surgery of the axilla after a positive sentinel node in breast cancer（EORTC 10981-22023 AMAROS）：a randomised，multicentre，open-label，phase 3 non-inferiority trial. Lancet Oncol，2014，15（12）：1303-1310.

第二节 新辅助治疗后前哨淋巴结活检
——优化细节，谨慎选择

可手术乳腺癌的腋窝外科处理在过去 30 年经历了重大进展。前哨淋巴结活检（SLNB）是继保乳术后外科领域的第二次革命，成为腋窝微创分期技术，使更多患者避免了传统腋窝淋巴结清扫带来的并发症，显著改善患者的生活质量[1]。美国国立综合癌症网络（NCCN）/美国临床肿瘤学会（ASCO）/欧洲肿瘤内科学会（ESMO）指南及中国版指南均已明确提出，对于临床腋窝淋巴结阴性（cN_0）的患者，SLNB为标准术式，作为临床Ⅰ类证据推荐。

新辅助治疗（neoadjuvant therapy，NAT）从对于不可手术局部晚期乳腺癌的无奈之举，逐渐应用至可手术局部晚期乳腺癌及早期乳腺癌，以达到完成根治性手术或降期保乳等理想局部治疗的目的。随着新辅助治疗适应证的逐步扩大，以及治疗方式的多样化，包括新辅助化疗、化疗联合靶向治疗以及新辅助内分泌治疗等综合治疗方式，其应用地位日益提升。在目前的临床实践中，对于初始不适合保乳却有保乳意愿的患者，通过NAT使原发灶降期后可实施保乳手术。而无论NAT反应如何，腋窝淋巴结清扫（ALND）仍然是新辅助治疗前腋窝淋巴结阳性患者的标准治疗。文献报道，NAT后约40%患者能达到腋窝pCR[2]，对化疗和靶向治疗敏感的三阴性和HER2阳性乳腺癌有更高的腋窝降期比例，最高可达74%[3]。我们有理由期待这部分患者在达到良好缓解状态后，能有保留腋窝功能的机会。

由于新辅助化疗（neoadjuvant chemotherapy，NAC）可能导致淋巴管阻塞或纤维化，改变淋巴引流路径，从而影响SLNB的准确性，目前对新辅助化疗后前哨淋巴结活检的可行性仍存在争议。其一是新辅助化疗前cN_0患者SLNB的时机问题。2016年发表的一项纳入16个研究1456例患者的meta分析显示，初始cN_0患者新辅助化疗后前哨淋巴结的检出率（isolating rate，IR）达96%，假阴性率（false negative rate，FNR）为6%，阴性预测值（negative predictive value，NPV）为98%，准确率达99%，与没有进行NAT的早期乳腺癌患者前哨淋巴结活检的FNR相似（5.1%～9%）。因此，这部分患者在新辅助后行SLNB是可行的，亦有避免二次手术的优势[4]。争议焦点集中在新辅助化疗前腋窝淋巴结阳性（cN^+），治疗后达到腋窝pCR的患者，SLNB是否可行。

一、前瞻性临床研究证据及分析

（一）SENTINA研究

SENTINA研究纳入了103个德国和奥地利机构的前瞻性、多中心队列研究，旨在评估行新辅助化疗的患者接受前哨淋巴结活检的最佳时机。在1737名受试者中，1022名初始cN_0患者在NAC前接受SLNB（A组和B组），检出率（IR）达99.1%。前哨淋巴结（SLN）阳性的B组患者在NAC后接受二次SLNB，IR为60.8%，假阴性率（FNR）为51.6%。初始cN^+通过NAC降期为ycN_0的患者（C组），在NAC后进行SLNB，IR为80.1%，FNR为14.2%。对C组进行多因素分析显示，SLN的检出数量对FNR影响显著。只检出1枚SLN，FNR为24.3%，检出2枚SLN的FNR为18.5%，检出3枚及以上SLN的FNR低于10%。另外，相比于单一核素法，染料及核素联合示踪使FNR从16%降低至8.6%[5]。

（二）Z1071 研究

Z1071 研究是一项入组 136 个研究中心、756 例 $T_{0\sim4}N_{1\sim2}M_0$ 患者的前瞻性、多中心临床试验，旨在探索初始腋窝淋巴结阳性患者经新辅助治疗降期后行 SLNB 的假阴性率。所有患者均经穿刺病理证实为 cN_1/cN_2 后行 NAC，后续接受 SLNB 及 ALND，最终有 41％患者获得腋窝 pCR。在 663 个 cN_1 病例中，SLN 检出率达 92.9％，38 个 cN_2 病例中 SLN 检出率达 89.5％。cN_1 患者中，当 SLN 检出数超过 2 枚，FNR 为 12.6％，高于 10％的预期阈值；当检出数≥3 枚，FNR 降至 9.1％。研究还发现，SLN 的检出率及假阴性率与示踪方法相关：染料单标法 IR 为 78.6％，核素单标法 IR 为 91.4％，染料联合核素双标法 IR 为 93.8％。与单标法相比，双标法可使 FNR 从 20.3％降至 10.8％[6,7]。在 203 例新辅助治疗前经穿刺证实的阳性淋巴结中放置标记夹（clip），并在 SLNB 中一并清除 clip 标记淋巴结，可使 FNR 降至 6.8％。而在没有放置 clip 或术中未找到 clip 的病例中，FNR 分别为 13.4％及 14.3％[8]。应用超声评估 611 名患者 NAC 后淋巴结状态，在检出 2 枚 SLN 的初始 cN_1 患者中，仅在超声显示淋巴结阴性病例中行 SLNB，可将 FNR 从 12.6％降至 9.8％[9]。

（三）SN FNAC 研究

SN FNAC 研究是一项评估初始 cN^+ 患者新辅助化疗后行 SLNB 准确性的前瞻性、多中心Ⅱ期临床试验。入组了 153 名 $T_{0\sim3}N_{1\sim2}M_0$ 患者，所有 SLN 进行免疫组化检测，并将任何大小的转移，包括孤立肿瘤细胞（ypN_0［i＋］）定义为 SLN 阳性。结果显示，SLN 的检出率为 87.6％，FNR 为 8.4％。若将 ypN_0［i＋］定义为 SLN 阴性，FNR 增高至 13.3％。仅检出 1 枚 SLN，FNR 为 18.2％，当检出数≥2 枚，FNR 降至 4.9％。单标法 FNR 为 16.0％，双标法 FNR 为 5.2％[10]。

（四）对上述研究的分析总结

总结以上三个临床试验可以发现：①随着前哨淋巴结检出数量的增多，假阴性率相应下降，尤其在检出 3 枚及以上时，FNR 均达到 10％以下。②采用染料和核素双示踪可提高准确率。③新辅助后应用免疫组化检测并严格定义阳性前哨淋巴结，可降低 FNR。④在新辅助前病理证实转移的淋巴结中放置标记夹，术前采用超声等辅助检查协助评估淋巴结状态，可降低 FNR。但临床实践中也存在实际问题，比如无法预测术中 SLN 的检出数量、核素应用受限等。Z1071 研究中仍有 17％病例的 clip 在术中未被找到，FNR 达 14.3％。早在 2010 年荷兰团队即开展了放射性碘粒子标记腋窝淋巴结（marking axillary lymph nodes with radioactive iodine seeds，MARI）技术，采用放射性碘粒子在 NAC 前标记转移淋巴结，NAC 后切除标记淋巴结并行 ALND。MARI 技术淋巴结的检出率为 97％，假阴性率为 7％，准确率为 90％，特异性高达 100％[11,12]。2016 年《临床肿瘤学杂志》（JCO）报道了 MD Anderson 癌症中心的研究，在病理证实阳性的淋巴结中放置 clip，NAC 后术前 1～5 天将 ^{125}I 粒子在超声引导下植入含有 clip 的淋巴结，进行靶向腋窝淋巴结清扫（targeted axillary dissection，TAD）。靶向淋巴结包括核素、染料标记的和可触及的 SLN，以及含有 clip 的淋巴结。最终 191 例纳入分析，与单纯 SLNB 相比，TAD 技术使 FNR 从 10.1%降至 1.4%[13]，提示优化技术能进一步提高新辅助后 SLNB 的准确性。

这三项前瞻性研究的不足之处在于，并没有根据现有病理分子分型对入组患者进行进一步分析，以找到新辅助治疗后开展 SLNB 的适宜人群。Z1071 研究虽对转移淋巴结进行标记，但并没有对淋巴结总体情况进行分析，无法说明转移淋巴结的缓解能否代表整个腋窝淋巴结的反应。

二、系统回顾与 meta 分析结果探讨

几项 meta 分析对初始腋窝淋巴结阳性新辅助治疗后转阴的患者，SLNB 是否可以替代 ALND 进行了探讨。新辅助治疗后前哨淋巴结的总体检出率为 89%～92.3%，假阴性率为 14%～15.1%，不同研究的淋巴结 pCR 率为 21.5%～83.9%。对可能提高新辅助后 SLNB 准确性的方法进行汇总分析提示：①应用辅助检查协助评估术前腋窝状况仍在探索中，连续监测新辅助治疗反应对于判断肿瘤缓解情况更重要。虽然 Z1071 研究显示术前联合腋窝超声（axillary ultrasound，AUS）评估淋巴结状态可降低 FNR，但目前影像学手段预测腋窝缓解的准确率仍较低（60%～72%）。AUS 对新辅助后腋窝评估的敏感度、特异度分别为 32%～69.8% 和 56%～94%，对阳性淋巴结的判断优于对腋窝 pCR 的预测。氟脱氧葡萄糖-正电子发射计算机断层显像（FDG-PET）通过代谢情况看肿瘤反应，特异性高（85%～100%），敏感性低（20%～94%）；磁共振成像（MRI）报道较少，评估新辅助后淋巴结的敏感性（61%）和特异度（58.6%）都不高，二者均不适合临床应用。超小超顺磁性氧化铁（ultrasmall superparamagnetic iron oxide，USPIO）、gadofoseveset-enhanced MRI、多排螺旋 CT（MDCT）有一定应用前景，但目前只有小样本新辅助治疗前人群的数据[14]。②优选人群仍不明了。新辅助治疗后腋窝达 pCR 患者的 10 年 OS 及 RFS（84% 和 79%）显著优于腋窝未达 PCR 者（57% 和 50%），原发灶及腋窝均达 pCR 患者的生存期更长。高度敏感的 HER2 过表达及三阴性患者或许是 NAT 后前哨淋巴结活检的优选人群，但仍需进一步证实。另外，文献报道初始 Ⅱ 期患者较 Ⅲ 期患者更容易获得 pCR；与初始 cN_2/N_3 相比，cN_1 患者有更高获得腋窝 pCR 的趋势，cN_3 患者新辅助后的 FNR 更高[15]。③优化操作技术可能提高准确性。如检出 3 枚或更多前哨淋巴结、采用染料核素双示踪法、应用免疫组化检测并严格定义阳性前哨淋巴结、标记初始转移淋巴结等方法可降低假阴性率[16]。

三、回顾性分析探讨

韩国研究入组了 386 名初始腋窝淋巴结阳性患者，其中 266 例（68.9%）无论 NAC

疗效如何均行 ALND，120 例（31.1%）在 NAC 后经 AUS 或 MRI 证实淋巴结阴性并行 SLNB。研究分 5 组进行比较：1 组，SLN^- 并仅行 SLNB；2 组，SLN^- 并行 ALND；3 组，未检出 SLN 或 SLN^+，行 ALND；4 组，经病理证实为 ypN_0，行 ALND；5 组，经病理证实为 ypN^+，行 ALND。结果显示，SLN 检出率 95.8%，假阴性率 10%。中位随访 19.5 个月，1、2、4 组的腋窝复发率分别为 3.3%、5.0%、1.3%，三组无显著差异。1、2、4 组的 OS 无统计学差异，均优于 5 组。总之，对于前哨淋巴结阴性患者，进一步行 ALND 并没有带来生存获益[17]。

米兰单中心回顾性研究入组了 396 例 $cT_{1\sim4}N_{0/1/2}$ 患者，对 NAT 后维持或降期为 cN_0 者进行 SLNB，如 SLN 阳性则行 ALND，主要研究终点为无远处转移生存（distant disease free survival，DDFS）、DFS 及 OS。初始腋窝淋巴结阳性与阴性患者 5 年的 OS [93.3%（cN_0）vs. 86.3%（$cN_{1/2}$），$P=0.12$]、DDFS [85.9%（cN_0）vs. 80.2%（$cN_{1/2}$），$P=0.31$]、DFS [80.6%（cN_0）vs. 75.8%（$cN_{1/2}$），$P=0.65$] 均无明显差异。70 例降期至 cN_0 的患者中，仅在 SLN 阳性而行 ALND 组中发生一例腋窝复发。研究发现，初始 cN_0 以及化疗后原发灶及腋窝均达 pCR 的初始 $cN_{1/2}$ 患者，SLN 阴性的 DDFS 显著优于阳性患者。相反，仍有乳腺残余病灶的初始 $cN_{1/2}$ 患者，SLN 状态与预后无关[18]。

既往新辅助治疗后 SLNB 的研究终点通常为 IR 及 FNR，而这两项回顾性分析将反映局部复发及生存的指标作为研究终点，似乎更科学。分析表明，对于接受了足量新辅助治疗的患者，ALND 的作用有限。米兰研究提示，原发灶及淋巴结均达 pCR 的化疗敏感患者，SLN 可反映预后状况。NSABP-B04 研究证实不同局部治疗方式不影响早期乳腺癌患者的生存，Z0011 研究 10 年随访也表明 1～2 枚 SLN 宏转移的保乳患者，行 ALND 没有进一步生存获益，提示区域淋巴结放疗可能有利于降低局部复发。两项正在进行的 NSABP B-51/RTOG1304 及 Alliance A11202 试验分别对新辅助治疗后腋窝淋巴结阴性及阳性患者的最佳局部治疗方式进行探索，期待其揭示后续放疗的作用。

四、临床指南

2014 版 ASCO 指南提出，前哨淋巴结活检可在新辅助治疗前或后进行，但新辅助治疗后的假阴性率更高，准确率更低[19]。2016 版 NCCN 指南指出，初始腋窝淋巴结阳性患者需在新辅助后重新评估，若为临床阳性，则进行 ALND，若为临床阴性，可进行 SLNB 或 ALND，作为 2B 类证据推荐[20]。2015 版《中国抗癌协会乳腺癌诊治指南与规范》中，大多数中国专家仍不建议对新辅助化疗前腋窝淋巴结证实为转移、通过化疗降期为阴性的患者免于腋窝清扫[21]。

五、小结

对于初始腋窝淋巴结阴性患者，在新辅助治疗前或后进行前哨淋巴结活检均可。初始腋窝淋巴结阳性新辅助后转阴的患者，目前仍无确凿证据证实新辅助治疗后前哨淋巴结活检的可靠性，我们仍需要以局部复发及生存为研究终点的前瞻性试验提供更高级别的循证医学证据。但随着pCR率的增高，选择初始肿瘤负荷不高、对新辅助治疗敏感的患者，优化操作技术进行前哨淋巴结活检，更符合现代治疗理念，以期实现系统治疗疗效的最大获益。

（徐莹莹）

参考文献

[1] Jatoi I, Benson JR, Toi M. De-escalation of axillary surgery in early breast cancer. Lancet Oncol, 2016, 17 (10): e430-e441.

[2] Hennessy BT, Hortobagyi GN, Rouzier R, et al. Outcome after pathologic complete eradication of cytologically proven breast cancer axillary node metastases following primary chemotherapy. J Clin Oncol, 2005, 23 (36): 9304-9311.

[3] Dominici LS, Negron Gonzalez VM, Buzdar AU, et al. Ctologically proven axillary lymph node metastases are eradicated in patients receiving preoperative chemotherapy with concurrent trastuzumab for HER2-positive breast cancer. Cancer, 2010, 116 (12): 2884-2889.

[4] Geng C, Chen X, Pan X, et al. The feasibility and accuracy of lymph node biopsy in initially clinically node-negative breast cancer after neoadjuvant chemotherapy: a systematic review and meta-analysis. PLoS One, 2016, 11 (9): e0162605.

[5] Kuehn T, Bauerfeind I, Fehm T, et al. Sentinel-lymph-node biopsy in patients with breast cancer before and after neoadjuvant chemotherapy (SENTINA): a prospective, multicentre cohort study. Lancet Oncol, 2013, 14 (7): 609-618.

[6] Boughey JC, Suman VJ, Mittendorf EA, et al. Sentinel lymph node surgery after neoadjuvant chemotherapy in patients with node-positive breast cancer: the ACOSOG Z1071 (Alliance) clinical trial. JAMA, 2013, 310 (14): 1455-1461.

[7] Boughey JC, Suman VJ, Mittendorf EA, et al. Factors affecting sentinel lymph node identification rate after neoadjuvant chemotherapy for breast cancer patients enrolled in ACOSOG Z1071 (Alliance). Ann Surg, 2015, 261 (3): 547-552.

[8] Boughey JC, Ballman KV, Le-Petross HT, et al. Identification and resection of clipped node decreases the false-negative rate of sentinel lymph node surgery in patients presenting with node-positive breast cancer (T0-T4, N1-N2) who receive neoadjuvant chemotherapy: results from ACOSOG Z1071 (Alliance). Ann Surg, 2016, 263 (4): 802-807.

[9] Boughey JC, Ballman KV, Hunt KK, et al. Axillary ultrasound after neoadjuvant chemotherapy and its impact on sentinel lymph node surgery: results from the American College of Surgeons Oncology Group Z1071 Trial (Alliance). J Clin Oncol, 2015, 33 (30): 3386-3393.

[10] Boileau JF, Poirier B, Basik M, et al. Sentinel node biopsy after neoadjuvant chemotherapy in biopsy-proven node-positive breast cancer: the SN FNAC study. J Clin Oncol, 2015, 33 (3): 258-264.

[11] Straver ME, Loo CE, Alderliesten T, et al. Marking the axilla with radioactive iodine seeds (MARI

procedure) may reduce the need for axillary dissection after neoadjuvant chemotherapy for breast cancer. Br J Surg，2010，97（8）：1226-1231.

［12］Donker M，Straver ME，Wesseling J，et al. Marking axillary lymph nodes with radioactive iodine seeds for axillary staging after neoadjuvant systemic treatment in breast cancer patients：the MARI procedure. Ann Surg，2015，261（2）：378-382.

［13］Caudle AS，Yang WT，Krishnamurthy S，et al. Improved axillary evaluation following neoadjuvant therapy for patients with node-positive breast cancer using selective evaluation of clipped nodes：implementation of targeted axillary dissection. J Clin Oncol，2016，34（10）：1072-1078.

［14］El Hage Chehade H，Headon H，Kasem A，et al. Refining the performance of sentinel lymph node biopsy post-neoadjuvant chemotherapy in patients with pathologically proven pre-treatment node-positive breast cancer：an update for clinical practice. Anticancer Res，2016，36（4）：1461-1471.

［15］van Nijnatten TJ，Schipper RJ，Lobbes MB，et al. The diagnostic performance of sentinel lymph node biopsy in pathologically confirmed node positive breast cancer patients after neoadjuvant systemic therapy：a systematic review and meta-analysis. Eur J Surg Oncol，2015，41（10）：1278-1287.

［16］Tan VK，Goh BK，Fook-Chong S，et al. The feasibility and accuracy of sentinel lymph node biopasy in clinically node-negative patients after neoadjuvant chemotherapy for breast cancer：a systematic review and meta-analysis. J Surg Oncol，2011，104（1）：97-103.

［17］Kim JY，Kim MK，Lee JE，et al. Sentinel lymph node biopsy alone after neoadjuvant chemotherapy in patients with initial cytology-proven axillary node metastasis. J Breast Cancer，2015，18（1）：22-28.

［18］Galimberti V，Ribeiro Fontana SK，Maisonneuve P，et al. Sentinel node biopsy after neoadjuvant treatment in breast cancer：five year follow-up of patients with clinically node-negative or node-positive disease before treatment. Eur J Surg Oncol，2016，42（3）：361-368.

［19］Lyman GH，Temin S，Edge SB，et al. Sentinel lymph node biopsy for patients with early-stage breast cancer：American Society of Clinical Oncology clinical practice guideline update. J Clin Oncol，2014，32（13）：1365-1383.

［20］National Comprehensive Cancer Network（NCCN）clinical practice guidelines in oncology：breast cancer，version 2016. Http://www. nccn. org/professionals/physician _ gls/pdf/breast. pdf（2016）.

［21］中国抗癌协会乳腺癌专业委员会. 中国抗癌协会乳腺癌诊治指南与规范（2015版）. 中国癌症杂志，2015，25（9）：692-754.

第三节 乳房重建术应该在放射治疗之前还是之后进行?

一、引言

多个临床研究和meta分析显示，放射治疗（放疗）使乳房切除术后高危复发的乳腺癌患者局部复发率降低约2/3[1-2]，近年资料还证实放射治疗能延长患者的总生存率，降低死亡率[1-3]。在腋窝淋巴结阳性患者中，早期乳腺癌协作组2005年的meta分析证实乳房切除术后放疗（postmastectomy radiation therapy，PMRT）将5年局部区域性复发率从 23％降低到 6％，将 15 年乳腺癌特异性死亡率降低 5.4％，总生存率提高 4.4％[2]。2014 年更新的 meta 分析进一步证实放疗每降低 1.5 个任何复发转移，即可避免 1.5 个因复发转移而带来的死亡[3]。

随着经济文化水平的提高，肿瘤患者对生活质量有了更高要求，肿瘤治疗中器官功能保留被日益重视，越来越多的患者在乳房切除术后接受了乳房重建，国外流行病学调查显示，接受术后乳房重建患者比例高达 15％[4]。然而由于乳房重建手术的适应证不尽相同，一方面，选择不同时机对乳房重建术的患者进行放疗，可能导致术后并发症和美容效果迥异，另一方面，在达到满意的局部控制率的前提下，不同的乳房重建方式给放疗带来不同的挑战和影响，两者之间的平衡是一项技术挑战。如何优化乳腺癌术后乳房重建与放疗等综合治疗的策略，尤其是乳房重建的技术和时机选择等，已成为放疗科、乳腺外科和整形外科等多学科治疗共同关注的问题。因此笔者将"乳房重建术应该在放疗之前还是之后进行"这个临床大命题，拆分为若干小的临床议题，并检索与查阅相关文献，与广大同行商榷探讨，以期能起到抛砖引玉的作用，给乳腺癌整治的临床实践工作提供一定的证据和思路。

二、对于行假体乳房重建的患者，放疗应在乳房重建术前还是术后？

乳房切除术后放疗（PMRT）给乳房重建带来了巨大挑战。受照射皮肤组织肿胀可以使假体包膜挛缩、错位，美容效果下降，即刻乳房假体重建患者接受放疗后，假体发生包膜挛缩的发生率增加。Gouy 等[5]分析了法国 Goustave Roussy 研究所 48 例接受新辅助化疗、改良根治＋Ⅰ期重建术的局部晚期乳腺癌患者，包括 32 例含假体重建和 16 例单纯自体皮瓣重建。随访 2 年时 50％患者接受了二次手术，其中主要原因为包囊挛缩；以这个比例反推，60％～70％含假体重建患者出现需要手术干预的包囊挛缩，而单纯自体皮瓣重建患者的二次手术比例仅 10％左右。这再次提示假体乳房重建更适合于无 PMRT 计划的乳腺癌患者。以 Bohdan Pomahac 等人[6]为代表的早期研究也认为当计划实施 PMRT，乳房切除前行 SLNB，延期-即刻乳房重建或延期乳房重建都是推荐的优选手术方式。

如果不考虑重建术后放疗的外科因素，在假体重建的患者中，放疗引起的并发症是最多的。假体重建近期并发症包括：感染、血肿、假体移位、假体突出等；远期并发症包括：假体包膜挛缩、假体泄漏或破裂、感染等[7]。乳房切除术后有即刻组织扩张器/假体重建后行放疗和放疗结束后二期行组织扩张器/假体重建。Spear SL 等的研究表明，乳房切除术后放疗结束后二期行组织扩张器/假体重建，无论是近期还是远期并发症发生率都显著升高且美容效果不佳，其中假体包膜挛缩不仅破坏了重建乳房的外形，而且还会引起胸壁的慢性疼痛和紧绷感[8-9]。Ascherman 等[9]分析了 104 例行组织扩张器/假体重建患者的并发症和美容效果，其中 27 例患者在进行重建前曾行放疗（放疗组），放疗组术后总的并发症发生率为 40.7％，而进行重建前未接受放疗组（非放疗组）为 16.7％（$P \leqslant 0.01$）；并发症最终导致假体被取出或更换的发生率在放疗组和非放疗组分别为

18.5% 和 4.2%（$P \leqslant 0.025$）；假体突出的发生率在放疗组和非放疗组分别为 14.8% 和 0（$P \leqslant 0.001$）；就美容效果而言，非放疗组双侧乳房的对称性明显优于放疗组。2012 年另一项研究表明，乳房切除术后即刻组织扩张器/假体重建后再行放疗，导致重建总的失败率为 20%，其中第 1、2、3 年的失败率分别为 9.7%、19.3%、25.5%。经 7 年长期随访，假体取出的发生率为 13.3%，假体更换的发生率为 17.1%[10]。就并发症的发生率而言，即刻组织扩张器/假体重建后再行放疗，总并发症发生率是未行放疗患者的 3 倍[11]。Benediktsson 等[12]比较了 107 例乳房切除术后即刻假体重建患者包膜挛缩的发生率，其中 24 例重建后行放疗的患者包膜挛缩的发生率为 41.7%，而未行放疗患者为 14.5%（$P = 0.01$）；包膜挛缩发生率的区别在放疗后 6 个月并不显著，而 6 个月以后甚至 5 年以后，开始有显著差别，故多数研究认为组织扩张器/假体重建后放疗，患者满意度显著下降[13]。

在同样接受术后放疗情况下，含有植入物重建的并发症概率明显高于单纯自体皮瓣重建。Jhaveri 等在 69 例接受扩张器-假体重建和 23 例自体皮瓣重建的患者中，观察到 2～4 级并发症发生率在假体组和自体皮瓣组分别为 55.0% 和 8.7%（$P = 0.007$），3～4 级并发症发生率则分别为 33% 和 0%（$P = 0.001$）。在 23 例 3～4 级并发症患者中 21 例需要手术介入[14]。Pomahac B 等汇总比较了部分含植入物重建术后有无放疗的并发症发生率（表 3-1），表明术后放疗显著增加并发症发生率[6]。

表 3-1　含植入物重建术后有无术后放疗患者的并发症比较

作者单位	重建技术	并发症 [%（例）]	
		无 PMRT	有 PMRT
MDACC	假体	12（266）	43（14）
Rotterdam	假体	7（85）	18（30）
BWH/MGH	假体	—	40（15）
MDACC	假体＋皮瓣	8（72）	40（25）
Georgetown	扩张器-假体	10（40）	52（40）
Michigan	扩张器-假体	31（62）	68（19）
Marseille	扩张器-假体	14（22）	51（55）

因此，不管是乳房切除术后即刻组织扩张器/假体重建后放疗，还是放疗结束后二期组织扩张器/假体重建，放疗均明显增加其并发症的发生率，并影响其美容效果。

尽管放疗明显增加了假体重建的并发症，但与之相反的是，有多个研究显示近几年来即使计划行 PMRT 的患者选择即刻假体重建的手术方案却逐年上升。2015 年 Shailesh Agarwal 从 SEER 数据库提取了进行乳房切除术后行放疗的 5481 例进行即刻乳房重建的患者进行回顾性研究。在需要放疗的患者中重建率由 13.6% 提升到 25.1%。假体重建患者由 27% 增加到 52%（$P < 0.001$），自体组织重建由 52% 下降到 32%，自体和异体组织联合重建者稳定在 13%。回归分析中，假体重建较自体组织重建的比值比以每年 1.13

（95% CI，1.10～1.15）的速度增长。此研究为循证医学 I 类证据[15]。

有一些研究提示放疗后女性的满意度减低。Clough 等[26]研究发现假体重建的乳房放疗后第 2 年美容效果的满意度很高，但到了第 5 年满意度下降，随着时间的延长，重建的乳房与自然乳房的对称性会越来越差。一个有 633 名女性参加的多中心的横截面乳腺问卷调查研究发现，219 名接受 PMRT 的假体重建患者与未接受放疗的患者对手术的满意度存在显著差异（66.8% vs. 71.4%）。此外，放疗组和非放疗组相比在心理幸福感（66.7% vs. 70.9%）和性幸福感（47.0% vs. 52.3%）以及身体幸福感（71.8% vs. 75.1%）方面的评分均明显减低[16]。另一些独立的研究显示放疗并没有影响患者对重建术的满意度评分，却与乳房假体去除率增高有关。一个队列研究提示 40 名接受假体重建后 PMRT 的患者与 40 名仅接受假体重建未行放疗的患者相比，包膜挛缩率明显增高，分别为 33% 和 0。这 40 名接受假体重建后 PMRT 的患者中有 19 名最终接受了修复重建术所需的自体组织替换或补给[8]。一些类似的研究也提示类似的现象[17]。

尽管如此，根据笔者检索的相关文献发现大部分研究认为重建术的满意度和美观度在 PMRT 患者中与未放疗组没有明显差别。除此之外，接受 PMRT 的乳房重建患者自评的美容效果可接受度似乎仍然较高。Chu 等[18]报道 93% 的患者有优良的美容效果。Cordeiro 等[19]也有类似的报道，放疗和未放疗的两组假体挛缩率分别为 68% vs. 40%（P<0.05），而可接受的美容效果比例分别为 80% vs. 88%，差异无显著性。在另一个报道中，放疗患者的假体挛缩程度比未放疗的患者高，但总的对称性、美容效果以及患者的满意度仍然很高，80% 的患者表示愿意再次选择同样的重建术。一个 725 名女性参加的关于 5 年假体重建失败率的队列研究提示，非放疗组失败率为 10.4%（n=386），放疗后植入假体组为 28.2%（n=64），而放疗前植入假体组为 25.2%（n=304）；提示放疗相关的重建失败率增加，然而研究中三组中的大部分女性都愿意再次选择也推荐其他女性选用假体重建的手术方式[20]。Anker CJ 回顾了从 1998—2009 年，218 例接受乳房切除术后即刻临时组织扩张器植入随后实施永久假体植入的两步重建术的患者，其中 28% 接受放疗。中位随访 44 个月（6～144），5 年永久假体移除率在接受放疗组和非放疗组分别为 22% vs. 4%，多变量分析中，放疗是唯一假体移除因素（P=0.009）。149 例接受问卷调查以评估术后满意度，在两组中，满意度为 63% vs. 62%，提示放疗没有影响患者对重建术的满意度。该研究认为虽然多变量分析依然显示放疗是导致假体移除的独立因素，但即便实施 PMRT，即刻假体乳房重建术依然是受欢迎的[21]。另有一些类似的研究提示放疗并未引起患者术后的美容效果以及满意度减低[22-24]。这些结果表明，尽管放射治疗增加了假体挛缩和其他并发症的发生率，但重建的成功率、美容效果以及患者的满意度和接受度仍然较高。总体说来，在计划实施 PMRT 的患者中考虑行假体乳房重建仍是可行的方式之一。

假体重建的 PMRT 时机选择也是个非常有争议的话题。然而在组织扩张后行 PMRT 和永久假体植入后行 PMRT，两者的并发症发生率没有显著差异。2016 年 Katherine BS 等对 11 个中心的 150 例接受假体乳房重建手术及 PMRT 的患者比较了扩张器后 PMRT 和植入假体后 PMRT 两组中并发症的区别，中位随访时间为 6 个月（均从手术实施后开始随访），没有发现两个队列的并发症发生率有区别，多因素校正后，在并发症发生率、主要并发症发生率和重建失败率方面，PMRT 实施时间也不是显著的预测因子。研究结果认为在实施 PMRT 和两阶段假体重建的患者中，患者在扩张器置换后 PMRT 的并发症发生率不显著高于假体植入后 PMRT 的患者。该研究是一项循证医学证据级别为 3 级的多中心前瞻性研究[25]。Momoh AO 等纳入 26 个在扩张器阶段后放疗（放疗后假体重建），以及假体植入后行放疗（放疗前假体重建）的比较研究，对其进行 meta 分析，发现并发症的发生率在放疗前后没有显著差异；在放疗前后进行假体重建的两组失败率和成功率没有差别，重建失败率在放疗前后假体重建两组分别为 19% 和 20%，成功率分别为 83% 和 80%[26]。

目前《NCCN 临床实践指南：乳腺癌》（简称 NCCN 指南）也明确强调：如果需要行乳房切除术后放疗，当患者使用假体重建乳房时，目前的首选是即刻重建而非延迟重建，以避免受照射皮瓣的组织肿胀。将组织扩张器更换为永久性植入体手术可以在放疗前进行，也可以在放疗结束后进行[27]。

目前，国内外一些经验丰富的乳腺癌治疗团队已经建立了乳腺癌手术、重建、放化疗的固定流程，以确保患者取得良好的肿瘤控制和最佳的功能美容效果。

纽约纪念医院在乳房重建-放疗的流程安排上，总结出 5 步法：①乳房切除＋腋窝淋巴结清扫或组织扩张器；②5 周后辅助化疗或组织扩张器调整；③5 个月后完成辅助化疗；④4 周后置换永久假体；⑤4 周后术后放疗。他们从肿瘤控制和美容效果两方面论证了该流程的可行性；经过对 104 例（Ⅱ期和Ⅲ期分别为 26% 和 74%）接受上述治疗流程的患者术后中位随访 64 个月，发现局部区域控制率达 100%[28-29]。这证实将永久假体置换放在术后放疗开始之前，虽然将开始放疗时间延后 4 周（中位时间），但在肿瘤控制获益上没有造成影响。

2014 年该医院 Cordeiro 等[30]回顾 1998—2003 年按照上述流程完成扩张器-假体置换二步手术的 1415 例患者资料，其中 319 个假体接受了术后放疗；放疗与非放疗组发生 4 级包囊挛缩的比例分别为 6.9% 和 0.5%（$P<0.01$），92% 获得良好到优秀的美容效果；在长达 12 年的随访中最终因并发症进行假体移除的比例在放疗组与非放疗组分别为 17.5% 和 2.0%，假体再次手术植入的比例分别为 12.7% 和 8.8%。虽然术后放疗组并发症高于无放疗组，但带着永久假体完成术后放疗者 85% 以上获得假体长期保留。

与之相反的更为传统的方案是将放疗在扩张器置换到永久假体前完成。加拿大不列颠哥伦比亚大学报道了 604 例接受扩张器-永久假体重建患者的随访结果，其中 113 例接受了带着扩张器的术后放疗，3～4 级包囊挛缩率在放疗组和非放疗组分别为 21.7% *vs.* 10%（$P<0.008$），需要手术修正的比例在放疗组与非放疗组有显著差异，分别为 30.2% *vs.* 20.9%（$P<0.001$）[31]。Kronowitz[32]分析了 560 例接受扩张器-假体二步重建的患者随访资料，其中 57 例带着扩张器接受了术后放疗，放疗组与非放疗组严重并发症的发生率分别为 45.4% 和 21.2%，体重指数（BMI）<30、年龄<50 岁患者的并发症发生率明显降低。美国 MD Anderson 癌症中心考虑到扩张器需要把患侧乳房扩充到比正常乳房更大的体积，给放疗技术实施增加难点，因此提出在放疗开始前把扩张器内的生

理盐水引流掉，等到放疗结束后 2 周再重新充填扩张器[13]，但由于放疗后皮肤顺应性降低，后期扩张时必然会面临更大的困难，所以该流程也颇有争议（图 3-1）。

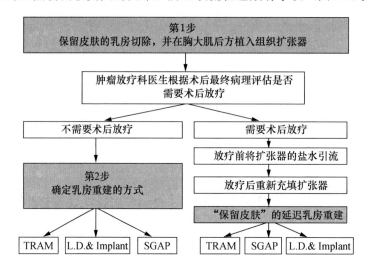

图 3-1 美国 MD Anderson 癌症中心重建手术方式与辅助治疗的整体决策与手术流程。
TRAM：腹直肌皮瓣；L. D. & Implant：背阔肌皮瓣联合假体；SGAP：臀上动脉穿支皮瓣

从上述几个代表性的研究可以看到，在术后放疗适应证肯定的前提下，将放疗在扩张器更换成永久假体之前还是之后进行，每个中心都或多或少保留自己长期以来所适应的技术流程。

决定放疗时机的另一个重要因素是手术前后对肿瘤局部控制的效率。关于 II 期重建手术与术后放疗时序关系对局部区域控制影响的相关数据十分缺乏，目前并没有直接比较扩张器阶段和永久性假体阶段进行放疗对肿瘤控制效果影响的相关研究。在 Wright 等[28]报道的纽约纪念医院中采用扩张器-假体重建术＋术后放疗的 81 例患者中，5 年局部区域复发控制率、无远处转移生存（DMFS）、OS 率分别高达为 100%、90%、96%，提示将放疗延迟至永久性假体阶段实施应该是安全的。但这仅仅是单中心的回顾性研究，还需要进一步的前瞻对照临床研究来验证。

我国上海交通大学医学院附属瑞金医院通过总结各家报道的经验和建议，规范并制订了该院需行 PMRT 治疗的乳房重建计划的流程图，可以在临床实践中作为参考（图 3-2）[33]。

【小结】关于假体重建患者，放疗应在重建术前还是术后，目前尚缺乏大型多中心的随机对照研究数据以及 I 类循证医学证据。综合笔者查阅的文献，含假体重建术的并发症概率高于单纯自体皮瓣重建术；含假体重建术如联合放疗，无论时序如何，各类并发症的发生率都会有一定程度的增高。然而，大部分研究认为重建术的满意度和美观度在 PMRT 患者中与未放疗组没有明显差别。且近几年来即使计划行 PMRT 但仍选择即刻假体重建手术方案的病例数有逐年上升的趋势。当患者使用假体重建乳房时，目前的首选是即刻重建而非延迟重建，以避免受照射皮瓣的组织肿胀。将组织扩张器更换为永久性植入体手术可以在放疗前进行，也可以在放疗结束后进行，两者的并发症没有显著区别，但对乳腺癌多学科治疗团队提出了更高要求，也需要各专家的全局思考。

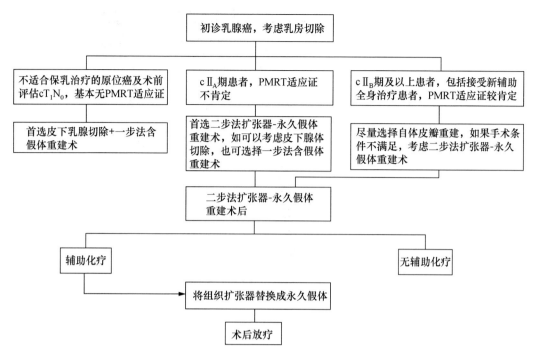

图 3-2　上海交通大学医学院附属瑞金医院重建手术方式与辅助治疗的整体决策与手术流程

三、对于行自体乳房重建的患者，放疗应在乳房重建术前还是术后？

Ⅰ期自体组织重建的乳房在放射线的作用下，尽管术后并发症的发生率较假体低，但放疗仍可导致放疗相关性脂肪坏死、纤维化、萎缩和皮瓣挛缩等并发症。放疗可引起所有组织不可预测的变化，其早期并发症包括血管栓塞、部分或全部皮瓣坏死、保留的乳房皮肤坏死、局部伤口愈合不佳，而晚期并发症则包括脂肪坏死、体积缩小、皮瓣挛缩等[14, 22, 34-35]。延期乳房皮瓣重建术相对来说，并发症最少且美容度最佳[6]。

即刻自体组织重建术后 PMRT 的晚期并发症明显增高。从 2001 年开始，Tran 等对受后续放疗影响的Ⅰ期重建乳房及在已放疗区域行Ⅱ期重建的乳房各自的术后并发症进行了报道。经过 10 年的随访发现，在入组的 32 例行Ⅰ期自体组织乳房重建和 70 例行Ⅱ期自体组织乳房重建的患者中，早期并发症的发生率在两组患者间不存在显著差异，但是在晚期并发症方面，Ⅰ期乳房重建者术后晚期并发症的发生率为 87.5%，Ⅱ期重建者仅为 8.6%，差异有统计学意义（$P<0.01$）。在Ⅰ期重建患者中，有 9 例（28%）需要另取一皮瓣来修复因原有皮瓣萎缩而造成的乳房轮廓变形[36]。在一个 113 名女性患者接受自体组织重建和 PMRT 的回顾性研究中发现，并发症的发生率在即刻重建组为 44%，延期重建组中为 32%，且放疗后行自体组织延期重建的早期并发症更为常见，而即刻自体组织重建术后 PMRT 的晚期并发症更普遍[17]。由此可知，Ⅰ期重建术后的放疗是导致重建乳房出现较多脂肪坏死、体积缩小等晚期并发症的主要原因。

自体皮瓣重建的手术类型主要包括带蒂背阔肌肌皮瓣、带蒂横型腹直肌肌皮瓣、腹壁下动脉穿支皮瓣等。术后放疗并发症更多见脂肪坏死、感染、重建乳房体积缩小等。乳房体积缩小的原因是皮下脂肪和肌皮瓣萎缩，放疗后转移皮瓣因为纤维化的形成难以随年龄和 BMI 增加而呈现相应的自然变化，萎缩更易发生在乳房上象限，这些都显著影响了手术的术后美观度和患者对手术的评价及满意度。

通过 Tran 等[36]的研究，我们已经知晓完成术后放疗后再Ⅱ期乳房重建的晚期术后并发症发生率明显降低，在皮瓣体积缩小和挛缩等晚期并发症方面，Ⅰ期重建者中分别有 87.5%和 75.0%的发生率，而Ⅱ期重建者中无一例出现上述情况，由此可见，Ⅱ期重建可将放疗对术后美观度的影响降至最低。Anavekar 等[37]在回顾了多项研究后也认为，在完成术后放疗后再行Ⅱ期乳房重建将会提高重建乳房的美观度。Leonardi 等[38]组织 21 位专家对 52 例行横型腹直肌肌皮瓣（transverse rectus abdominis myocutaneous flap, TRAM）乳房重建患者的术后照片进行美观度评价，照片为重建术后至少 2 年时拍摄，主要从乳房的对称度、体积、乳房下皱襞的位置及乳房下垂度这 4 方面来评分，每项分值均为 0～10 分。同时，他们还应用 Harvard 评分表，将乳房的美观度分为 4 个等级进行评价。研究中将 52 例患者分为 3 组，包括单纯行 TRAM 乳房重建者（TRAM）、Ⅰ期行 TRAM 后续放疗者（TRAM→RT）、先行放疗Ⅱ期再行 TRAM 者（RT→TRAM）。最终评分结果显示，TRAM→RT 者的美观度得分最低（23 分），TRAM 和 RT→TRAM 者得分相近（27 分和 28 分）。另外，在 Harvard 评分系统中，被评为"非常好"和"好"的患者，TRAM→RT 组占 47.6%，而 RT→TRAM 组占 69.4%。

Mckeown 等[39]比较了 13 例Ⅰ期重建和 11 例Ⅱ期背阔肌皮瓣重建患者，术后放疗比例分别为 100%和 45%，Ⅱ期重建在胸壁和区域淋巴结放疗结束后中位时间 38 个月（4～71 个月）进行。随访两组总体美容满意度相近，但Ⅰ期重建＋术后放疗组的上象限饱满度和体积均差于Ⅱ期重建组；随着随访时间延长，Ⅰ期重建＋术后放疗组的乳房皱襞下垂度也逐渐差于Ⅱ期重建组。这说明重建皮瓣在放疗以后的体积萎缩是逐渐发生的，随着时间延长与对侧乳房的不对称性会越来越显著。

Tran 等[40]报道 TRAM 皮瓣移植的患者，尽管没有发生皮瓣坏死，但 34%的患者发生脂肪坏死，78%的患者发生不同程度的萎缩和不对称，仅 22%的患者保持了正常的乳腺体积，37%的患者皮肤色素沉着。Williams 等[41]报道有 31.6%患者发生纤维化。在自体重建后放疗的患者，优良的美容效果也是很难维持的，但该技术仍然是需要术后放疗患者的最佳乳房重建术。总之，放射治疗对重建乳房的美容效果的影响与放射损伤和重建方式两方面的关系都很密切，所以部分作者建议需要术后放疗的患者应尽量采用自体组织进行延期重建[27]。

【小结】综上所述，尽管自体组织乳房重建术的术后并发症发生率较假体低，但即刻自体组织重建术后 PMRT 的晚期并发症明显高于延期乳房重建者，且从术后美观度考虑，放疗后行Ⅱ期自体组织乳房重建的方式也更值得推荐。

四、乳房重建对放疗的影响是否会改变重建手术时机的选择？

乳房重建术对放疗的影响主要是对其靶区、射线剂量分布以及放疗开始时间的影响，下文将对相关研究逐一讨论。

乳腺癌患者术后放疗的区域包括胸壁、同侧锁骨上区域以及同侧腋窝区域等，在这些区域受到充分照射的同时力求减少放疗对心脏和肺部的影响。对于乳房Ⅰ期重建的患者，目前医生普遍对放疗是否能够在保证内乳淋巴结区域得到充分照射的同时将对心肺的影响降至最低持怀疑态度[42]。Motwani 等[43]通过对 112 例患者重建术后放疗靶区的分析，发现重建乳房的斜形轮廓会使得内侧和外侧的放疗区域与胸壁的吻合度降低，从而削减胸壁所接受的放射剂量，最终导致 52％的病例治疗效果受影响，其中 20％影响严重，而未行重建的患者中仅 7％受影响。因此作者认为有一半以上的乳房重建术后行放疗的患者，其治疗效果受影响。若重建的乳房为左侧，则影响更大，因为在设计放疗靶区时需要尽可能减少对心脏的损害。目前内乳淋巴结区域的放疗是否使患者真正受益仍然值得进一步探讨。近期一项由欧洲癌症研究与治疗组织主持的研究，随机入组了 1334 例行患侧乳房切除的乳腺癌患者，随访发现 10 年生存率在术后进行了内乳淋巴结区域照射的患者中为 62.57％，而在没有进行内乳淋巴结区域照射的患者中为 59.55％（$P=0.8762$）[44]。此临床试验证实内乳淋巴结区域放疗没有提高乳腺癌患者术后的总生存率，而前述的在局部晚期乳腺癌患者中行乳房重建术并没有影响患者的无病生存期、总生存期等也从侧面佐证了该临床试验的结论。

与常规改良根治术后放疗相比，重建后靶区定义主要区别在于胸壁。重建后皮肤和深层胸壁距离明显增加，从胸骨到腋窝之间胸壁曲面弧度增加，如果需要达到满意的靶区覆盖，则会导致肺、心脏等更多体积的正常组织受到照射。高危乳腺癌患者乳房切除术后的靶区常规包括胸壁和锁骨上区域，而内乳区的照射仍存在争议。Buchholz 等[45]认为腋窝淋巴结阳性且肿块位于中央或内象限或者早期患者伴有内乳淋巴结淋巴显影为阳性的患者需给予内乳区放疗。重建乳房合并内乳靶区后会给剂量优化带来更大的困难。Motwani 等[43]将 1～3 个肋间隙内乳区照射范围、胸壁覆盖的宽度、心脏照射的体积以及肺照射的最小限度作为 4 个指标，半定量评价重建和未重建两组患者的治疗计划，不满意比例分别为 52％ vs. 7％，差异有显著性。即使不考虑内乳区照射，重建组不满意的比例也增高。由于胸壁靶区的改变，治疗计划不得不在覆盖复发的危险区域和保护危及器官两者之间做出妥协。其中，左侧乳腺癌患者由于心脏照射体积增加，大多为不满意的治疗计划。

乳房切除术后胸壁放疗常用组织填充物以提高皮肤剂量。重建乳房的放疗如果不加用填充物可能会降低表面皮肤的剂量，尤其在局部晚期乳腺癌患者中可能会降低局部控制率。然而，全程使用填充物会导致皮肤损伤增加，影响以后的美容效果。Soong 等[46]在治疗组所有患者隔日加用 0.5 cm 填充物，使皮肤表面达到 81％的处方剂量，85％的患者取得了较好的美容效果。

放疗期间重建乳房变形会影响放疗剂量的分布。放疗会导致皮瓣挛缩和纤维化，但这些反应均为迟发反应，多在放疗后数月或更久出现[47]，因此，并不会对放疗剂量分布造成显著影响。对于应用组织扩张器的患者，应当在放疗前完成扩张或在放疗期间停止扩张，以避免乳房体积和表面的变化影响放疗剂量分布。

Ⅰ期重建的乳房除了在是否降低内乳区域接受放射治疗的效果方面有争议外，在是否会因重建后伤口的愈合时间延长而推迟了术后放化疗的开始时间方面也存在不同的见解。Mortenson等[48]调查了81例接受乳房切除术后化疗的患者，其中42例在乳房切除的同时进行了Ⅰ期乳房重建。手术和化疗的间隔时间，在单纯行乳房切除的患者中是1.5个月，而在行Ⅰ期乳房重建的患者中是1.7个月，差异无统计学意义（$P=0.43$）。Crisera等[49]的研究入组170例行Ⅰ期乳房重建的患者，15例术后出现了较严重的并发症，其中8例术后化疗的开始时间受到影响，延迟时间最久的1例患者推迟了3周。虽然此研究表明化疗的起始受到重建乳房的影响，但Buzdar等[50]认为，对乳腺癌患者进行化疗只要能够在手术后10周内开始，那么对肿瘤的局部复发和远处转移就没有影响。上海复旦大学附属肿瘤医院乳腺癌术后即刻自体组织乳房重建的数据，与未行重建的患者组相比，乳房重建患者术后首次化疗的开始时间并未推迟[51]。由此可见，Ⅰ期乳房重建并不会延迟术后放化疗的开始时间，对疗效没有影响。

五、有哪些方法或技术能优化同时行乳房重建及放疗的临床处理流程？

在最终的病理结果出来之前，是否需要PMRT常常是未知的。有一些方法被提倡用来处理此问题，并使得一部分行PMRT可能性不大的患者能按自己的意愿选择即刻乳房重建。

（一）SLNB技术

腋窝前哨淋巴结活检技术的进步，使临床外科医生更容易选择重建的术式，也能更准确地进行PMRT放疗时机的决策。Skronowiskz等[52]通过对167例临床腋窝淋巴结阴性并同时接受乳房改良根治术＋即刻游离TRAM皮瓣乳房重建术的患者进行回顾性分析，其中35%临床腋窝淋巴结阴性的患者最终腋窝淋巴结可见转移。多变量分析显示年龄≤50岁（$P=0.019$）、肿瘤≥T_2（$P=0.031$）和肿块活检提示淋巴管侵犯（$P<0.001$）为临床腋窝淋巴结阴性但最终结果为腋窝淋巴结转移的独立预后因子。基于此结果，研究者推荐行即刻自体组织重建的腋窝淋巴结阴性患者，如果具有以上高危因素需要行腋窝前哨淋巴结活检，以将重建血管蒂损伤的风险最小化，并根据最终的前哨淋巴结免疫组化结果决定是否行放疗。Schrenk等[53]的研究入组80例行保留皮肤乳房切除＋自体组织乳房重建＋SLNB的患者，比较术中冰冻切片与最终免疫组化的SLNB病理结果，其中假阴性SLNB结果的重建患者（13/58，22.4%）进一步腋窝其他淋巴结转移的可能性显著低于冰冻切片为阳性的患者（9/22）（$P=0.001$）。但为了避免第二次腋窝淋巴结清扫，研究还是建议在乳房切除术前在局麻下行SLNB，并在拿到最终SLNB的免疫组化结果后再行重建。

（二）延迟的即刻乳房重建

前面已经说到乳房重建后放疗可能增加组织扩张器/假体重建、自体组织重建以及自体组织联合假体重建的并发症发生率，影响其美容效果，因此对于明确需要放疗的患者，大部分研究建议行Ⅱ期乳房重建。是否需要放疗基于肿瘤大小、腋窝淋巴结转移数目或前哨淋巴结情况[54]。但目前还很难在乳房切除术或前哨淋巴结活检术的同时发现腋窝淋巴结的微转移[52]，因此并不是所有的患者在乳房切除术的同时就已明确是否需要行放疗。对于外科医生和这些患者来说，如何选择重建方式和时机，确实是一个难题。一种做法就是总是待进行完放疗后进行Ⅱ期乳房重建，现在很多大的医学中心就是这样做的，但这样就使那些最终不需要放疗患者不能得到即刻重建所带来的好处，于是 Kronowitz 等[55]提出了"延迟的即刻乳房重建（delayed-immediate breast reconstruction）"这个术语，并在很多医学中心得到广泛应用。延迟的即刻乳房重建包括两个步骤。第一步，在保留皮肤乳房切除术的同时放置生理盐水充填的组织扩张器，以保持乳房下垂的外形和周围包绕皮肤的三维结构的完整性。第二步，一旦明确是否需要放疗，对于那些不需要放疗的患者，在 2 周内（以免耽误接下来的辅助化疗）进行即刻乳房重建；而对于那些需要放疗的患者，在进行放疗前将组织扩张器内的生理盐水抽出，以创造一个平坦的胸壁，保证射线光束的穿透，待放疗结束后 2 周开始重新充盈组织扩张器扩张皮肤，充分扩张 3 个月后进行Ⅱ期乳房重建[55-57]。这个技术灵活性大，2 次手术创伤小，对患者的美容效果最佳，为那些乳房切除术同时尚不能明确术后是否需要放疗的患者最大程度地保存了下一步重建所需的皮肤的完整性，减少了放疗可能带来的并发症。

（三）新的放疗技术

现代放疗技术的进步正逐步解决乳腺癌患者的放疗技术困境，联合胸壁和区域淋巴结的一体化束流调强技术最大优势在于对复杂的靶区可大幅度优化射野衔接的冷点和热点，提高靶区剂量覆盖率和均匀性[58]。纽约纪念医院采用调强放疗（intensity-modulated radiation therapy，IMRT）技术对 196 例接受组织扩张器或植入物的患者和 51 例无重建患者的治疗计划进行了对比，其中 20％接受了内乳淋巴结放疗；结果发现重建术后患者采用 IMRT 技术患侧肺体积所受剂量较采用电子线照射单纯胸壁患者有明显降低[59]。有剂量学研究认为，与常规放疗技术相比，IMRT 技术可以显著提高重建术后患者靶区剂量分布的均匀性，同时减低肺及心脏等正常组织的受量[60]。

质子治疗正在不断突破传统的放疗适应证，其在物理剂量分布上的优势可对周围正常组织形成有效保护，如显著降低左侧乳腺癌患者心脏受量。美国麻省总院报道了 11 例左侧乳腺癌术后质子放疗，其中 5 例带永久性假体，放疗范围均包括同侧锁骨上区域和内乳淋巴结引流区，心脏中位剂量只有 0.44 Gy，仅仅是光子技术 6～8 Gy 的 0.55％～0.74％；如果采用扫描技术的质子治疗，还可较散射技术显著降低皮肤剂量。因此，可以预期质子治疗在乳房重建术后放疗患者中的应用前景[61]。

六、小结

综上所述，放疗可能增加乳房重建（自体组织重建或组织扩张器/假体重建）并发症的发生，影响其美容效果，重建乳房亦可能会影响放疗的疗效。目前普遍推荐：对于那些乳房切除术后明确需要放疗或已经接受放疗的患者，优选自体组织Ⅱ期乳房重建，但对假体并发症的一系列研究提示在进行即刻重建＋PMRT 的患者中假体重建的趋势越来越明显；对于乳房切除术同时尚不能确定是否进行放疗的患者，选择延迟的即刻重建，或在患者清楚并接受放疗可能带来更高的并发症和美容效果受影响的前提下选择即刻自体组织重建。然而新的科学技术和医疗理念的更新，促使放疗与乳房重建时序选择的决策不断更新。更大型多中心随机临床对照试验亟须确立，通过长期的跟踪随访，才能为乳腺癌患者术后放疗和乳房重建的时序选择提供更为有力的依据。

（黄　隽　王守满　周卫兵　李　燕　廖立秋　郭　磊　陈飞宇　罗　娜　张克兢）

参考文献

［1］Early Breast Cancer Trialists' Collaborative Group. Radiotherapy for early breast cancer (Cochrane Review). Clinical Oncology, 2006, 18 (18): 161.

［2］Overgaard M, Jensen MB, Overgaard J, et al. Postoperative radiotherapy in high-risk postmenopausal breast-cancer patients given adjuvant tamoxifen: Danish Breast Cancer Cooperative Group DBCG 82c randomised trial. Lancet, 1999, 353 (9165): 1641-1648.

［3］Overgaard M, Hansen PS, Overgaard J, et al. Postoperative radiotherapy in high-risk premenopausal women with breast cancer who receive adjuvant chemotherapy. Danish Breast Cancer Cooperative Group 82b Trial. N Engl J Med, 1997, 337 (14): 949-955.

［4］Alderman AK, McMahon LJ, Wilkins EG. The national utilization of immediate and early delayed breast reconstruction and the effect of sociodemographic factors. Plast Reconstr Surg, 2003, 111 (2): 695-703.

［5］Gouy S, Rouzier R, Missana MC, et al. Immediate reconstruction after neoadjuvant chemotherapy: effect on adjuvant treatment starting and survival. Ann Surg Oncol, 2005, 12 (2): 161-166.

［6］Pomahac B, Recht A, May JW, et al. New trends in breast cancer management: is the era of immediate breast reconstruction changing? Ann Surg, 2006, 244 (2): 282-288.

［7］Cordeiro PG, McCarthy CM. A single surgeon's 12-year experience with tissue expander/implant breast reconstruction: part Ⅱ. An analysis of long-term complications, aesthetic outcomes, and patient satisfaction. Plast Reconstr Surg, 2006, 118 (4): 832-839.

［8］Spear SL, Onyewu C. Staged breast reconstruction with saline-filled implants in the irradiated breast: recent trends and therapeutic implications. Plast Reconstr Surg, 2000, 105 (3): 930-942.

［9］Ascherman JA, Hanasono MM, Newman MI, et al. Implant reconstruction in breast cancer patients treated with radiation therapy. Plast Reconstr Surg, 2006, 117 (2): 359-365.

［10］Baschnagel AM, Shah C, Wilkinson JB, et al. Failure rate and cosmesis of immediate tissue expander/implant breast reconstruction after postmastectomy irradiation. Clin Breast Cancer, 2012. 12 (6): 428-432.

［11］Tallet AV, Salem N, Moutardier V, et al. Radiotherapy and immediate two-stage breast reconstruction with a tissue expander and implant: complications and esthetic results. Int J Radiat Oncol Biol

Phys，2003，57（1）：136-142.

［12］Benediktsson K，Perbeck L. Capsular contracture around saline-filled and textured subcutaneously-placed implants in irradiated and non-irradiated breast cancer patients：five years of monitoring of a prospective trial. J Plast Reconstr Aesthet Surg，2006，59（1）：27-34.

［13］Kronowitz SJ. Current status of implant-based breast reconstruction in patients receiving postmastectomy radiation therapy. Plast Reconstr Surg，2012，130（4）：513e-523e.

［14］Jhaveri JD，Rush SC，Kostroff K，et al. Clinical outcomes of postmastectomy radiation therapy after immediate breast reconstruction. Int J Radiat Oncol Biol Phys，2008，72（3）：859-865.

［15］Agarwal S，Kidwell KM，Farberg A，et al. Immediate reconstruction of the radiated breast：recent trends contrary to traditional standards. Ann Surg Oncol，2015，22（8）：2551-2559.

［16］Albornoz CR，Matros E，Mccarthy CM，et al. Implant breast reconstruction and radiation：a multicenter analysis of long-term health-related quality of life and satisfaction. Ann Surg Oncol，2014，21（7）：2159-2164.

［17］Adesiyun TA，Lee BT，Yueh JH，et al. Impact of sequencing of postmastectomy radiotherapy and breast reconstruction on timing and rate of complications and patient satisfaction. Int J Radiat Oncol Biol Phys，2011，80（2）：392-397.

［18］Chu FC，Kaufmann TP，Dawson GA，et al. Radiation therapy of cancer in prosthetically augmented or reconstructed breasts. Radiology，1992，185（2）：429-433.

［19］Cordeiro PG，Pusic AL，Disa JJ，et al. Irradiation after immediate tissue expander/implant breast reconstruction：outcomes, complications, aesthetic results, and satisfaction among 156 patients. Plast Reconstr Surg，2004，113（3）：877-881.

［20］Eriksson M，Anveden L，Celebioglu F，et al. Radiotherapy in implant-based immediate breast reconstruction：risk factors, surgical outcomes, and patient-reported outcome measures in a large Swedish multicenter cohort. Breast Cancer Res Treat，2013，142（3）：591-601.

［21］Anker CJ，Hymas RV，Ahluwalia R，et al. The effect of radiation on complication rates and patient satisfaction in breast reconstruction using temporary tissue expanders and permanent implants. Breast J，2015，21（3）：233-240.

［22］Anderson PR，Hanlon AL，Fowble BL，et al. Low complication rates are achievable after postmastectomy breast reconstruction and radiation therapy. Int J Radiat Oncol Biol Phys，2004，59（4）：1080-1087.

［23］Cordeiro PG，Pusic AL，Disa JJ，et al. Irradiation after immediate tissue expander/implant breast reconstruction：outcomes, complications, aesthetic results, and satisfaction among 156 patients. Plast Reconstr Surg，2004，113（3）：877-881.

［24］McCarthy CM，Pusic AL，Disa JJ，et al. Unilateral postoperative chest wall radiotherapy in bilateral tissue expander/implant reconstruction patients：a prospective outcomes analysis. Plast Reconstr Surg，2005，116（6）：1642-1647.

［25］Santosa KB，Chen X，Qi J，et al. Postmastectomy radiation therapy and two-stage implant-based breast reconstruction：is there a better time to irradiate? Plast Reconstr Surg，2016，138（4）：761-769.

［26］Momoh AO，Ahmed R，Kelley BP，et al. A systematic review of complications of implant-based breast reconstruction with prereconstruction and postreconstruction radiotherapy. Ann Surg Oncol，

2014，25（1）：261-262.

［27］ Gradishar WJ，Anderson BO，Balassanian R，et al. NCCN clinical practice guidelines in oncology： breast cancer（version 2，2015）. Journal of the National Comprehensive Cancer Network，2015， 13（4）：448-475.

［28］ Wright JL，Cordeiro PG，Ben-Portat L，et al. Mastectomy with immediate expander-implant reconstruction，adjuvant chemotherapy，and radiation for stage Ⅱ～Ⅲ breast cancer：treatment intervals and clinical outcomes. Int J Radiat Oncol Biol Phys，2008，70（1）：43-50.

［29］ Anderson PR，Freedman G，Nicolaou N，et al. Postmastectomy chest wall radiation to a temporary tissue expander or permanent breast implant—is there a difference in complication rates? Int J Radiat Oncol Biol Phys，2009，74（1）：81-85.

［30］ Cordeiro PG，Albornoz CR，Mccormick B，et al. The impact of postmastectomy radiotherapy on two-stage implant breast reconstruction：an analysis of long-term surgical outcomes，aesthetic results，and satisfaction over 13 years. Plast Reconstr Surg，2014，134（4）：588-595.

［31］ Carlson GW. Discussion：postmastectomy radiation therapy after immediate two-stage tissue expander/implant breast reconstruction：a university of british columbia perspective. Plast Reconstr Surg， 2014，134（1）：11e-12e.

［32］ Kronowitz SJ. Delayed-immediate breast reconstruction：technical and timing considerations. Plast Reconstr Surg，2010，125（2）：463-474.

［33］ 曹璐，陈佳艺. 浸润性乳腺癌乳房切除术联合Ⅰ期重建后放疗相关问题研究现状. 中华放射肿瘤 学杂志，2016，25（10）：1125-1129.

［34］ Barry M，Kell MR. Radiotherapy and breast reconstruction：a meta-analysis. Breast Cancer Res Treat，2011，127（1）：15-22.

［35］ Tsoi B，Ziolkowski NI，Thoma A，et al. Safety of tissue expander/implant versus autologous abdominal tissue breast reconstruction in postmastectomy breast cancer patients：a systematic review and meta-analysis. Plast Reconstr Surg，2014，133（2）：234-249.

［36］ Tran NV，Chang DW，Gupta A，et al. Comparison of immediate and delayed free TRAM flap breast reconstruction in patients receiving postmastectomy radiation therapy. Plast Reconstr Surg，2001， 108（1）：78-82.

［37］ Anavekar NS，Rozen WM，Le RC，et al. Achieving autologous breast reconstruction for breast cancer patients in the setting of post-mastectomy radiotherapy. J Cancer Surviv，2011，5（1）：1-7.

［38］ Leonardi MC，Garusi C，Santoro L，et al. Impact of medical discipline and observer gender on cosmetic outcome evaluation in breast reconstruction using transverse rectus abdominis myocutaneous （TRAM）flap and radiotherapy. J Plast Reconstr Aesthet Surg，2010，63（12）：2091-2097.

［39］ McKeown DJ，Hogg FJ，Brown IM，et al. The timing of autologous latissimus dorsi breast reconstruction and effect of radiotherapy on outcome. J Plast Reconstr Aesthet Surg，2009，62（4）：488- 493.

［40］ Tran NV，Evans GR，Kroll SS，et al. Postoperative adjuvant irradiation：effects on tranverse rectus abdominis muscle flap breast reconstruction. Plast Reconstr Surg，2000，106（2）：313-317.

［41］ Williams JK，Carlson GW，Rd BJ，et al. The effects of radiation treatment after TRAM flap breast reconstruction. Plast Reconstr Surg，1997，100（5）：1153-1160.

［42］ Buchholz TA，Kronowitz SJ，Kuerer HM. Immediate breast reconstruction after skin-sparing mastectomy for the treatment of advanced breast cancer: radiation oncology considerations. Ann Surg Oncol, 2002, 9 (8): 820-821.

[43] Motwani SB, Strom EA, Schechter NR, et al. The impact of immediate breast reconstruction on the technical delivery of postmastectomy radiotherapy. Int J Radiat Oncol Biol Phys, 2006, 66 (1): 76-82.

[44] Hennequin C, Bossard N, Servagi-Vernat S, et al. Ten-year survival results of a randomized trial of irradiation of internal mammary nodes after mastectomy. Int J Radiat Oncol Biol Phys, 2013, 86 (5): 860-866.

[45] Buchholz TA. Internal mammary lymph nodes: to treat or not to treat. Int J Radiat Oncol Biol Phys, 2000, 46 (4): 801-803.

[46] Soong IS, Yau TK, Ho CM, et al. Post-mastectomy radiotherapy after immediate autologous breast reconstruction in primary treatment of breast cancers. Clin Oncol (R Coll Radiol), 2004, 16 (4): 283-289.

[47] Kronowitz SJ, Robb GL. Breast reconstruction with postmastectomy radiation therapy: current issues. Plast Reconstr Surg, 2004, 114 (4): 950-960.

[48] Mortenson MM, Schneider PD, Khatri VP, et al. Immediate breast reconstruction after mastectomy increases wound complications: however, initiation of adjuvant chemotherapy is not delayed. Arch Surg, 2004, 139 (9): 988-991.

[49] Crisera CA, Chang EI, Da LA, et al. Immediate free flap reconstruction for advanced-stage breast cancer: is it safe? Plast Reconstr Surg, 2011, 128 (1): 32-41.

[50] Buzdar AU, Smith TL, Powell KC, et al. Effect of timing of initiation of adjuvant chemotherapy on disease-free survival in breast cancer. Breast Cancer Res Treat, 1982, 2 (2): 163-169.

[51] 陈嘉莹，陈嘉健，曹阿勇，等. 51 例乳腺癌患者术后游离腹壁皮瓣乳房重建的临床分析. 中国癌症杂志, 2012, 22 (05): 367-372.

[52] Kronowitz SJ, Chang DW, Robb GL, et al. Implications of axillary sentinel lymph node biopsy in immediate autologous breast reconstruction. Plast Reconstr Surg, 2002, 109 (6): 1888-1896.

[53] Schrenk P, Woelfl S, Bogner S, et al. The use of sentinel node biopsy in breast cancer patients undergoing skin sparing mastectomy and immediate autologous reconstruction. Plast Reconstr Surg, 2005, 116 (5): 1278-1286.

[54] Christante D, Pommier SJ, Diggs Bssamuelson BT, et al. Using complications associated with postmastectomy radiation and immediate breast reconstruction to improve surgical decision making. Arch Surg, 2010, 145 (9): 873-878.

[55] Kronowitz SJ, Hunt KK, Kuerer HM, et al. Delayed-immediate breast reconstruction. Plast Reconstr Surg, 2004, 113 (6): 1617-1628.

[56] Kronowitz SJ. Delayed-immediate breast reconstruction: technical and timing considerations. Plast Reconstr Surg, 2010, 125 (2): 463-474.

[57] Kronowitz SJ, Kuerer HM. Advances and surgical decision-making for breast reconstruction. Cancer, 2006, 107 (5): 893-907.

[58] Ma J, Li J, Xie J, et al. Post mastectomy linac IMRT irradiation of chest wall and regional nodes: dosimetry data and acute toxicities. Radiat Oncol, 2013, 8 (1): 81.

[59] Ohri N, Cordeiro PG, Keam J, et al. Quantifying the impact of immediate reconstruction in post-

mastectomy radiation：a large，dose-volume histogram-based analysis. Int J Radiat Oncol Biol Phys，2012，84（2）：e153-e159.

［60］Massabeau C，Fournier-Bidoz N，Wakil G，et al. Implant breast reconstruction followed by radio-therapy：can helical tomotherapy become a standard irradiation treatment？ Med Dosim，2012，37（4）：425-431.

［61］MacDonald SM. Proton therapy for breast cancer：getting to the heart of the matter. Int J Radiat Oncol Biol Phys，2016，95（1）：46-48.

第四节　乳腺癌保乳手术安全切缘的界定

随着超声、钼靶及磁共振等技术在乳腺癌诊断中的应用，越来越多的乳腺癌在早期得到诊治，故而保乳手术在临床实践中得以广泛开展。大量研究表明，行保乳手术及术后放疗的患者长期生存情况与乳房切除术患者大致相当，而保乳手术的美容效果却非常显著[1]。但是保乳手术切缘阳性可导致局部复发风险增加，因此保乳手术应在保证手术切缘安全的基础上得以进行[2]。

一、侵袭性癌的手术安全切缘

对于手术安全切缘的距离，国家外科辅助乳腺项目（National Surgical Adjuvant Breast Project，NSABP）的研究人员认为标本切缘组织切片内未见癌组织染色即可认为手术切缘安全[3-4]。Gage 等人的研究认为切缘宽度超过 1 mm 方可达到安全距离[5]，Freedman 等人的研究则认为切缘宽度应超过 2 mm[6]，还有研究者认为其应该超过 5 mm[7]。由于对于安全切缘的标准存在争议，不同的研究中心采用不同的评判标准。基于这个事实，本文只在对于手术切缘定义相同的研究中进行比较。在现有的文献中，所有临床分期为Ⅰ期和Ⅱ期的单侧乳腺癌患者都接受了保乳治疗，术后辅以正常剂量或高剂量的局部放疗。

在将＞1 mm 定义为阴性切缘的研究者中，Gage 在 1996 年对 340 例患者进行了分析，发现阴性切缘患者的 5 年同侧乳腺癌复发率为 2％，而切缘阳性患者的复发率为 16％[5]。在切缘阴性的患者中，手术切缘不充分（≤1 mm）患者 5 年同侧乳腺癌的复发率为 2％，而切缘＞1 mm 的患者复发率为 3％。另一方面，对阴性切缘定义相同的 Anscher 和 Tafra 等人分别报道了手术切缘≤1 mm 的患者局部复发率（9％和 14％），高于切缘阴性患者（1.5％和 5％）[8-9]。

还有文献报道，当把手术切缘不充分定义为≤2 mm，阴性切缘定义为＞2 mm 时得到了相似的结果。接受保乳手术的患者平均随访 82 个月后，手术切缘≤2 mm 的患者 8 年局部复发率为 17％，而切缘＞2 mm 的患者局部复发率为 9％（$P=0.27$）[10]。Fox Chase 癌症中心的 Freedman 等人对患者平均随访 76 个月后发现，手术切缘≤2 mm 的患者 10 年局部复发率为 14％，而切缘＞2 mm 的患者局部复发率仅为 7％（$P=0.04$）[6]。

还有一些作者将阴性切缘定义为＞3 mm。Pittinger 等人对 211 例接受保乳治疗的 I 期和 II 期乳腺癌患者进行了研究，发现切缘阴性和切缘不充分（≤3 mm）的患者局部复发率无明显差异[11]。

总之，大量研究表明手术切缘状态与复发风险相关，且阴性切缘较阳性切缘术后局部复发风险小。

2014 年，Houssami 等人对 33 项研究进行了 meta 分析（总共 28 162 例，局部复发 1506 例），其中最短随访时间为 4 年[12]。他们发现乳腺癌局部复发率与切缘状态相关 ［模型 1：切缘阳性/切缘宽度不足 *vs.* 切缘阴性的相对危险度为 1.96；模型 2：切缘宽度不足 *vs.* 切缘阴性的相对危险度为 1.76，切缘阳性 *vs.* 切缘阴性的相对危险度为 2.22（模型 1 和模型 2，$P<0.001$）］，而与切缘宽度无关 ［模型 1：0 mm *vs.* 1 mm *vs.* 2 mm *vs.* 5 mm（$P=0.12$）；模型 2：1 mm *vs.* 2 mm *vs.* 5 mm（$P=0.90$）］。基于这篇 meta 分析，美国肿瘤外科学会（SSO）、美国放射肿瘤学会（ASTRO）、美国乳腺外科医师学会（ASBS）、美国临床肿瘤学会（ASCO）、美国病理学家协会（CAP）的代表终于在浸润性癌手术安全切缘的问题上初步达成一致。专家们认为对于接受术后放疗的 I 期和 II 期浸润性癌患者来讲，标本切缘组织切片内未见癌组织染色即可认为手术切缘安全[13]。但是，该指南未涉及一些特殊人群保乳手术的安全切缘，如 III 期乳腺癌患者、新辅助化疗患者、未接受化疗患者。因此，关于这些患者的手术安全切缘距离需要进一步深入研究探讨。

二、导管原位癌的手术安全切缘

尽管传统观点认为导管原位癌只占所有乳腺癌的 1%，但是随着钼靶等筛查手段的广泛应用，目前导管原位癌在新发乳腺癌的比例已超过 20%[14-15]。相比侵袭性癌，导管原位癌手术安全切缘的界定则更富有争议。

Wang 等人的一项 meta 分析（包含 21 项研究）研究了局部复发风险与切缘状态的关系，发现较大的切缘（至少 10 mm）可以降低同侧乳腺癌复发的风险。他们建议手术应达到尽可能安全的切缘，并且不行放疗的保乳手术应保证阴性切缘[16]。但是如果采取这一建议作为临床标准的话，无疑会增加扩切的手术比例。另一项回顾性研究（包括 671 例乳腺导管内原位癌患者）则认为切缘宽度与局部复发无相关性，他们认为切缘为 1 cm 及以上的患者与切缘＜1 cm 患者的复发风险并无统计学差异[17]。

由于手术切缘宽度不足或切缘阳性，乳腺导管内原位癌行保乳手术患者往往需要再次行手术治疗。一项基于人口的研究显示，大约 31% 的导管内原位癌患者在保乳术后需要行再次扩切以达到阴性切缘[18]。如果我们再将安全手术切缘阈值调节为大于 1 cm，无疑会增加需要再次手术的患者比例，甚至会使原符合保乳条件的患者不得不进行全乳切除。此外，这样做还会使患者在接受辅助放疗时获益减少。

此外，美国乳腺外科医师学会根据已有的证据，基于现有争议，提出了一种新的数学算法供大家参考。研究者们认为手术切缘的标准需要根据患者情况而做改变。该指南对再切除率作为质控标准提出了质疑。研究者认为将减少再切除率作为制订安全切缘的标准是缺乏有效证据的，如果一味地为了追求降低再切除率而制订某一推荐阈值，无疑会导致全乳切除的比例增加，并使得符合保乳标准的患者减少。故而 2016 版 NCCN 指南制订的手术安全切缘标准则较为宽泛：切缘＞10 mm 被认为是阴性切缘（但可能使美容效果欠佳），而＜1 mm 的切缘则被认定为不充分[19]。

2016 年，Monica 等人收集整合了前人的 20 个回顾性研究，对共计 7883 个患者的资料进行了 meta 分析[20]。他们的结果表明如果把导管内原位癌阳性切缘定义为切缘可见癌组织，那么阴性切缘的局部复发率是阳性切缘的一半。如果把切缘的程度放宽至 2 mm，那么局部复发率将会大幅度降低。但保留更大的切缘宽度对于进一步减少局部复发率效果不明显。在此背景下，美国肿瘤外科学会、美国放射肿瘤学会、美国乳腺外科医师学会、美国临床肿瘤学会的代表终于在这一问题初步达成一致，专家们认为对于导管原位癌手术切缘大于 2 mm 即可被认定为安全切缘。不过，该指南仍具有一定的局限性。它仅适用于接受全乳放射治疗的乳腺导管原位癌和仅伴有微浸润的患者。而对仅接受部分乳房加速照射（accelerated partial breast irradiation，APBI）的乳腺导管原位癌患者，应该制订进一步的指南。此外，该研究并没有针对仅接受保乳手术治疗而未接受放疗的患者进行单独分析，且所有纳入 meta 分析的研究都是回顾性的。因此，我们需要前瞻性随机试验来进一步研究安全手术切缘问题。

三、讨论

乳腺癌保乳术后切缘状况对肿瘤的局部复发至关重要。许多研究指出切缘有恶性细胞残留是保乳术后局部复发的重要诱因[21]。对于切缘有癌细胞浸润的病例，尤其是病理类型为浸润性癌的病例，无论给予什么方式的术后辅助化疗，其局部复发率都会明显升高。而对于病理类型为乳腺导管原位癌的病例，Holland 等人的研究表明在相当一部分病例中，保乳断端或多或少会有肿瘤细胞的残余[22]。而标准剂量的术后放疗对消灭切缘有明显残余肿瘤细胞的杀伤效果有限，放疗的主要价值在于减少肿瘤从亚临床状态到临床状态的转变。

此外，目前关于术后病理显示肿物距切缘较近（未达到安全距离）的病例是否需要进一步手术这一问题尚无共识。由于许多因素（如病理类型、分子分型、术后治疗方案等）均可以影响肿瘤的局部复发，因此这类患者是否需要进一步手术治疗还需要更多的研究。

四、小结

在经过几十年的研究后，专家们终于初步界定保乳手术的安全切缘及其标准。但是，随着更多循证医学研究的推进，我们可以预见这一定义会被不断更新。诚然，一味扩大安全切缘的距离将会使得患者再次手术的比例增高，减少可实行保乳手术的患者人群，并且减弱了保乳术的美容效果，使患者从术后辅助治疗（化疗、放疗、内分泌治疗及靶向治疗）中获益减少。因此，在评估安全切缘时不妨将患者术后所需辅助治疗，甚至是基因检测结果纳入评估标准。在实践中，只有进一步加强多学科协作，在综合治疗的同时注重个性化治疗，才能使保乳手术在确保安全性的基础上获得令人满意的美容效果。

（齐立强）

参考文献

［1］ Fisher B，Anderson S，Bryant J，et al. Twenty-year follow-up of a randomized trial comparing total mastectomy，lumpectomy，and lumpectomy plus irradiation for the treatment of invasive breast cancer. The New England Journal of Medicine，2002，347（16）：1233-1241.

［2］ McCahill LE，Single RM，Aiello Bowles EJ，et al. Variability in reexcision following breast conservation surgery. JAMA，2012，307（5）：467-475.

［3］ Fisher ER，Dignam J，Tan-Chiu E，et al. Pathologic findings from the National Surgical Adjuvant Breast Project（NSABP）eight-year update of Protocol B-17：intraductal carcinoma. Cancer，1999，86（3）：429-438.

［4］ Fisher ER，Costantino J，Fisher B，et al. Pathologic findings from the National Surgical Adjuvant Breast Project（NSABP）Protocol B-17. Intraductal carcinoma（ductal carcinoma in situ）. The National Surgical Adjuvant Breast and Bowel Project Collaborating Investigators. Cancer，1995，75（6）：1310-1319.

［5］ Gage I，Schnitt SJ，Nixon AJ，et al. Pathologic margin involvement and the risk of recurrence in patients treated with breast-conserving therapy. Cancer，1996，78（9）：1921-1928.

［6］ Freedman G，Fowble B，Hanlon A，et al. Patients with early stage invasive cancer with close or positive margins treated with conservative surgery and radiation have an increased risk of breast recurrence that is delayed by adjuvant systemic therapy. International Journal of Radiation Oncology，Biology，Physics，1999，44（5）：1005-1015.

［7］ Dillon MF，Hill AD，Quinn CM，et al. A pathologic assessment of adequate margin status in breast-conserving therapy. Annals of surgical oncology，2006，13（3）：333-339.

［8］ Anscher MS，Jones P，Prosnitz LR，et al. Local failure and margin status in early-stage breast carcinoma treated with conservation surgery and radiation therapy. Annals of surgery，1993，218（1）：22-28.

［9］ Tafra L，Guenther JM，Giuliano AE. Planned segmentectomy. A necessity for breast carcinoma. Archives of Surgery，1993，128（9）：1014-1018.

［10］ Park CC，Mitsumori M，Nixon A，et al. Outcome at 8 years after breast-conserving surgery and radiation therapy for invasive breast cancer：influence of margin status and systemic therapy on local recurrence. Journal of Clinical Oncology，2000，18（8）：1668-1675.

［11］ Pittinger TP，Maronian NC，Poulter CA，et al. Importance of margin status in outcome of breast-conserving surgery for carcinoma. Surgery，1994，116（4）：605-608.

［12］ Houssami N，Macaskill P，Marinovich ML，et al. The association of surgical margins and local recurrence in women with early-stage invasive breast cancer treated with breast-conserving therapy：a meta-analysis. Annals of Surgical Oncology，2014，21（3）：717-730.

[13] Moran MS，Schnitt SJ，Giuliano AE，et al. Society of Surgical Oncology-American Society for Radiation Oncology consensus guideline on margins for breast-conserving surgery with whole-breast irradiation in stages Ⅰ and Ⅱ invasive breast cancer. Annals of Surgical Oncology，2014，21（3）：704-716.

[14] Siegel RL，Miller KD，Jemal A. Cancer statistics，2015. CA：A Cancer Journal for Clinicians，2015，65（1）：5-29.

[15] Armed Forces Health Surveillance C. Incident diagnoses of breast cancer，active component service women，U. S. Armed Forces，2000-2012. Msmr，2013，20（9）：25-27.

[16] Wang SY，Chu H，Shamliyan T，et al. Network meta-analysis of margin threshold for women with ductal carcinoma in situ. Journal of the National Cancer Institute，2012，104（7）：507-516.

[17] Hughes LL，Wang M，Page DL，et al. Local excision alone without irradiation for ductal carcinoma in situ of the breast：a trial of the Eastern Cooperative Oncology Group. Journal of Clinical Oncology，2009，27（32）：5319-5324.

[18] Morrow M，Jagsi R，Alderman AK，et al. Surgeon recommendations and receipt of mastectomy for treatment of breast cancer. JAMA，2009，302（14）：1551-1556.

[19] National Comprehensive Cancer Network（NCCN）Clinical Practice Guidelines in Oncology：Breast，version 2. 2016. Available at：http：//www. nccn. org/professionals/physician_gls/pdf/breast. pdf.

[20] Morrow M，Van Zee KJ，Solin LJ，et al. Society of Surgical Oncology-American Society for Radiation Oncology-American Society of Clinical Oncology consensus guideline on margins for breast-conserving surgery with whole-breast irradiation in ductal carcinoma in situ. Annals of Surgical Oncology，2016，23（12）：3801-3810.

[21] Fourquet A，Campana F，Zafrani B，et al. Prognostic factors of breast recurrence in the conservative management of early breast cancer：a 25-year follow-up. International Journal of Radiation Oncology，Biology，Physics，1989，17（4）：719-725.

[22] Holland PA，Gandhi A，Knox WF，et al. The importance of complete excision in the prevention of local recurrence of ductal carcinoma in situ. British Journal of Cancer，1998，77（1）：110-114.

第五节　保留乳头乳晕的乳腺切除术，是否真的安全？

根据 2015 年中国癌症统计的结果，乳腺癌仍然是我国女性发病率最高的恶性肿瘤，发病率已达到 2.6‰[1]，而外科治疗仍然是乳腺癌最主要的治疗方式。针对乳腺的外科手术方式主要分为保留乳房手术、改良根治术以及保留乳头乳晕的乳腺切除术（nipple-sparing mastectomy，NSM）。在我国，随着患者对于术后外观及植入假体需求的增加，介于保乳手术与改良根治术之间的保留乳头乳晕的乳腺切除术的比例也逐年增多。

早在 1962 年，Freeman 就报道了第一例保留乳头乳晕的乳腺切除术[2]。随着技术的不断进步和手术适应证的不断明确，保留乳头乳晕的乳腺切除术被越来越多地应用于乳腺癌的外科治疗当中。保留乳头乳晕的乳腺切除术术后可以保持乳头的美观，同时保留了乳头的功能，这对于患者的心理恢复和性功能恢复都有很重要的作用。因为保留乳头乳晕的乳腺切除术较传统的改良根治手术多保留了乳头乳晕和部分皮肤，从理论上讲癌细胞可以沿乳腺导管方向从原发灶扩散至乳头乳晕复合体，所以其安全性一直是外科医生关注的重点。本文将综合既往文献探讨保留乳头乳晕的乳腺切除术的安全性。保留乳头乳晕的乳腺切除术的安全性主要分为肿瘤安全性和手术安全性两个部分，我们将分别给予讨论。

一、肿瘤安全性

作为乳腺癌的治疗性手术，术后的肿瘤安全性是我们进行安全评估的重点。我们以"nipple/areola-sparing mastectomy" "NAC preservation" "subcutaneous mastectomy" "survival" "outcome" 对 PUBMED、EMBASE 和 Cochrane Central Library 进行了检索。检索时间从 2005 年 1 月 1 日至 2016 年 11 月 30 日。对获得的摘要进行进一步的分析并排除与本研究无关的文献后，得到文献 59 篇。

因为考虑到学习曲线会对手术治疗产生影响以及小样本会产生偏倚，我们去除了样本例数在 100 例以下的研究。另外基于乳腺癌预后相对较好，短时间的随访可能得到的差异不太明显，我们去除了随访时间在 20 个月以下的研究。将符合上述排除标准的研究数据归纳整理如表 3-2 所示。本研究总共纳入 28 项研究。很遗憾到目前为止仍然没有大规模的随机对照研究来比较 NSM 和传统乳房切除术的生存情况。反映肿瘤安全性的指标——局部复发率、远处转移率、DFS 和 OS 等相关指标均从各文献中提取出来。我们选择了 2 项随访时间最长的研究分别进行了解读。

目前随访时间最长的研究就是 Benediktsson 等研究者进行的研究[3]。他们对 216 例行 NSM 手术的乳腺癌患者随访了 13 年，中位随访时间达到 156 个月。结果发现乳头乳晕组织术中冰冻的特异性为 98.5%。局部复发 52 例，远处转移 44 例。局部复发率是 19.1%，13 年的 DFS 为 51.3%，OS 为 76.4%。接受放疗组的局部复发率为 8.5%，优于未接受放疗组的局部复发率（28.4%，$P = 0.025$）。此外，这项研究的亚组分析提示即使出现局部复发，再次手术后患者生存效果仍然很好。这个结果提示 NSM 与保留乳房手术很相似，即局部复发对于远期生存的影响不大。但这项研究也存在不足：首先，这是一项单臂的回顾性研究；其次，研究结果的 DFS 和 OS 均较低。我们分析原因可能是这项研究开始时间较早，从 1988 年就开始纳入病例，时间跨度较长，所以在整个治疗过程中辅助治疗有限，造成了 DFS 和 OS 值相对较低。

Sakurai 等的研究是一项来自日本的单中心回顾性研究[14]。研究者对总共 932 例患者分成行 NSM 组和改良根治术组，其中 NSM 组 788 例，改良根治术组 144 例，平均随访时间是 78 个月。结果发现两组间局部复发率并没有显著差异（8.2% *vs.* 7.6%，$P = 0.81$）。整体的乳头乳晕坏死率为 3.7%。对于 NSM 组和改良根治术组，21 年的 DFS 和 OS 并没有显著性差异。

表 3-2 NSM 的肿瘤安全性研究汇总

研究者	发表年份	中位随访时间（月）	病例数	局部复发（%）	乳头复发（%）	远处转移（%）	DFS	OS
Benediktsson[3]	2008	156	272	52 例 (19.1%)	—	44 例 (16.2%)	51.3%	76.4%
Petit[4]	2009	20	1001	14 例 (1.4%)	0	36 例 (3.6%)		
Kim[5]	2010	60	152	3 例 (2%)	2 例 (1.3%)	0.6%	89%	97.1%
Jensen[6]	2011	60.2	99	3 例 (3%)	—	—	—	—
Boneti[7]	2011	25.3	152	7 例 (6%)	—	—	—	—
Kneubil[8]	2012	64		8 例 (1.05%)	—	—	—	—
Warren Peled[9]	2012	28	428	412 例 (2%)	—	—	—	—
Petit[10]	2012	50	934	36 例 (3.9%)	11 例 (1.2%)	—	—	—
Fortunato[11]	2013	28	121	1 例 (0.82%)	—	—	—	—
Romics[12]	2013	112	253	28 例 (11.1%)	—	27 例 (10.6%)	—	90.9%
Munhoz[13]	2013	65.6	158	4 例 (3.7%)	—	2 例 (1.8%)		
Sakurai[14]	2013	78	788	65 例 (8.2%)	29 例 (3.7%)		83%	88%
Coopey[15]	2013	22	156	4 例 (2.6%)	—	0	—	—
Stanec[16]	2014	63	252	16 例 (6.3%)	11 例 (4.4%)	—	—	94.5%
Eisenberg[17]	2014	33	215	1 例 (0.48%)	—	—	—	—
Wang[18]	2014	29	633	19 例 (3%)	—	27 例 (4.2%)	—	—
Sood[19]	2014	30	87	4 例 (4.6%)	1 例 (1.1%)	—	—	—
Poruk[20]	2015	25	130	2 例 (1.5%)	—	2 例 (1.5%)	—	—

表 3-2 NSM 的肿瘤安全性研究汇总（续）

研究者	发表年份	中位随访时间（月）	病例数	局部复发（%）	乳头复发（%）	远处转移（%）	DFS	OS
Santoro[21]	2015	35	186	3 例（1.6%）	—	—	89.7%	—
Sakamoto[22]	2016	61	404	11 例（2.6%）	—	1 例（0.2%）	—	—
Shimo[23]	2016	46.8	425	25 例（5.8%）	10 例（2.3%）	—	—	—
Moo[24]	2016	36	368	8 例（2.2%）	1 例（0.3%）	15 例（4.0%）	93.6%	—
Ryu[25]	2016	26	251	6 例（2.4%）	—	2 例（0.79%）	—	—
Orzalesi[26]	2016	—	755	22 例（2.9%）	5 例（0.7%）	7 例（1%）	—	—
Manning[27]	2016	49	267	1 例（0.37%）	0	8 例（3%）	—	—
Frey JD[28]	2016	30.73	118	1 例（0.8%）	0	0	—	—

这项研究是入组病例数最多的将 NSM 和改良根治术直接进行比较的研究。所以在没有前瞻性随机对照研究的背景下，这项研究的结果对于指导临床实践很有帮助。但此项研究同样存在不足。首先，两组病例的分布基线不一致。通过详细阅读文献，我们发现 NSM 组肿瘤分期为 2A 期的患者比例较多，同时改良根治术组肿瘤分期为 3 期的患者比例较多。简单来说，NSM 组的病例分期更早，同时改良根治术组的病例数较少，因此在此基础上得到的结论就略有欠缺。其次，这项研究共完成手术 932 例，却没有发生 1 例乳头坏死。虽然作者讨论这个问题的时候归因为手术中电刀的精细操作和术后保护乳头不受压，但如此完美的结果难免不让读者质疑该研究乳头坏死的标准是否过低。在其他文献中乳头坏死可以分为完全坏死和局部坏死 2 类。因为文献中没有详细描述，但我们考虑这项研究的乳头坏死标准是仅仅采用了完全坏死的定义。

从上述 2 篇有着长时间随访的文献我们可以发现 NSM 的局部复发率相对较低。另外我们从表 3-2 可以发现，近年来 NSM 患者的局部复发率较从前有较大降低，这种情况的出现我们考虑是与辅助治疗手段的不断进步有关。随着更好的系统治疗手段出现以及放疗技术的不断进步，NSM 的局部复发率基本控制在 5% 以下。当然，相对于局部复发，远处转移与患者的生存相关性更大。从表 3-2 中可以看到，大部分研究的远处转移率与局部复发率基本持平。虽然远处转移率也随中位随访时间的延长而逐渐增加，不过在最长 156 个月的随访中，远处转移率也仅为 16.2%。结合这些文献我们可以看到，经过严格选择的 NSM 患者的整体预后不错。

二、手术安全性

作为乳腺癌的治疗性手术,手术本身的安全性是我们进行安全评估的另一个重点。手术安全性最直接反映在术后并发症的发生情况。NSM 分为针对肿瘤治疗性的 NSM 和针对乳腺癌高危女性施行预防性的 NSM。相对而言,预防性的 NSM 相对简单,并发症也相对较少。我们重点关注的是肿瘤治疗性的 NSM。

我们对前面筛查出的 59 篇文献进一步提取数据。因为考虑到学习曲线会对手术治疗产生影响以及小样本会产生偏倚,我们去除了手术例数在 100 例以下的研究。将符合上述排除标准的研究数据归纳整理如表 3-3 所示。反映手术并发症的指标——并发症的总发生率、乳头坏死、感染、皮瓣坏死及假体取出等相关指标均从文献中提取出来。我们选择 2 项纳入病例最多的研究分别进行了解读。

表 3-3　NSM 的手术安全性研究汇总

研究者	发表年份	手术例数	预防性手术	并发症(%)	乳头坏死(%)	感染(%)	假体取出(%)	皮瓣坏死(%)
Petit[4]	2009	1001		358 例(35.8%)	90 例(9%)	20 例(2%)	43 例(4.3%)	
Kim[5]	2010	152		—	26 例(17.1%)			
Spear[29]	2011	162		46 例(28.4%)	6 例(3.7%)	20 例(12.3%)	5 例(3.1%)	3 例(1.9%)
Jensen[6]	2011	127			8 例(6%)			
Boneti[7]	2011	281		20 例(7.1%)				
Warren Peled[9]	2012	657	245		23 例(3.5%)			78 例(11.9%)
Lohsirwat[30]	2013	934			40 例(4.2%)			
Fortunato[11]	2013	138			6 例(4.3%)			
Munhoz[13]	2013	158	52	35 例(22.1%)	8 例(5.1%)	4 例(2.5%)	5 例(3.1%)	4 例(2.5%)
Coopey[15]	2013	645			11 例(1.7%)			
Stanec[16]	2014	288		—	29 例(10.1%)			
Wang[18]	2014	981		113 例(11.6%)	87 例(8.8%)	341 例(34.7%)	72 例(8.2%)	113 例(11.6%)

表 3-3　NSM 的手术安全性研究汇总（续）

研究者	发表年份	手术例数	预防性手术	并发症（%）	乳头坏死（%）	感染（%）	假体取出（%）	皮瓣坏死（%）
Sood[19]	2014	118		—			10 例（8.5%）	
Yao[31]	2015	397		33 例（8.3%）	7 例（1.8%）	7 例（1.8%）		10 例（2.5%）
Santoro[21]	2015	275			39 例（22%）		12 例（7%）	13 例（7%）
Shimo[23]	2016	425			6 例（1.4%）			
Ryu[25]	2016	266		38 例（14.3%）	14 例（5.3%）	4 例（1.5%）	—	10 例（3.8%）
Orzalesi[26]	2016	923	124	111 例（12%）	44 例（4.8%）	15 例（1.5%）	26 例（2.6%）	23 例（2.3%）
Manning[27]	2016	728	459	—		31 例（4.3%）	20 例（2.8%）	47 例（6.5%）
Frey JD[28]	2016	141	23	51 例（36%）	3 例（2.1%）	14 例（9.9%）	4 例（2.8%）	12 例（8.5%）

Petit 等的研究纳入了 1001 例 NSM 手术，其中浸润性癌为 82%，导管原位癌为 18%[4]。800 例患者接受了术中放疗，而 201 例患者未接受术中放疗，中位随访时间为 20 个月。结果提示全乳头坏死率为 3.5%，部分乳头坏死率为 5.5%，感染率为 2%。术后美容评价得分为 8（0～10）。15% 的患者报告术后乳头部分感觉障碍。局部复发率为 1.4%，但乳头乳晕复合体没有复发。远处转移 3.6%，死亡 4 例。在远处转移率和死亡率方面，接受术中放疗组和未接受术中放疗组之间没有统计学差异。

这项研究是一项大样本的单中心回顾性研究，早已完成的学习曲线在一定程度上可以排除手术技术的影响，同时创新性提出了"intervention"（进入手术室次数）的概念。但本研究也存在如下不足：首先，本研究使用了术中放疗，术中放疗可能会增加乳头坏死的比例，同时也降低了乳头乳晕的局部复发，而且术中放疗在我国目前的临床使用中并不多见；其次，这项研究为了保证术中术后可以进行放疗，人为排除了 63 例乳头乳晕血供不好的病例，这样的操作人为导致了乳头乳晕坏死率的下降。

Orzalesi L 等的研究纳入了 1006 例 NSM 手术（913 例患者）[26]，其中预防性乳房切除术 124 例（12.3%）。NSM 失败率（因任何原因切除乳头乳晕复合体）的比例达到了 11.5%。结果提示全乳头坏死率为 4.8%，大的皮肤坏死率为 2.3%，其余外科并发症发生率为 4.4%。该研究随访结果如下：区域局部复发率 2.9%，乳头乳晕区复发率 0.7%。全身复发率为 1%。5 人死亡（0.7%）。

这项研究是一项大样本的多中心回顾性研究。研究者提出 MRI 可以用于术前判断患者是否适合行 NSM 手术。另外这项研究详细分析了与并发症有关的因素，如 PR+ 与吸烟史等。但本项研究的不足也比较明显，主要表现在其入组的 NSM 患者中约有 10％仅行预防性 NSM，掺入了混杂因素。因为肿瘤治疗性的 NSM 与预防性 NSM 手术相比，难度相对更大，并发症相对更多。所以掺入预防性 NSM 手术后可能会使整体 NSM 手术的并发症有所下降。

三、讨论

确保 NSM 肿瘤安全性的关键点是严格把握手术适应证。如果乳头乳晕复合体可能存在肿瘤浸润，NSM 术后的肿瘤安全性就存在极大风险。已有多项研究发现肿瘤大小、淋巴结转移情况和肿瘤距乳头距离均与乳头受累有关。因此，目前我国专家共识认为 NSM 的手术适应证应该包括：肿瘤直径小于 5 cm，腋窝淋巴结阴性以及肿瘤距离乳头 ≥2 cm。当然，即使在严格遵循 NSM 手术适应证的情况下仍然有乳头受累的情况，因此作为最后一道防线的术中乳头乳晕区的快速病理检查十分重要。

在选取了合适的患者后我们就可以进行 NSM 手术了。那么如何提高 NSM 手术的安全性呢？通过阅读上面的文献我们基本可以得到如下几条具体意见：①术中需要精细使用电刀；②术中注意很好地保留乳头乳晕区的血供，术后需要注意保护乳头乳晕区不受压；③术中术后放疗对于降低肿瘤的局部复发是有益的。

NSM 术后复发主要发生于乳头乳晕区。即使乳头乳晕区出现了肿瘤复发，也可以采用乳头乳晕切除手术加以控制，而且预后仍然不错。这与保留乳房手术的局部复发相似，即使出现局部复发，再次给予局部处理后对生存不会产生太大影响。NSM 复发后的 DFS 变化不大，但早期复发患者的 OS 对比晚期复发相对要差一些。

在外科实践中 NSM 经常与假体植入同时进行，所以我们发现很多文献报道 NSM 的并发症包括假体植入的感染和取出，而且此类并发症的发生率基本在 3％～4％。但在我国的具体实践中，我们发现对于中国女性来说，有相当一部分女性乳房体积较小。对于这部分女性患者，NSM 后完全不必植入假体。所以对于不需要同时进行假体再造手术的女性而言，NSM 的手术风险将会比上述文献报道的更低。

目前仅有少数讨论 NSM 肿瘤安全性的系统回顾研究，但详细阅读后我们会发现，保留乳头乳晕的乳腺切除术可以分为针对明确诊断为乳腺癌患者的治疗性手术，及针对乳腺癌高风险患者的预防性手术。目前的研究都没有对治疗性手术和预防性手术进行分类。在没有分类的情况下统计局部复发率，会因为预防性手术的稀释效果导致整体的复发率降低。所以对 NSM 手术进一步细化分类的系统回顾可能会给我们带来更多的证据。

四、小结

综上所述，无论是肿瘤安全性还是手术安全性，NSM 都是一种安全的手术方式。但保证这种安全性的前提是，我们需要根据手术适应证选择合适的患者，另外需要完成足够的学习曲线和掌握具体的手术技巧。只要能做好上述两点，NSM 将会成为特定患者的标准治疗。

（于 跃 方 敏 吴凯男 李曦洲 盛 湲）

参考文献

［1］ Chen W，Zheng R，Baade PD，et al. Cancer statistics in China，2015. CA Cancer J Clin，2016，66（2）：115-132.

［2］ Freeman BS. Subcutaneous mastectomy for benign breast lesions with immediate or delayed prosthetic replacement. Plast Reconstr Surg，1962，30：676-682.

［3］ Benediktsson KP，Perbeck L. Survival in breast cancer after nipple-sparing subcutaneous mastectomy and immediate reconstruction with implants：a prospective trial with 13 years median followup in 216 patients. Eur J Surg Oncol，2008，34：143-148.

［4］ Petit JY，Veronesi U，Orecchia R，et al. Nipple sparing mastectomy with nipple areola intraoperative radiotherapy：one thousand and one cases of a five years experience at the European institute of oncology of Milan（EIO）. Breast Cancer Res Treat，2009，117：333-338.

［5］ Kim HJ，Park EH，Lim WS，et al. Nipple areola skin-sparing mastectomy with immediate transverse rectus abdominis musculocutaneous flap reconstruction is an oncologically safe procedure：a single center study. Ann Surg，2010，251：493-498.

［6］ Jensen JA，Orringer JS，Giuliano AE. Nipple-sparing mastectomy in 99 patients with a mean follow-up of 5 years. Ann Surg Oncol，2011，18：1665-1670.

［7］ Boneti C，Yuen J，Santiago C，et al. Oncologic safety of nipple skin-sparing or total skin-sparing mastectomies with immediate reconstruction. J Am Coll Surg，2011，212：686-693.

［8］ Kneubil MC，Lohsiriwat V，Curigliano G，et al. Risk of locoregional recurrence in patients with false-negative frozen section or close margins of retroareolar specimen in nipple-sparing mastectomy. Ann Surg Oncol，2012，19：4117-4123.

［9］ Warren Peled A，Foster RD，Stover AC，et al. Outcomes after total skin-sparing mastectomy and immediate reconstruction in 657 breasts. Ann Surg Oncol，2012，19：3402-3409.

［10］ Petit JY，Veronesi U，Orecchia R，et al. Risk factors associated with recurrence after nipple-sparing mastectomy for invasive and intraepithelial neoplasia. Ann Oncol，2012，23：2053-2058.

［11］ Fortunato L，Loreti A，Andrich R，et al. When mastectomy is needed：is the nipple-sparing procedure a new standard with very few contraindications? J Surg Oncol，2013，108：207-212.

［12］ Romics L Jr，Stallard S，Weiler-Mithoff E. Oncologic safety of skin-sparing mastectomy followed by immediate breast reconstruction：rate and localization of recurrences，and impact of reconstruction techniques. Orv Hetil，2013，154：163-171.

［13］ Munhoz AM，Aldrighi CM，Montag E，et al. Clinical outcomes following nipple-areola-sparing mastectomy with immediate implant-based breast reconstruction：a 12-year experience with an analysis of patient and breast-related factors for complications. Breast Cancer Res Treat，2013，140：545-555.

［14］ Sakurai T，Zhang N，Suzuma T，et al. Long-term follow-up of nipple-sparing mastectomy without radiotherapy：a single center study at a Japanese institution. Med Oncol，2013，30：481.

［15］ Coopey SB，Tang R，Lei L，et al. Increasing eligibility for nipple-sparing mastectomy. Ann Surg Oncol，2013，20：3218-3222.

［16］ Stanec Z，Zic R，Budi S，et al. Skin and nipple-areola complex sparing mastectomy in breast cancer patients：15-year experience. Ann Plast Surg，2014，73：485-491.

［17］ Eisenberg RE，Chan JS，Swistel AJ，et al. Pathological evaluation of nipple-sparing mastectomies with emphasis on occult nipple involvement：the Weill-Cornell experience with 325 cases. Breast J，2014，20：15-21.

［18］ Wang F，Peled AW，Garwood E，et al. Total skin-sparing mastectomy and immediate breast reconstruction：an evolution of technique and assessment of outcomes. Ann Surg Oncol，2014，21：3223-3230.

［19］ Sood S，Elder E，French J. Nipple-sparing mastectomy with implant reconstruction：the Westmead experience. ANZ J Surg，2015，85：363-367.

［20］ Poruk KE，Ying J，Chidester JR，et al. Breast cancer recurrence after nipple-sparing mastectomy：one institution's experience. Am J Surg，2015，209：212-217.

［21］ Santoro S，Loreti A，Cavaliere F，et al. Neoadjuvant chemotherapy is not a contraindication for nipple sparing mastectomy. Breast，2015，24（5）：661-666.

［22］ Sakamoto N，Fukuma E，Teraoka K，et al. Local recurrence following treatment for breast cancer with an endoscopic nipple-sparing mastectomy. Breast Cancer，2016，23（4）：552-560.

［23］ Shimo A，Tsugawa K，Tsuchiya S，et al. Oncologic outcomes and technical considerations of nipple-sparing mastectomies in breast cancer：experience of 425 cases from a single institution. Breast Cancer，2016，23（6）：851-860.

［24］ Moo TA，Pinchinat T，Mays S，et al. Oncologic outcomes after nipple-sparing mastectomy. Ann Surg Oncol，2016，23（10）：3221-3225.

［25］ Ryu JM，Nam SJ，Kim SW，et al. Feasibility of nipple-sparing mastectomy with immediate breast reconstruction in breast cancer patients with tumor-nipple distance less than 2.0 cm. World J Surg，2016，40（8）：2028-2035.

［26］ Orzalesi L，Casella D，Santi C，et al. Nipple sparing mastectomy：surgical and oncological outcomes from a national multicentric registry with 913 patients（1006 cases）over a six year period. Breast，2016，25：75-81.

［27］ Manning AT，Sacchini VS. Conservative mastectomies for breast cancer and risk-reducing surgery：the Memorial Sloan Kettering Cancer Center experience. Gland Surg，2016，5（1）：55-62.

［28］ Frey JD，Alperovich M，Kim JC，et al. Oncologic outcomes after nipple-sparing mastectomy：a single-institution experience. J Surg Oncol，2016，113（1）：8-11.

［29］ Spear SL，Willey SC，Feldman ED，et al. Nipple-sparing mastectomy for prophylactic and therapeutic indications. Plast Reconstr Surg，2011，128：1005-1014.

［30］ Lohsiriwat V，Rotmensz N，Botteri E，et al. Do clinicopathological features of the cancer patient relate with nipple areolar complex necrosis in nipple-sparing mastectomy? Ann Surg Oncol，2013，20：990-996.

［31］ Yao K，Liederbach E，Tang R，et al. Nipple-sparing mastectomy in BRCA1/2 mutation carriers：an interim analysis and review of the literature. Ann Surg Oncol，2015，22：370-376.

第六节　多灶、多中心乳腺癌的局部手术治疗：保乳手术还是改良根治术？

随着乳腺检查技术的进步，越来越多的多灶、多中心乳腺癌（multifocal and multicentric breast cancer，MMBC）被检出。多灶性乳腺癌（mutifocal breast cancer，MFBC）是指单侧乳腺同一象限内有超过一个以上的乳腺恶性病灶；多中心乳腺癌（multicentric breast cancer，MCBC）是指单侧乳腺不同象限内有超过一个以上的乳腺恶性病灶[1]。据报道，MMBC 的发病率为 4%～50%[2-3]。因此，对于该类患者治疗方案的选择问题备受关注。

MMBC 通常被认为是保乳手术（breast-conserving therapy，BCT）的相对禁忌证，主要是由于 MMBC 较单灶乳腺癌（unifocal breast cancer，UBC）局部复发率高、在手术过程中较难得到阴性切缘以及保乳术后美观效果较差等原因[4-6]。但是，随着术后辅助治疗手段的增多与进步，目前越来越多的数据显示，手术方式的选择并不一定影响 MMBC 患者术后局部复发率及远期预后。因此，如何为 MMBC 患者选择合理的手术方式问题，值得我们慎重考虑。

我们以 "breast neoplasm" "breast-conserving surgery" "multifocal" "multifocality" "multicentric" 和 "multicentricity" 为关键词检索 PubMed、EMBASE、Cochrane 数据库，研究报道始于 1989 年，末次检索时间为 2016 年 11 月。共检出相关文献 443 篇，经初步筛选后剩余 39 篇文献，现选择其中 2 篇样本量较大、随访时间较长、实验设计较为完善的研究报道进行解读。

一、保乳手术对于多灶、多中心乳腺癌（MMBC）患者是否是一个安全选择？

Yerushalmi 等的研究[7]是一项回顾性研究，中位随访时间为 7.9 年，在早中期乳腺癌患者中分别比较 BCT 组和改良根治术组中，UBC 与 MMBC 患者 10 年局部复发率（local recurrence rate，LR）、局部区域复发率（loco-regional recurrence rate，LRR）及乳腺癌特异生存期（breast cancer specific survival，BCSS）之间是否存在差异。此外，还探讨了影响乳腺癌患者手术方式选择的因素，包括年龄、肿瘤分布情况、肿瘤大小、淋巴结情况、组织学分级、免疫组化结果、病理类型、切缘情况及是否接受放、化疗等因素。

该研究共入组了 11 983 名 BCT 后患者（UBC：11 683 例；MMBC：300 例）和 7771 名乳腺癌改良根治术后患者（UBC：6884 例；MMBC：887 例）。所有患者均于 1989—2005 年被诊断为 Ⅰ～Ⅱ 期乳腺癌，所有 MMBC 患者均被病理证实为同侧乳房含有 2 个或 2 个以上恶性病灶。双侧乳腺癌患者、术后 6 个月内发生对侧乳腺癌的患者以及接受过新辅助化疗的患者被排除。

多变量分析提示，对于整体人群，MMBC、肿瘤分布范围广泛的导管原位癌（DCIS）、较高的发病年龄、较高的组织学分级、小叶癌、淋巴结侵犯、肿瘤直径>1 cm等是选择改良根治术的促进因素。其中，MMBC是影响手术方式选择的一个重要因素。在1187名MMBC患者中，分布范围局限的DCIS、发病年龄介于50～69岁及肿瘤直径≤1 cm是选择BCT的促进因素。

在BCT组中，UBC和MMBC患者10年LR分别为4.6%和5.5%（$P=0.75$）；在改良根治术组中，UBC和MMBC患者10年LR分别为5.8%和6.5%（$P=0.74$），10年LR在两组中的差异均无统计学意义。由于各组中UBC和MMBC患者的基本情况及肿瘤特征存在差异，且在MMBC患者中，选择改良根治术的患者相对于BCT患者更高危，即组间基线存在明显差异，因此，该研究选择了Fine and Gray模型进行多变量分析。结果提示淋巴结情况、组织学分级、DCIS分布情况及肿瘤切缘情况是肿瘤LR的影响因素，而MMBC对于LR的影响并没有统计学意义（$P=0.63$）。此外，在多变量分析中，MMBC对于10年LRR、BCSS、总生存（OS）均无统计学意义。由于考虑BCT组中存在亚组样本量差异较大的问题，该研究采用了3∶1（UBC∶MMBC）配对分析，结果提示两组LR及LRR差异仍无统计学意义。

从该研究中我们可以基本得出结论：对于非高危MMBC患者，BCT亦可被视为一种合理的选择。但是，该研究未将两种手术方式对MMBC患者的预后情况进行直接比较，而在本研究纳入的MMBC患者中，BCT组及改良根治术组患者基线差异明显，因此在此基础上尚不能得出关于MMBC患者手术方式选择的直接结论。众所周知，新辅助化疗是提高保乳手术率的重要手段，但该研究将这部分患者群排除，必然会造成入组病例偏倚而得出并不全面的结论。此外，随着乳腺癌靶向治疗的进展，HER2表达情况对预后有重要影响，但该研究在控制试验组与对照组基线时并未提及这点。

二、保乳手术对于多灶性乳腺癌（MFBC）患者是否是一个安全选择?

Lim等的研究[8]是一项入组了1408名早中期乳腺癌患者的回顾性研究，中位随访时间在BCT组和改良根治术组中分别为59.33个月和64.98个月，主要比较BCT和改良根治术对MFBC患者LR、5年无病生存（DFS）及5年OS的影响。同时，比较MFBC与UBC患者BCT后LR的差异。

本研究共纳入478名MFBC患者（BCT：147例；改良根治术：331例）和930名BCT术后的UBC患者。所有患者均于1990—2003年被诊断为Ⅰ～Ⅱ期乳腺癌，所有MFBC患者均被病理证实为同侧乳房同一象限含有2个或2个以上恶性病灶。接受过新辅助化疗的MFBC患者被排除。

将MFBC患者分成BCT组和改良根治术组，结果显示，两组LR（2.0% vs. 0.9%，$P=0.378$）、5年DFS（89.08% vs. 91.88%，$P=0.451$）及5年OS（93.38% vs. 94.53，$P=0.208$）差异均无统计学意义。此外，该研究中UBC患者BCT术后LR为

1.3%，与 MFBC 患者 BCT 术后 LR 相比，无统计学意义。因此，从本研究推断 BCT 对于非高危的 MFBC 患者是一种安全的选择。

该研究纳入 MFBC 患者数量较多，随访时间较长，且将两种手术方式对 MFBC 患者预后的影响进行了直接比较，这对 MFBC 患者手术方式的选择具有重要意义。从文中列出的关于 BCT 对 MMBC 患者安全性的文献中发现，随着时间的推移，BCT 对于 MMBC 患者正越来越趋向于一种安全的选择，这可能与手术方式的改进及术后全身治疗措施的增多及改善相关。但值得注意的是，由于该研究中改良根治术组中患者肿瘤直径较大且 Her2 阳性率较高，导致了两组间基线水平不一致。对于 Her2 阳性的患者，后续是否行靶向治疗将严重影响患者的预后，但该研究并未提及此类患者后续治疗策略的实施情况，因此会对评估手术方式与生存情况间的关系造成影响。另外，该研究中 MFBC 患者术前影像学评估均采用超声检查，其敏感性低于乳腺磁共振成像（MRI）检查，因此入组的 MMFC 患者情况并不完全代表 MMFC 患者整个群体的情况。

三、讨论

对于乳腺癌患者，成功的保乳手术不仅应该有良好的预后，术后良好的乳腺外观同样具有重要意义。关于 MMBC 患者保乳术后外观效果的报道很少，Tan 等在一项研究中对 34 名保乳术后 3 年的 MMBC 患者进行随访，其中 20 名患者对术后乳腺外观进行了自我评价，均认为美容效果满意或较满意，但是在临床医生中进行评价时，外观效果满意率为 90%[9]。在中国人群中，由于乳房体积普遍较小、术后很难维持较好的外观效果及患者保乳意愿并不强烈等原因，MMBC 患者的保乳率很低[10]。

在很多情况下，病灶的大小、数目及分布情况是影响手术方式决策及保乳术后外观效果的重要因素。目前，大多数研究认为保乳手术适用于分布较为局限的中早期 MMBC 患者，对于肿瘤分布较弥散的导管原位癌患者，由于较难得到阴性切缘而并不推荐保乳手术。

根据肿瘤分布位置不同，将 MMBC 分成 MFBC 和 MCBC，但是 MFBC 与 MCBC 的生物学行为及预后是否存在差异，目前并没有数据能证实。Kanurmuri 等在研究中指出，MCBC 可能与更低的 OS 相关，而 MFBC 并不影响患者的 OS[11]。Lynch 等的研究发现 MFBC 和 MCBC 均与更早的发病年龄及更高的肿瘤分期、淋巴结分期相关[12]。因此，关于 MFBC 和 MCBC 手术方式的选择是否存在差异及保乳手术是否会对其预后产生不同的影响，需要后续更多的数据才能说明。

除了保乳手术技术的改进，术后辅助化疗、放疗技术的进步也使 MMBC 患者预后有了不断改善。因此，我们有理由相信对于有保乳条件的 MMBC 患者，保乳手术的肿瘤安全性将越来越大。

四、小结

尽管近来多项研究数据提示，保乳手术对于部分 MMBC 患者是安全可靠的，但是目前尚缺乏能证实其安全性的大样本、前瞻性随机对照试验研究数据。因此对于有保乳意愿的 MMBC 患者，MMBC 并不是保乳手术的绝对禁忌证，但术前需要充分考虑肿瘤大小、分布情况及获得阴性切缘后乳腺外观的情况等因素。

（于方敏　吴凯男　林　健　盛　嫒　于　跃）

参考文献

[1] Shaikh T，Tam TY，Li T，et al. Multifocal and multicentric breast cancer is associated with increased local recurrence regardless of surgery type. Breast J，2015，21（2）：121-126.

[2] Fowble B，Yeh IT，Schultz DJ，et al. The role of mastectomy in patients with stage Ⅰ～Ⅱ breast cancer presenting with gross multifocal or multicentric disease or diffuse microcalcifications. Int J Radiat Oncol Biol Phys，1993，27（3）：567-573.

[3] Eeles R，Knee G，Jhavar S，et al. Multicentric breast cancer：clonality and prognostic studies. Breast Cancer Res Treat，2011，129（3）：703-716.

[4] Kurtz JM，Jacquemier J，Amalric R，et al. Breast-conserving therapy for macroscopically multiple cancers. Ann Surg，1990，212（1）：38-44.

[5] Wilson LD，Beinfield M，McKhann CF，et al. Conservative surgery and radiation in the treatment of synchronous ipsilateral breast cancers. Cancer，1993，72（1）：137-142.

[6] Morrow M，Strom EA，Bassett LW，et al. Standard for the management of ductal carcinoma in situ of the breast（DCIS）. CA Cancer J Clin，2002，52（5）：256-276.

[7] Yerushalmi R，Tyldesley S，Woods R，et al. Is breast-conserving therapy a safe option for patients with tumor multicentricity and multifocality? Ann Oncol，2012，23（4）：876-881.

[8] Lim W，Park EH，Choi SL，et al. Breast conserving surgery for multifocal breast cancer. Ann Surg，2009，249（1）：87-90.

[9] Tan MP，Sitoh NY，Sitoh YY. Optimising breast conservation treatment for multifocal and multicentric breast cancer：a worthwhile endeavour? World J Surg，2016，40（2）：315-322.

[10] Zhou MR，Tang ZH，Li J，et al. Clinical and pathologic features of multifocal and multicentric breast cancer in chinese women：a retrospective cohort study. J Breast Cancer，2013，16：77-83.

[11] Kari Rosenkranz. Surgical management of multifocal and multicentric breast cancers：can we achieve the same，with less? Ann Surg Oncol，2015，22：2464-2465.

[12] Lynch SP，Lei X，Chavez-Macgregor M，et al. Multifocality and multicenticity in breast cancer and survival outcomes. Ann Oncol，2012，23：3063-3069.

第七节　保留乳房手术和乳房切除术孰优孰劣?

乳腺癌患者乳房的局部外科手术包括保乳手术和乳房全切术两种，其中保乳手术的实施涵盖肿瘤外科的手术治疗、放疗科的放射治疗、肿瘤内科的全身治疗以及病理科和放射科的病灶切缘评估等多个方面，是乳腺癌多学科综合治疗模式的体现和结晶[1]。大样本多中心临床随机对照试验结果发现保乳手术＋放疗与根治性手术相比，生存率并不存在明显差异，而且可以使患者获得更好的生存质量[2-3]。因此，保乳手术目前已经成为部分早期乳腺癌患者可选的标准外科术式[4]。本文将通过总结保乳手术的经典试验和文献，回顾该术式改变乳腺癌外科治疗策略的历程。

一、米兰试验：保乳与根治术的总生存无差异

米兰试验（Quadrantectomy 试验）是由世界卫生组织（WHO）乳腺癌诊治评估委员会（Committee of Investigators for Evaluation of Methods of Diagnosis and Treatment of Breast Cancer）批准的一项多中心临床随机对照研究[5]。主要研究终点包括同侧乳房复发率、对侧乳腺癌发生率、远处转移发生率、第二原发癌发生率、总生存（OS）以及乳腺癌特异死亡（death from breast cancer，DFBC）。

1973—1980 年间，该研究共纳入 701 例肿瘤直径≤2 cm 且临床淋巴结阴性的早期乳腺癌患者，皆在探讨保乳手术与乳腺癌根治术（Halsted 手术）的治疗效果。入组患者随机分为两组，一组行乳腺癌根治术（349 例），另一组行保乳手术（352 例）＋术后放疗。保乳手术的具体方式为：象限切除。其中，1976 年后入组的所有淋巴结阳性患者（包括试验组和对照组）均接受了 CMF 方案（环磷酰胺＋甲氨蝶呤＋氟尿嘧啶）辅助化疗。

中位随访 20 年的结果显示：保乳＋放疗组共 30 例患者发生同侧乳房复发，而乳腺癌根治手术组共 8 例复发（$P<0.001$）。两组的 20 年同侧乳房累积复发率分别为 $8.8\%±3.2\%$ $vs.$ $2.3\%±0.8\%$。两组患者的对侧乳腺癌、远处转移及第二原发癌发生率均无显著差异。保乳＋放疗组患者的 OS 为 41.7％，而乳腺癌根治术组为 41.2％（$P=1.0$）；保乳＋放疗组患者的 DFBC 为 26.1％，而乳腺癌根治术组为 24.3％（$P=0.8$）。

该试验提示，保乳＋放疗组患者的长期生存率与乳腺癌根治术组相比并无差异。对肿瘤体积相对较小的患者而言，保乳手术也是一种合适的选择。

二、NSABP B06 试验：保乳与全切的总生存无差异

NSABP B06 试验是由美国国家外科辅助乳房及胃肠计划（National Surgical Adjuvant Breast and Bowel Project）牵头组织的多中心临床随机对照研究[6]。主要研究终点包括：①同侧乳房复发率；②无病生存（DFS）：未出现局部/区域或远处部位复发、第二原发癌和非肿瘤引起的任何原因所致死亡；③无远处转移生存（DDFS）：未出现远处部位首次转移、局部或区域复发后的远处转移；④第二原发癌（包括对侧乳腺癌）；⑤OS：未出现任何原因所致死亡以及乳腺癌特异死亡（deaths due to breast cancer，DDBC）。

1976—1984 年间，该研究共纳入 2163 例Ⅰ～Ⅱ期（肿瘤直径≤4 cm、任意淋巴结状态）的浸润性乳腺癌患者，皆在探讨保乳±放疗与乳房全切术的治疗效果。入组患者被随机分成 3 组：乳房全切术组、保乳组、保乳＋放疗组。保乳手术的具体方式为：在保证切缘及美容效果的前提下，充分切除肿瘤及其周边正常腺体。若患者淋巴结转移≥1

枚，均接受美法仑和氟尿嘧啶方案化疗。最终，共对 1851 例淋巴结状态已知且有明确 20 年随访信息的患者进行了生存分析和累积复发评估。

随访 20 年的结果显示，保乳＋放疗组患者的患侧乳房 20 年累积复发率为 14.3%，而单纯保乳组为 39.2%（$P<0.001$）。乳房全切术、保乳、保乳＋放疗组患者的 DFS、DDFS 均无明显差异。同样，三组患者的 OS 亦无显著性差异：与乳房全切术组相比，保乳组患者的风险比（hazard ratio，HR）为 1.05（95%CI：0.90~1.23；$P=0.51$），而保乳＋放疗组的 HR 为 0.97（95%CI：0.83~1.14；$P=0.74$）；若患者行保乳手术并且切缘阴性，术后放疗者并不能降低总体死亡风险（HR＝0.91，95%CI：0.77~1.06；$P=0.23$）。与保乳组相比，保乳＋放疗组患者的 DDBC 明显降低（HR＝0.82，95%CI：0.68~0.99；$P=0.04$），提示术后放疗可在相当程度上降低 DDBC。

该试验提示，假如能达到切缘阴性及美容要求，保乳＋放疗是浸润性乳腺癌合适的治疗方式。

三、荷兰队列研究：保乳的总生存优于全切

荷兰队列研究是由荷兰综合癌症组织（Netherlands Comprehensive Cancer Organization）开展的一项大规模回顾性人群研究[7]，旨在比较早期乳腺癌患者接受保乳手术＋放疗或乳房全切术的长期生存差异。主要研究终点是整体人群的 10 年 OS 以及 2003 年亚组患者（基本特征与总人群相仿）的乳腺癌特异性生存（BCSS），其中 BCSS 通过评估无远处转移生存（DMFS）以及原发肿瘤/淋巴结特异性相对生存（relative survival，RS）来实现。

2000—2004 年间该研究共纳入 37 207 例在荷兰癌症登记数据库登记的早期乳腺癌患者，纳入标准是病理分期为 $T_{1\sim2}N_{0\sim1}M_0$ 且接受保乳＋放疗或乳房全切术的原发浸润性乳腺癌患者（不包括 Paget 病），无论腋窝分期如何、是否清扫、是否使用全身辅助治疗。

37 207 例患者中 21 734 例（58%）接受保乳＋放疗治疗，15 473 例（42%）接受乳房全切术治疗。2003 年亚组患者共 7552 人（20%），其中保乳＋放疗组 4647 例（62%），乳房全切术组 2905 例（38%）。单因素及多因素分析均显示：在总体人群中，与乳房全切术组相比，保乳＋放疗组的 10 年总生存显著改善 [crude HR＝0.51（95% CI：0.49~0.53），$P<0.0001$；adjusted HR＝0.81（0.78~0.85），$P<0.0001$]，并且这一趋势不受 T 及 N 分期的影响。多因素分析显示：在 2003 年亚组患者中，与乳房全切术组相比，保乳＋放疗组的 10 年 DMFS 并未显著提高 [adjusted HR＝0.88（0.77~1.01），$P=0.07$]，但在 T_1N_0 亚组中有显著改善 [adjusted HR＝0.74（0.58~0.94），$P=0.014$]。多因素分析显示：在 2003 年亚组患者中，与乳房全切术组相比，保乳＋放疗组的 10 年 RS 显著提高 [adjusted HR＝0.76（0.64~0.91），$P=0.003$]，在 T_1N_0 亚组中这一趋势亦存在 [adjusted HR＝0.60（0.42~0.85），$P=0.004$]。

该试验提示，校正多种混杂因素后保乳＋放疗相比乳房全切术可显著改善早期乳腺癌患者的 10 年 OS 和 RS。但 10 年 DMFS 仅在 T_1N_0 亚组有明显提高，提示可能存在某种严重混杂情况。尽管如此，这一结果显示保乳＋放疗与乳房全切术的治疗效果至少在

总体上是持平的，这一结论也许会对早期乳腺癌患者治疗决策的制订产生影响。

四、讨论

有关保乳手术与全切手术疗效的大型临床随机对照研究共有 6 项：IGR（巴黎）、WHO（米兰）、NSABP B-06、NCI-USA、Danish 和 EORTC 10801（表 3-4）。

表 3-4　有关保乳手术与全切手术疗效的临床随机对照研究

试验	年份	病例数	分期	原发灶手术方式
IGR（巴黎）[8]	1972—1984	179	I	切缘距肿瘤 2 cm
WHO（米兰）[5]	1973—1980	701	I	象限切除
NSABP B-06[6]	1976—1984	1851	I＋II	肿块广切
NCI-USA[9]	1979—1987	237	I＋II	广泛切除
Danish[10]	1983—1989	904	I＋II＋III	广泛切除
EORTC 10801[11]	1980—1986	874	I＋II	切缘距肿瘤 1 cm

本文详细介绍了其中的 2 个经典试验——米兰试验[5]和 NSABP B-06 试验[6]。其中，米兰试验在 1973—1980 年间共纳入 701 例肿瘤直径≤2 cm 且临床淋巴结阴性的早期乳腺癌患者，一组行乳腺癌根治术，另一组行保乳手术＋放疗。结果发现保乳＋放疗、乳腺癌根治术组患者的 20 年同侧乳房累积复发率分别为 8.8%±3.2%、2.3%±0.8%，而 OS 分别为 41.7% 和 41.2%，DFBC 分别为 26.1% 和 24.3%。NSABP B-06 试验在 1976—1984 年间纳入 2163 例 I～II 期（肿瘤直径≤4 cm、任意淋巴结状态）的浸润性乳腺癌患者，被随机分成三组：乳房全切术组、保乳组、保乳＋放疗组。针对 1851 例淋巴结状态已知且有明确 20 年随访信息患者的分析显示：保乳＋放疗组患者的患侧乳房 20 年累积复发率为 14.3%，而单纯保乳组为 39.2%（$P<0.001$）。乳房全切术、保乳、保乳＋放疗组患者的 DFS、DDFS、OS 均无明显差异。与保乳组相比，保乳＋放疗组患者的 DDBC 明显降低，提示术后放疗可在相当程度上降低 DDBC。

回顾上述 2 项临床试验，我们可以发现尽管保乳手术的局部复发率确实高于乳房全切组，但术后放疗可有效降低复发概率，同时这也并未影响患者的总生存以及远处转移。再者，考虑到当时术后化疗、分子靶向以及内分泌治疗等综合治疗手段相较于目前并不充分，因此同侧乳房复发率以及生存方面的差异也许更不显著。由此，我们又介绍了一个新近的研究，也就是荷兰队列研究[7]。

该研究 2000—2004 年间共纳入 37 207 例 $T_{1\sim2}N_{0\sim1}M_0$ 且接受保乳＋放疗或乳房全切术的原发浸润性乳腺癌患者。结果显示：在总体人群中，与乳房全切术组相比，保乳＋放疗组的总体 10 年总生存显著改善；在 2003 年亚组患者中，保乳＋放疗组的 10 年 RS 显著提高。这一结果的公布立即引起了学界的热议，并引发了巨大的讨论和争议。有学者认为，该研究为回顾性队列研究，混杂因素很多，如研究者在报告中指出接受保乳手术的患者更年轻、肿瘤偏小、分化更好、单发病灶更多等组间不匹配的因素，而且没有考虑到抗 HER2 治疗等其余未知因素的干扰，同时研究者们也没有充足的理由解释保乳手术长期预后优于全切手术的原因。也有学者认为，虽然方法学上相较于随机对照研究存在明显缺陷，但毕竟纳入人群数量庞大，相当程度上代表了真实世界的数据，对临床实践仍具有极高的价值和意义。我们认为，尽管荷兰研究存在一定设计缺陷，但基于人口资料的大数据仍具有极高的可信度和真实度。

五、小结

综合多项随机对照研究及新近的荷兰大型队列研究，我们认为保乳手术和全乳切除在疗效上至少是相当的，同时可显著提高患者的生存质量。因此，在根据 NCCN 指南[12]及《中国抗癌协会乳腺癌诊治指南及规范（2015 版）》[13]把握保乳适应证、禁忌证，及保障患者长期生存安全的前提下，保乳手术是早期乳腺癌患者可安全选择的标准治疗术式。同时，需要注意的是，外科医生在选择保乳手术时还要充分考量和权衡患者意愿、手术并发症、术后生存质量以及卫生经济学等多方面因素。

（齐晓伟）

参考文献

[1] 邵志敏，余科达. 精准医学时代的乳腺肿瘤学. 上海：复旦大学出版社，2016：184-198.

[2] 苏逢锡，宋尔卫. 乳腺癌保乳治疗. 北京：人民卫生出版社，2014.

[3] Clarke M，Collins R，Darby S，et al. Effects of radiotherapy and of differences in the extent of surgery for early breast cancer on local recurrence and 15-year survival：an overview of the randomised trials. Lancet，2005，366（9503）：2087-2106.

[4] Johns N，Dixon JM. Should patients with early breast cancer still be offered the choice of breast conserving surgery or mastectomy? Eur J Sur Oncol，2016，42（11）：1636-1641.

[5] Veronesi U，Cascinelli N，Mariani L，et al. Twenty-year follow-up of a randomized study comparing breast-conserving surgery with radical mastectomy for early breast cancer. N Engl J Med，2002，347（16）：1227-1232.

[6] Fisher B，Anderson S，Bryant J，et al. Twenty-year follow-up of a randomized trial comparing total mastectomy，lumpectomy，and lumpectomy plus irradiation for the treatment of invasive breast cancer. N Engl J Med，2002，347（16）：1233-1241.

[7] van Maaren MC，de Munck L，de Bock GH，et al. 10 year survival after breast-conserving surgery plus radiotherapy compared with mastectomy in early breast cancer in the Netherlands：a population-based study. Lancet Oncol，2016，17（8）：1158-1170.

[8] Arriagada R，Lê MG，Rochard F，et al. Conservative treatment versus mastectomy in early breast cancer：patterns of failure with 15 years of follow-up data. Institut Gustave-Roussy Breast Cancer Group. J Clin Oncol，1996，14（5）：1558-1564.

[9] Poggi MM1，Danforth DN，Sciuto LC，et al. Eighteen-year results in the treatment of early breast

carcinoma with mastectomy versus breast conservation therapy：the National Cancer Institute Randomized Trial. Cancer，2003，98（4）：697-702.

［10］Blichert-Toft M，Nielsen M，Düring M，et al. Long-term results of breast conserving surgery vs. mastectomy for early stage invasive breast cancer：20-year follow-up of the Danish randomized DBCG-82TM protocol. Acta Oncol，2008，47（4）：672-681.

［11］Litière S，Werutsky G，Fentiman IS，et al. Breast conserving therapy versus mastectomy for stage Ⅰ～Ⅱ breast cancer：20 year follow-up of the EORTC 10801 phase 3 randomised trial. Lancet Oncol，2012，13（4）：412-419

［12］National Comprehensive Cancer Network（NCCN）clinical practice guidelines in oncology：breast cancer，version 2，2017. Http：//www. nccn. org/professionals.

［13］中国抗癌协会乳腺癌专业委员会. 中国抗癌协会乳腺癌诊治指南与规范（2015 版）. 中国癌症杂志，2015（9）：692-754.

第四章

放疗篇

第一节 前哨淋巴结阳性的乳腺癌患者术后区域放疗
能否替代腋窝淋巴结清扫术?

美国乳腺与肠道外科辅助治疗研究组（NSABP）B-32 临床研究肯定了前哨淋巴结活检术（SLNB）在乳腺癌治疗中的作用，使得前哨淋巴结阴性患者免于不必要的腋窝淋巴结清扫术（ALND），但前哨淋巴结阳性患者仍需接受 ALND。而 2011 年发表的美国外科医师学会肿瘤学组（ACOSOG）Z0011 试验的数据结果表明，对于临床 $T_{1\sim2}$ 期、1～2个前哨淋巴结（SLN）阳性、接受保乳手术和术后全乳放疗及全身辅助治疗的患者，SL-NB 和 ALND 两组患者局部控制率和总生存率没有差别，从而使得部分前哨淋巴结阳性的保乳患者避免 ALND 以及术后上肢水肿等并发症的发生。

基于大量大规模临床试验的数据结果，目前美国国立综合癌症网络（NCCN）指南推荐：对于 SLNB 阴性患者不行 ALND（1 类证据）；对于 SLNB 阳性、符合 Z0011 入组标准的患者，可不行 ALND，其余患者均需行 ALND（2a 类证据）。

那么，在辅助治疗多样化的今天，对于 SLNB 阳性的乳腺癌患者，能否考虑舍去 ALND，以术后区域放疗替代 ALND，从而避免 ALND 术后并发症的发生呢？下述临床试验的数据结果可能会带给我们一些启示。

一、NSABP B04 试验：乳房全切＋放疗与乳腺癌根治术疗效相同

NSABP B04 试验（以下简称 B04 试验）是一项随机、多中心（2 个国家 34 个中心）、前瞻性的临床试验[1-2]，在可手术的原发性乳腺癌患者中对比乳腺癌根治术（radical mastectomy，RM）、全乳切除（total mastectomy，TM）以及全乳切除＋放疗（TMR）的疗效（研究终点：DFS、OS、DDFS）。

自 1971 年 7 月至 1974 年 9 月，共入组 1665 名符合入组条件的患者。其中，腋窝淋巴结临床阴性患者 1079 人，肿瘤大小为 3.3 cm±2.0 cm，随机分为 3 组，RM 组 362人、TMR 组 352 人、TM 组 365 人，三组之间临床病理特征匹配，分别接受各组对应的局部治疗；腋窝淋巴结临床阳性患者 586 人，肿瘤大小为 3.7 cm±2.0 cm，随机分为 2

组，RM 组 292 人，TMR 组 294 人，两组之间临床病理特征匹配，也分别接受两组相对应的局部治疗。所有患者均未给予系统治疗，两组 TMR 患者均接受同侧胸壁、腋窝、锁骨下、内乳区域的放疗。

中位随访 3 年，在淋巴结阴性的 TM 组，共 14.2% 的患者后续出现腋窝淋巴结转移并手术切除，这部分患者并不作为治疗失败来统计分析，仅将临床诊断腋窝转移但无法手术切除的患者算作治疗失败。在淋巴结阴性患者中，RM 组、TMR 组、TM 组三组的 DFS 无明显统计学差异，但 TMR 组的局部复发率低于其余两组，而区域及远处复发三组之间无差异；OS 在三组之间也无明显统计学差异。在淋巴结阳性患者中，RM 组与 TMR 组之间 DFS 无明显统计学差异，TMR 组的局部复发率低于 RM 组；OS 在两组之间也无明显统计学差异。

中位随访 10 年，淋巴结阴性的 RM 组、TMR 组、TM 组三组之间 DFS 无明显差异（$P=0.2$），分别为 $47\%\pm2.6\%$、$48\%\pm2.7\%$、$42\%\pm2.6\%$，其中 TMR 组的局部复发率低于其余两组；DDFS 在三组之间无明显差异（$P=0.6$）；同样，三组之间 OS 也无明显差异（$P=0.5$），分别为 $58\%\pm2.6\%$、$59\%\pm2.7\%$、$54\%\pm2.7\%$。淋巴结阳性的 RM 组与 TMR 组之间 DFS 无明显差异（$P=0.2$），DFS 分别为 $29\%\pm2.7\%$、$25\%\pm2.6\%$，TMR 组的局部复发率为 1.7%，低于 RM 组（7.2%），但腋窝复发率 TMR 组为 11.9%，高于 RM 组（1.0%），而 TMR 组的锁骨上复发率低于 RM 组（0% *vs.* 5.8%）；DDFS 在两组之间无明显差异（$P=0.8$）；两组之间 OS 也无明显差异（$P=0.7$），分别为 $38\%\pm2.9\%$、$39\%\pm2.9\%$。

中位随访 25 年，淋巴结阴性的 RM 组、TMR 组、TM 组三组之间 DFS 仍无明显差异（$P=0.65$），分别为 $19\%\pm2\%$、$13\%\pm2\%$、$19\%\pm2\%$，但是 TMR 组的局部复发率明显低于其余两组（$P=0.002$），主要是因为区域放疗明显降低了局部复发；DDFS 在三组之间无明显差异（$P=0.63$）；三组之间 OS 也无明显差异（$P=0.68$），分别为 $25\%\pm3\%$、$19\%\pm2\%$、$26\%\pm3\%$。淋巴结阳性的 RM 组与 TMR 组之间 DFS 无明显差异（$P=0.2$），分别为 $11\%\pm2\%$、$10\%\pm2\%$，但是 TMR 组的局部复发率明显低于 RM 组（3% *vs.* 8%）；DDFS 在两组之间无明显差异（$P=0.51$）；OS 在两组之间也无差异（$P=0.49$），均为 $14\%\pm2\%$。

二、EORTC 10981-22023 AMAROS 试验：区域放疗不劣于 ALND

EORTC 10981-22023 AMAROS 试验（以下简称 AMAROS 试验）是一项随机、多中心（9 个国家 34 个中心）、非盲、Ⅲ期的非劣效性临床试验[3-6]，在 $T_{1\sim2}$、cN_0、SLNB 阳性的乳腺癌患者中，对比术后区域放疗与 ALND 的疗效［主要研究终点：腋窝复发率（同侧腋窝、锁骨下窝、胸肌间淋巴结复发）；次要研究终点：无腋窝复发生存、DFS、OS、肩关节活动度、上肢淋巴水肿、生活质量］。

自 2001 年 2 月至 2010 年 4 月，共入组 4823 名 $T_{1\sim2}$、cN_0、未接受新辅助治疗、既往无腋窝治疗史的乳腺癌患者，随机分为两组：ALND 组与腋窝放疗（ALR）组，分组后均行 SLNB，两组患者乳房的局部治疗可行保乳＋全乳放疗或全切±胸壁放疗。排除其中 SLN 阴性患者，最终纳入 1425 人，ALND 组 744 人，ALR 组 681 人，两组患者临床病理学资料匹配良好，两组均有 82% 的患者接受了保乳手术。ALND 组患者需行至少包含第 Ⅰ、Ⅱ 站淋巴结的腋窝淋巴结清扫，且数目不少于 10 枚，如果 ALND 术后阳性淋巴结≥4 枚，可行辅助放疗；ALR 组行包括腋窝第 Ⅰ、Ⅱ、Ⅲ 站淋巴结以及锁骨上窝区域的放疗，单次剂量为 2 Gy，共 25 次；两组其余辅助治疗均在腋窝治疗完成后开始。

该研究中位随访 6.1 年，ALND 组与 ALR 组的 5 年腋窝复发率分别为 0.43%、1.19%，两组 HR 的 95% CI 为 0.00～5.27，非劣效性试验的边界为 2。ALND 组与 ALR 组 5 年 DFS 分别为 86.9%、82.7%（HR＝1.18，95% CI：0.93～1.51；$P＝0.18$），两组之间无明显差异；5 年 OS 分别为 93.3%、92.5%（HR＝1.17，95% CI：0.85～1.62；$P＝0.34$），两组之间也无明显差异。在随访 1 年、3 年、5 年时，ALND 组淋巴水肿患者均明显多于 ALR 组，两组之间有统计学差异，而两组患者肩关节活动度在随访 1 年、5 年时并无明显差异（1 年：$P＝0.29$；5 年：$P＝0.47$）；两组生活质量也并没有明显差异。

三、讨论

（一）对于前哨淋巴结阳性的乳腺癌患者，区域放疗可以替代 ALND

在 B04 试验腋窝淋巴结临床阳性的患者中，RM 组 75% 的患者术后病理证实腋窝淋巴结转移，该研究是一个随机分组的临床试验，那么可以推断 TMR 组也有约 75% 的患者存在腋窝淋巴结转移，然而，在持续随访中，两组的 DFS、DDFS 以及 OS 始终没有明显差异。在腋窝临床阴性的 RM 组，40% 的患者术后病理证实淋巴结转移，可以推断 TM 组也有 40% 左右的患者存在腋窝淋巴结转移，在随访 3 年时，TM 组有 14.2% 的患者后续出现腋窝淋巴结转移，虽然这部分患者可手术切除，且并不算作复发事件，但 RM、TMR 组腋窝复发均不到 2%，随访 10 年，RM、TMR 组的腋窝复发率分别为 1.4%、3.1%，可见，ALND 和放疗均可以有效地控制腋窝复发，且 TMR 组与 RM 组相比，DFS、DDFS 以及 OS 均无明显差异。而且 B04 试验是一项 20 世纪 70 年代的研究，当时辅助治疗单一，且应用较少，本研究入组患者均未接受系统治疗，所以与治疗相关的混杂因素较少，结果相对更可靠。

AMAROS 试验在病理确诊前哨淋巴结转移的患者中研究区域放疗是否非劣于 ALND。在 ALND 组，33% 的患者腋窝淋巴结清扫标本病理证实仍残存转移淋巴结，可以推断 ALR 组也有 33% 左右的患者残存转移淋巴结，但 5 年随访结果显示 ALR 组与 ALND 组在腋窝复发率、DFS、OS 之间并无明显差异，而 ALR 组的上肢水肿发生率明显低于 ALND 组。

上述试验结果提示区域放疗可以替代 ALND，并不影响患者生存，而且可以降低患者上肢水肿的发生率，从而提高乳腺癌患者的生活质量。

（二）区域放疗替代 ALND 可以大范围应用于所有前哨淋巴结阳性的乳腺癌患者吗？

回顾 B04 试验的 10 年随访结果，腋窝淋巴结临床阳性的患者中，虽然 RM 组与 TMR 组 DFS 无明显差异，但 TMR 组的腋窝复发率高于 ALND 组（11.9% *vs.* 1.0%），而锁骨上复发率明显低于 ALND 组（0% *vs.* 5.8%），所以区域放疗较 ALND 可以明显降低局部、锁骨上淋巴结复发，但对腋窝复发的控制较 ALND 差。

分析 AMAROS 两组患者的临床病理特征，肿瘤大小均≤5 cm，各组均有 95% 的患者前哨淋巴结阳性数目≤2，且各组 82% 的患者均行保乳手术，全乳切除患者不足 20%，所以，如果将此试验结果推广至所有乳腺癌患者，未免过于牵强，且该研究随访时间较短，需要更长期的随访来观察对远期生存的影响。

四、小结

在辅助治疗多样化的今天，需要我们重新审视对于前哨淋巴结阳性的乳腺癌患者后续腋窝治疗决策的选择，对于符合 Z0011 试验入组标准的患者，可不行 ALND，而对于其余前哨淋巴结阳性患者，目前仍需审慎对待，但基于上述临床研究的结果，我们有理由也有信心期待大型临床试验能够再次更新相关指南。

（王朝斌）

参考文献

[1] Fisher B，Montague E，Redmond C，et al. Comparison of radical mastectomy with alternative treatments for primary breast cancer. A first report of results from a prospective randomized clinical trial. Cancer，1977，39（6 Suppl）：2827-2839.

[2] Fisher B，Jeong JH，Anderson S，et al. Twenty-five-year follow-up of a randomized trial comparing radical mastectomy，total mastectomy，and total mastectomy followed by irradiation. N Engl J Med，2002，347（8）：567-575.

[3] Donker M，van Tienhoven G，Straver ME，et al. Radiotherapy or surgery of the axilla after a positive sentinel node in breast cancer（EORTC 10981-22023 AMAROS）：a randomised，multicentre，open-label，phase 3 non-inferiority trial. Lancet Oncol，2014，15（12）：1303-1310.

[4] Wernicke AG，Goodman RL，Turner BC，et al. A 10-year follow-up of treatment outcomes in patients with early stage breast cancer and clinically negative axillary nodes treated with tangential breast irradiation following sentinel lymph node dissection or axillary clearance. Breast Cancer Res Treat，2011，125（3）：893-902.

[5] Straver ME，Meijnen P，van Tienhoven G，et al. Sentinel node identification rate and nodal involvement in the EORTC 10981-22023 AMAROS trial. Ann Surg Oncol，2010，17（7）：1854-1861.

[6] Straver ME，Meijnen P，van Tienhoven G，et al. Role of axillary clearance after a tumor-positive sentinel node in the administration of adjuvant therapy in early breast cancer. J Clin Oncol，2010，28 (5)：731-737.

第二节　乳腺癌术后放疗：是否应包括内乳淋巴结区？

内乳淋巴结区放疗（internal mammary node irradiation，IMNI）是一个颇有争议的话题。研究显示，腋窝淋巴结阴性的乳腺癌患者术后病理证实内乳淋巴结转移率为 4%～9%，腋窝淋巴结阳性患者中内乳淋巴结转移率高达 16%～65%[1-3]。因此内乳淋巴结可能成为乳腺癌复发转移的途径，IMNI 或可改善高危患者的局部控制。但目前临床可见的未经放疗的内乳区复发仅 1%，而且 IMNI 可能增加放射性肺炎、心脏疾病、第二肿瘤等的发生风险，尤其左侧内乳区放疗可能增加心脏毒性而抵消 IMNI 所带来的生存获益。

国内一项关于乳腺癌术后放疗区域的研究显示，内乳区放疗的比例从 1999 年的 81.8% 下降到 2008 年的 25.3%[4]，这充分体现了我国临床医生对内乳区预防照射意义的质疑。国际上，治疗指南对内乳区预防照射的建议多是在需要进行区域照射时考虑包括内乳区，推荐级别相对较低。随着近期几项内乳淋巴结相关临床试验结果的发布，2016 版 NCCN 指南变更了对内乳区放疗的推荐级别，即保乳术后≥4 个腋窝淋巴结阳性者，内乳区放疗为 1 类推荐，1～3 个阳性者推荐为强烈考虑。改良根治术后≥4 个腋窝淋巴结阳性者为 1 类推荐，1～3 个阳性者强烈考虑，原发肿瘤＞5 cm 或切缘阳性者可考虑内乳区放疗。但指南的变更并未消除内乳区照射的争议，下面我们就通过几项大型临床研究来探讨 IMNI 的意义。

一、EORTC 22922/10925 研究：内象限/中央区或淋巴结阳性乳腺癌患者区域淋巴结照射减少乳腺癌死亡

EORTC 22922/10925 是一项多中心Ⅲ期随机临床试验[5]，在内象限/中央区或外象限伴腋窝淋巴结转移的乳腺癌患者中，探索术后包含内乳区的区域淋巴结照射的价值，主要终点为总生存（OS），次要终点为无病生存（DFS）、无远处转移生存（DDFS）、乳腺癌死亡。该研究中手术方式包括保乳术及根治术。

1996 年 7 月至 2004 年 1 月，共入组 4004 例患者（包括 13 个国家、46 个中心），中位年龄 54 岁，95.8% 的患者原发肿瘤≤5 cm，87.5% 的患者腋窝淋巴结阴性或 1～3 个阳性淋巴结。1∶1 随机分组，一组行全乳或胸壁＋区域淋巴结照射（淋巴照射组），一组仅行全乳或胸壁照射（对照组）。区域淋巴结照射包括锁骨上下区，内乳区为 1～3 肋间，对于内下象限肿瘤扩大至 1～5 肋间，剂量为 50 Gy/25 f。76.1% 的患者接受了保乳术及全乳照射，其中 85.1% 接受了瘤床补量。中位随访时间 10.9 年。

结果显示，区域淋巴结照射显著改善 DFS、DDFS、复发风险及乳腺癌死亡。10 年

OS 轻微提高但差异无统计学意义。两组的 10 年 OS 分别为 82.3％和 80.7％（HR＝0.87，$P＝0.06$），DFS 分别为 72.1％和 69.1％（HR＝0.89，$P＝0.04$），DDFS 为 78％和 75％（HR＝0.86，$P＝0.02$），任意部位复发率为 19.4％和 22.9％（$P＝0.02$），乳腺癌死亡分别为 12.5％和 14.4％（HR＝0.82，$P＝0.02$）。而内乳区复发率在放疗组为0.2％，对照组为 0.8％。

在晚期毒性反应方面，共 3％患者出现肺纤维化（淋巴照射组 4.4％ *vs.* 对照组1.7％，$P＜0.001$），1％出现心肌纤维化（1.2％ *vs.* 0.6％，$P＝0.06$），6％出现心脏疾病（6.5％ *vs.* 5.6％，$P＝0.25$），其他晚期毒性无明显差异。

二、MA.20 研究：淋巴结阳性或高危乳腺癌患者区域淋巴结照射改善无病生存

MA.20 研究[6]也是一项随机对照临床研究，在腋窝淋巴结阳性或淋巴结阴性伴高危因素的乳腺癌患者中，探索术后包含内乳区的区域淋巴结照射的价值。主要终点为 OS，次要终点为 DFS、无局部区域复发生存（loco-regional disease-free survival，LRDFS）、DDFS。该研究高危因素定义为原发灶≥5 cm 或≥2 cm 伴腋窝淋巴结清扫不足 10 个，并伴有以下因素之一：组织学分级 3 级，雌激素受体（ER）阴性，脉管浸润。该研究中手术方式均为保乳术。

2000 年 3 月至 2007 年 2 月，共 1832 例患者纳入研究，随机分为两组，每组 916 例，一组行全乳及内乳区、锁骨上、腋窝淋巴结照射（淋巴结照射组），一组仅行全乳照射（对照组）。淋巴结照射组内乳区定义为第 1～3 肋间，剂量为 50 Gy/25 f。入组患者 99％为 T_1 或 T_2，85％为腋窝 1～3 个阳性淋巴结，75％为 ER 阳性。91％的患者接受了蒽环类或紫杉类辅助化疗，76％同时接受内分泌治疗。中位随访时间 9.5 年。

结果提示，术后区域淋巴结照射不改善 OS，但改善 DFS 并降低乳腺癌复发率。淋巴结照射组和对照组 10 年 OS 无明显差异，分别为 82.8％和 81.8％（HR＝0.91，$P＝0.38$）。亚组分析提示，ER 阴性患者淋巴结照射可改善 10 年 OS（81.3％ *vs.* 73.9％，$P＝0.05$），差异接近有统计学意义。淋巴结照射组和对照组的 10 年 DFS 分别为 82％和77％（HR＝0.76，$P＝0.01$），ER 或孕激素受体（PR）阴性患者较激素受体阳性组差异更大。两组的 10 年 LRDFS 分别为 95.2％和 92.2％（HR＝0.59，$P＝0.009$），DDFS分别为 86.3％和 82.4％（HR＝0.76，$P＝0.03$）。乳腺癌死亡率无统计学差异（10.3％ *vs.* 12.3％，$P＝0.11$）。

毒性反应方面，淋巴结照射组的放射性皮炎、放射性肺炎、淋巴水肿、皮肤毛细血管扩张、皮下纤维化发生率显著增高，臂丛神经损伤、心脏疾病及第二肿瘤发生率未见差异。

三、法国的Ⅲ期随机研究（French 研究）：IMNI 不显著改善生存

French 研究[7]是一项来自法国 13 个中心的Ⅲ期随机对照试验，在内象限/中央区或

腋窝淋巴结阳性的乳腺癌患者中，评价术后 IMNI 的价值，主要终点为 10 年 OS，次要观察终点为 DFS 及毒性（尤其心脏毒性）。该研究中手术方式均为改良根治术。

从 1991 年 1 月至 1997 年 12 月，共入组 1407 例患者，1334 例纳入分析，85% 的患者为 T_1 或 T_2，68.9% 的患者淋巴结 0~3 个阳性，所有患者行胸壁及锁骨上淋巴结照射，随机分为两组，内乳区照射组 672 例，非内乳区照射组 662 例。IMNI 范围为第 1~5 肋间，剂量 50 Gy。中位随访时间 11.3 年。

结果显示，内乳区照射无明显获益，内乳区照射和非内乳区照射的 10 年 OS 分别为 62.6% 和 59.3%（$P=0.8$），两组 DFS 分别为 53.2% 和 49.9%（$P=0.35$）。以肿瘤位置、淋巴结状态、辅助化疗等因素进行的亚组分析也均未显示获益。晚期心脏事件发生率相似。

四、DBCG-IMN 研究：淋巴结阳性的右侧乳腺癌患者 IMNI 改善总生存

DBCG-IMN 研究[8]是一项来自丹麦的以人群为基础的前瞻性队列研究，在同侧腋窝淋巴结阳性的乳腺癌患者中，评价术后 IMNI 的价值，主要终点为 OS，次要终点为乳腺癌死亡率及远处复发率。该研究中手术方式包括保乳术及改良根治术。

从 2003 年 1 月 1 日至 2007 年 12 月 31 日，共入组 3377 例患者，3089 例筛选合格，93% 的患者为 T_1 或 T_2，59% 的患者淋巴结 1~3 个阳性。根据左侧、右侧乳腺癌进行分组，其中 1492 例右侧乳腺癌为 IMNI 组，1597 例左侧乳腺癌为非 IMNI 组。全部患者都照射乳腺/胸壁、锁骨上、下区及腋窝 Ⅱ、Ⅲ 组淋巴结区，右侧乳腺癌患者照射第 1~4 肋间的内乳区，剂量为 48 Gy/24 f。中位随访时间 8.9 年。

结果显示，术后 IMNI 明显改善生存，并降低乳腺癌死亡。IMNI 组和非 IMNI 组的 8 年 OS 分别为 75.9% 和 72.2%（HR=0.82，$P=0.005$），乳腺癌死亡率分别为 20.9% 和 23.4%（HR=0.85，$P=0.03$），远处复发率分别为 27.4% 和 29.7%（HR=0.89，$P=0.07$）。在亚组分析中发现，内象限/中央区肿瘤或 ≥4 个阳性淋巴结的患者，IMNI 的死亡风险低于非 IMNI 组，8 年 OS 分别为 72.2% 和 64.8%（HR=0.76，$P=0.001$）。而外侧象限且淋巴结 1~3 个阳性的患者 IMNI 组和非 IMNI 组的 8 年 OS 分别为 82.9% 和 85.7%（HR=1.13）。

多变量分析提示，肿瘤大小的增加、腋窝阳性淋巴结数目的增加、病理分级的增加，及存在中央区肿瘤是所有终点的不良预后指标。年龄小于 35 岁、绝经前状态与远处复发风险增加相关。两组的缺血性心脏病死亡风险无明显差异。

五、讨论

NCCN 指南作为最重要的肿瘤治疗指南之一，在 2016 年对乳腺癌术后放疗区域的建议进行了重大的变更，对术后 4 个及 4 个以上腋窝淋巴结转移的乳腺癌患者，需要内乳区放疗，且循证医学证据为 1 级。但我们在阅读指南时不难发现，这项治疗建议的变更

主要参考了 MA.20 和 EORTC 22922/10925 两项研究的结果。这两项试验入组患者的构成十分相似，都是以 cT_1、T_2 肿瘤和 0～3 枚淋巴结转移为主体的中危患者，得到的结果也基本相同，即术后区域淋巴结照射可以改善患者的无病生存，减少局部复发，但没有改善总生存。这两项试验的结论提示，乳腺癌术后中危患者可以从包括内乳区的区域淋巴结放疗中获益，但我们无法推断这种获益是否完全且直接来源于内乳区照射的加入，如果不照射内乳区会不会得到相同的结论。

DBCG-IMN 试验是一项为探究内乳区放疗意义而设计的临床研究。为避免因放疗致心脏损伤而导致患者的生存受损，研究者入组未采用随机分组的方法，而是按病变部位的左右进行了患者分组。最终的结果显示，在两组患者中，与单纯锁骨上下区照射相比，增加内乳区照射使内象限/中央区肿瘤或≥4 个阳性淋巴结的患者总生存明显提高。这项研究的结果提示我们，在完全避免了因照射内乳区而增加心脏损伤的前提下，对于内乳区淋巴结转移高危的患者，内乳区预防放疗可提高总生存。但研究并未告诉我们，对于有相同临床病理特征的左侧乳腺癌患者，内乳区放疗是否也能带来显著的生存获益，还是会因为心脏损伤概率的增加而抵消其生存的获益。

French 研究是四项研究中真正意义上的针对内乳区预防照射的随机对照研究。全部患者均为具有高危内乳区淋巴结转移风险的改良根治术后患者，试验组较对照组只增加了内乳区的照射。结果显示两组患者 OS 及 DFS 均无显著差异，以肿瘤位置、淋巴结状态、辅助化疗等因素进行的亚组分析也均未显示内乳区照射获益。该研究是四项研究中唯一的一个阴性结果，也提示我们需谨慎考虑内乳区的预防放疗。

心血管相关疾病是乳腺癌术后放疗后患者最主要的非肿瘤死亡原因之一。一项乳腺癌术后放疗后患者缺血性心脏病与心脏放疗剂量相关性的研究显示，心脏平均剂量每增加 1 Gy，缺血性心脏病的风险增加 7.4%[9]。对于左侧乳腺癌的患者，内乳区照射不可避免地增加了心脏照射剂量。四项临床研究在放疗不良反应的分析中均未发现心脏毒性反应的增加，但其中位随访时间都只有 9～11 年。而研究显示，乳腺癌患者放疗后死于心脏病的风险在 10～15 年后才显著增加[10]。因此，对于心脏毒性的观察，还需更长的随访时间。

六、小结

随着 NCCN 指南的更新，内乳淋巴结区照射在中高危乳腺癌术后患者中的地位被明确肯定。但在临床实践中，我们依然要认真考虑患者复发风险与正常组织损伤间的平衡问题，特别是对于那些既往有心脏病、糖尿病、慢性阻塞性肺疾病（COPD）等内科合并症的高危患者，内乳区照射更需慎重。

（铁　剑　王晓航）

参考文献

[1] Estourgie SH，Nieweg OE，Olmos RAV，et al. Lymphatic drainage patterns from the breast. Annals

of surgery, 2004, 239 (2): 232-237.

[2] Huang O, Wang L, Shen K, et al. Breast cancer subpopulation with high risk of internal mammary lymph nodes metastasis: analysis of 2,269 Chinese breast cancer patients treated with extended radical mastectomy. Breast Cancer Research and Treatment, 2008, 107 (3): 379-387.

[3] Veronesi U, Marubini E, Mariani L, et al. The dissection of internal mammary nodes does not improve the survival of breast cancer patients. 30-year results of a randomisedtrial. European Journal of Cancer, 1999, 35 (9): 1320-1325.

[4] 王淑莲,李晔雄,宋清坤,等. 1999—2008 年中国乳腺癌根治术后放疗部位变化的临床流行病学研究. 中华放射肿瘤学杂志, 2013, 22 (5): 347-350.

[5] Poortmans PM, Collette S, Kirkove C, et al. Internal mammary and medial supraclavicular irradiation in breast cancer. New England Journal of Medicine, 2015, 373 (4): 317-327.

[6] Whelan TJ, Olivotto IA, Parulekar WR, et al. Regional nodal irradiation in early-stage breast cancer. New England Journal of Medicine, 2015, 373 (4): 307-316.

[7] Hennequin C, Bossard N, Servagi-Vernat S, et al. Ten-year survival results of a randomized trial of irradiation of internal mammary nodes after mastectomy. International Journal of Radiation Oncology Biology Physics, 2013, 86 (5): 860-866.

[8] Thorsen LBJ, Offersen BV, Danø H, et al. DBCG-IMN: a population-based cohort study on the effect of internal mammary node irradiation in early node-positive breast cancer. Journal of Clinical Oncology, 2015, 34 (4): 314-320.

[9] Darby SC, Ewertz M, McGale P, et al. Risk of ischemic heart disease in women after radiotherapy for breast cancer. New England Journal of Medicine, 2013, 368 (11): 987-998.

[10] Darby SC, McGale P, Taylor CW, et al. Long-term mortality from heart disease and lung cancer after radiotherapy for early breast cancer: prospective cohort study of about 300 000 women in US SEER cancer registries. The Lancet Oncology, 2005, 6 (8): 557-565.

第三节 选择的低危患者中,乳腺癌保乳手术联合术中放疗能否替代术后放疗?

为了减少术后局部复发以及乳腺癌导致的死亡,在乳腺癌保乳术后必须做全乳外照射。即使在选择的低危患者中,不做放疗也会增加局部复发的风险。保乳术后规范放疗可以将 5 年局部复发率控制在 4%～7%,10～16 Gy 的瘤床推量照射可以进一步减少 40% 的局部复发。

尽管传统的外照射取得了良好的治疗效果,但其仍然存在一些问题。首先,长时间的放疗给广大职业女性的工作和生活带来很大困扰。尽管近来的研究发现传统 25 次共 50 Gy 的放疗可以减少到 13 次 41.6 Gy 或者 15 次 40 Gy,大部分患者仍需要接受连续 30 天左右的术后放疗。其次,部分老年、边远地区女性可能由于难以坚持放疗而导致局部复发增加或者不得不选择乳房切除。研究发现,高达 30% 的患者可能由于种种原因没有做术后放疗。另外,保乳手术后局部复发,通常建议行乳腺切除。现在,乳腺切除经常会保留皮肤，或者保留皮肤及乳头乳晕区，植入假体。皮肤的健康与否对手术的成败非常重要。以前接受放疗的皮肤可能出现坏死，而术中放疗可以极大地避免皮肤损伤。最后，放疗还会引起放射性皮肤损伤、放射性肺炎和心脏损伤等不良反应。

研究发现，90％以上的乳腺癌保乳术后局部复发发生在原发肿瘤所在象限，对原发肿瘤邻近组织进行放疗可能足以获得满意的局部控制，并减少放疗相关不良反应。术中放疗是指术中对瘤床进行一次照射，不再行常规数周的术后外照射。对于选择的低危患者，术中一次放疗能否替代常规的术后放疗？很多中心进行了研究，但是目前为止只有2个大的随机对照试验：TARGIT-A试验[1-2]和ELIOT试验[3-5]，最新的结果在2013年发表。

一、ELIOT试验：电子束术中放疗同侧乳腺癌复发率明显高于术后放疗

ELIOT试验是一个单中心的随机对照临床试验。在早期乳腺癌适合行保乳手术的患者中，比较术中放疗与术后放疗的同侧乳腺癌复发率，次要终点是总生存率。

2000年11月20日到2007年12月27日，一共入组1305例适合保乳手术的早期乳腺癌患者，年龄48~75岁，肿瘤最大径2.5 cm。患者按照1∶1随机分为术中放疗组与术后放疗组，根据肿瘤大小分层（<1 cm，1~1.4 cm，≥1.5 cm），分别接受术后全乳外照射（654例）或者电子束术中放疗（651例）。术中放疗组瘤床接受21 Gy的照射，设备采用的是意大利的NOVAC 7和Liac。术后放疗组接受50 Gy全乳照射以及10 Gy瘤床推量照射。淋巴结转移超过3个的患者，常规接受额外的外照射。中位随访5.8年，其中术后放疗组5.9年，术中放疗组5.5年。

本研究定义局部复发为手术区域的肿瘤复发，同侧新发肿瘤为同侧其他象限的新发肿瘤。同侧乳腺癌复发包括上述两种。结果显示，术中放疗组35例出现同侧乳腺癌复发，复发率4.4％，显著高于术后放疗组（4/654）的0.4％（$P=0.0001$）。5年局部复发率术中放疗组是2.5％，显著高于术后放疗组的0.4％（$P=0.0003$）。术中放疗组同侧新发肿瘤14例，为1.9％，而术后放疗组没有（$P=0.0001$）。

亚组分析显示5年同侧乳腺癌复发率在肿瘤大于2 cm，且4个或者4个以上淋巴结转移、组织学分级为3级、孕激素受体阴性、三阴性乳腺癌时较高。对于199例至少符合上述一条的患者，5年同侧乳腺癌复发率是11.3％，而剩余的452例患者，复发率只有1.5％（$P<0.0001$）。

两组患者5年总生存率没有差别，术中放疗组5年生存率为96.8％，术后放疗组为96.9％（$P=0.59$）。其中术中放疗组乳腺癌导致死亡23例，术后放疗组20例，其他原因导致的死亡，术中放疗组和术后组都是11例。

总的来说，术中放疗组皮肤不良反应明显少于术后放疗组（$P=0.0002$），但术中放疗组脂肪坏死发生率明显增加（$P=0.04$）。一共有178名志愿者接受CT检查，其中术中放疗组95人，术后放疗组83人。42人出现肺纤维化，术中放疗组4人，术后放疗组38人（$P<0.0001$）。

ELIOT 试验提示，对于早期乳腺癌接受保乳手术的患者来说，电子束术中放疗同侧乳腺癌复发率明显高于术后放疗，无论局部复发还是同侧新发肿瘤都明显增多。但在本试验中，两组患者总的生存率没有差别，并且亚组分析显示，术中放疗组在选择的低危患者中同侧乳腺癌复发率较低。因此，电子束术中放疗应该谨慎地限制在选择的低危患者中。

二、TARGIT-A 试验：病理诊断前入组的患者，术中放疗组的局部复发率与术后放疗组相似

TARGIT-A 试验是一个多中心（包括 11 个国家，33 个治疗中心）的随机对照临床试验。在年龄大于 45 岁并且适合行保乳手术的早期乳腺癌患者中，比较术中一次照射（当有局部复发危险因素出现时补充术后外照射）在降低局部复发率的功效方面是否和常规 6 周术后放疗一样。主要终点是保乳术后局部复发率的差异。次要终点是并发症和总生存率、乳腺癌死亡和非乳腺癌死亡。

2000 年 3 月 24 日到 2012 年 6 月 25 日共入组 3451 例患者，按照 1∶1 随机分组，术中放疗组 1721 例患者，术后放疗组 1730 例患者。术中放疗组采用德国的 Intrabeam 系统用低能 X 线在术中对瘤床施以 20 Gy 的照射。如果术后病理出现危险因素，术中放疗组要补充常规外照射，但不再做瘤床推量照射。危险因素包括肿瘤切缘小于 1 mm、广泛的导管内癌成分或者没有预料的浸润性小叶癌等。2298 例患者在病理诊断前入组（保乳手术前进入临床研究，手术与术中放疗同时进行），1153 例患者在病理诊断后入组（保乳手术完成后进入临床研究，需要做二次手术来完成术中放疗）。15.2%（239/1571）术中放疗组患者接受了术后放疗，其中病理诊断前入组为 21.6%（219/1012），病理诊断后入组为 3.6%（20/559）。中位随访 2 年 5 个月。

结果显示，5 年局部复发率术中放疗组和术后放疗组分别是 3.3% 和 1.3%（$P=0.042$）。

亚组分析显示，病理诊断前入组的患者，术中放疗组与术后放疗组的局部复发率接近，分别是 2.1% 和 1.1%（$P=0.31$）。病理诊断后入组的患者，术中放疗组和术后放疗组局部复发率分别为 5.4% 和 1.7%（$P=0.069$）。病理诊断前入组，并且孕激素受体阳性患者 1625 例，术中放疗组和术后放疗组局部复发率相似，分别为 1.4% 和 1.2%（$P=0.771$）。

术中放疗组和术后放疗组总的死亡率分别是 3.9% 和 5.3%（$P=0.099$）。其中乳腺癌死亡率在两组接近，术中放疗组和术后放疗组分别是 2.6% 和 1.9%（$P=0.56$）。但是术中放疗组有明显较少的非乳腺癌死亡（1.4% $vs.$ 3.5%，$P=0.0086$）。

亚组分析显示，病理诊断前入组的患者，术中放疗组和术后放疗组乳腺癌死亡率分别是 3.3% 和 2.7%（$P=0.72$），非乳腺癌死亡率是 1.3% 和 4.4%（$P=0.016$）。这样，病理诊断前入组的患者术中放疗组增加了 4 例复发，减少了 13 例死亡。病理诊断后入组的患者术中放疗组乳腺癌死亡 3 例，术后放疗组乳腺癌死亡 1 例（1.2% $vs.$ 0.5%，$P=$

0.35）。术中放疗组非乳腺癌死亡 5 例，术后放疗组 8 例（1.58% *vs.* 1.76%，*P* = 0.32）。术中放疗组增加了 8 例复发，减少了 1 例死亡。病理诊断前入组并且孕激素受体阳性患者 1625 例，乳腺癌死亡率是 1.78% 和 1.98%，结果相近（*P* = 0.91）。其他原因导致的死亡率，术中放疗组明显低于术后放疗组，分别是 1.6% 和 4.5%（*P* = 0.004）。总死亡率减少 3.1%（*P* = 0.083）。病理诊断前入组，并且孕激素受体阴性的患者 366 例，死亡率都没有统计学差异。

伤口相关的并发症两组相似，但是术中放疗组 3 级和 4 级皮肤并发症明显减少（4/1720 *vs.* 13/1731，*P* = 0.029）。术中放疗组需要抽吸 3 次以上的血清肿，明显高于术后放疗组（23/1113 *vs.* 9/1119，*P* = 0.012）。

TARGIT-A 试验显示，接受乳腺癌保乳手术的患者，术中放疗组的局部复发率明显高于术后放疗组。亚组分析发现，病理诊断前入组的患者局部复发率与术后放疗组接近。这样，低能 X 线术中放疗适用于病理诊断前入组的患者，特别是孕激素受体阳性的患者。术中放疗组总的死亡率在数值上略低于术后放疗组，但是没有统计学意义。术中放疗组非乳腺癌死亡明显低于术后放疗组，这可能是由于术中放疗的放疗不良反应较少所致。

三、讨论

术中放疗是一种很有吸引力的放疗方式，它在接受乳腺癌保乳手术的患者中，用手术中一次照射替代术后几周的常规外照射。目前的证据主要来源于 2 个随机对照试验 TARGIT-A 和 ELIOT。

ELIOT 试验中术中放疗组同侧乳腺癌复发率 4.4%，显著高于术后放疗组的 0.4%（*P* = 0.0001）。亚组分析显示 5 年同侧乳腺癌复发率在肿瘤小于 2 cm、淋巴结转移 3 个以内、分级为 1～2 级、孕激素受体阳性的低危患者中，复发率只有 1.5%（*P* < 0.0001）。两组患者 5 年总生存率没有差别。

TARGIT-A 试验中保乳术后 5 年局部复发率术中放疗和术后放疗组分别是 3.3% 和 1.3%（*P* = 0.042）。亚组分析显示，病理诊断前入组的患者，术中放疗组与术后放疗组的局部复发率接近，分别是 2.1% 和 1.1%（*P* = 0.31）。特别是孕激素受体阳性的患者，两组复发率相差只有 0.2%（1.4% *vs.* 1.2%，*P* = 0.771）。两组患者总的死亡率接近，其中乳腺癌死亡率在两组相似（2.6% *vs.* 1.9%，*P* = 0.56），但术中放疗组有明显少的非乳腺癌死亡（1.4% *vs.* 3.5%，*P* = 0.0086）。

总的来说，两个试验中，术中放疗组局部复发率都高于术后放疗组。由于局部复发会导致更多的外科手术，增加乳腺癌死亡的风险，因此，开展术中放疗要非常慎重地选择适当的患者群，权衡提高的生活质量与增加的局部复发风险。两组死亡率没有差别，这可能由于两个试验中术中放疗组的 5 年局部复发率都比较低。数据显示当局部复发率差别在 10% 以内时，对死亡没有影响。

亚组分析显示，ELIOT 试验在选择的低危患者中，术中放疗组局部复发率明显降低，提示高能电子线术中放疗应该在选择的低危患者中进行。而在 TARGIT-A 试验中，对于病理诊断前入组的患者，术中放疗组与术后放疗组局部复发率接近，提示 Intrabeam 系统适用于病理诊断前入组的患者。病理诊断前入组的术中放疗组患者局部复发率低的原因包括即刻开始放疗、放疗组织血运良好、瘤床组织得到了有效的照射，以及必要时补充的外照射等。而在病理诊断后入组的患者，没有了新鲜瘤床即刻放疗的优势（两次手术之间平均等待 37 天），也失去了对肿瘤微环境的影响，这可能是复发率高的原因。病理诊断前入组并且孕激素受体阳性的患者，术中放疗组和术后放疗组局部复发率差别只有 0.2%，提示对于这些患者，术中放疗策略（术中放疗，必要时增加术后放疗）与术后放疗在局部控制方面的效果是等同的。

两个试验用的是不同的放疗方法，ELIOT 试验和 TARGIT-A 试验用的分别是高能电子线和低能 X 线。另外试验设计也并不一致，ELIOT 试验中术中放疗组有 5% 的患者接受了术后放疗，而 TARGIT-A 试验中术中放疗组有 15.2% 的患者接受了术后放疗。尽管 ELIOT 试验和 TARGIT-A 试验的 5 年局部复发率都比较低，考虑到不同的放疗设备，目前的证据更支持 Intrabeam 系统术中放疗。

由于术中放疗仅能对瘤床施以照射，它的局部控制率从理论上说应该劣于术后放疗。因此，术中放疗应该仅适用于选择的低危患者。术中放疗是加速部分乳房放疗的一种方式。2009 年美国放射肿瘤学会（ASTRO）和 2010 年欧洲近距离放疗学组-欧洲放射治疗与肿瘤学会（GEC-ESTRO）推荐了适合做加速部分乳房放疗的低危人群。但是两者的推荐在年龄、肿瘤大小以及雌激素状态等方面并不一致，并且也没有指出用哪种方式放疗。2016 年美国国立综合癌症网络（NCCN）指南指出，部分早期乳腺癌加速部分乳房放疗与术后放疗在局部控制率方面是相当的，可采用瘤床近距离放射治疗剂量 34 Gy，或者光子外照射剂量 38.5 Gy，其他方案尚在研究中。因此，术中放疗的适宜人群和剂量仍然需要进一步的研究确立。

在接受乳腺癌保乳手术的患者中，术中放疗能否替代代后放疗要考虑疗效、不良反应以及卫生经济学等多个方面。在疗效方面，TARGIT-A 试验中病理诊断前入组并且孕激素受体阳性的患者，术中放疗策略与传统的术后放疗在局部控制率方面是相似的。传统的术后放疗已经获得很好的治疗效果，而术中放疗由于照射范围有限，不太可能在疗效方面超过术后放疗，目前的临床研究也只是希望通过术中放疗获得与传统的术后放疗相近的局部控制率，在提高的生活质量和增加的局部复发风险中寻找到平衡。从不良反应方面来看，ELIOT 试验中术中放疗组皮肤不良反应及肺纤维化明显少于术后放疗组。而 TARGIT-A 试验中，尽管两组患者并发症相似，但是术中放疗组非乳腺癌死亡明显低于术后放疗组，这也提示了术中放疗在安全方面的优势。从卫生经济学角度来看，术中放疗价格较贵，目前还未纳入医疗保险，但是它显著减少治疗时间，节省了人力资源，特别是对于边远地区的患者，可以极大降低异地就医的成本。

四、小结

基于目前的研究证据，乳腺癌保乳手术联合术中放疗（Intrabeam 系统）在选择的低危患者中可以替代术后放疗，获得与其相似的局部控制，给患者一种新的选择。是否选择术中放疗要结合患者的病情、患者对生活质量的要求以及经济条件等方面来综合考虑。

（刘 军）

参考文献

[1] Vaidya JS, Wenz F, Bulsara M, et al. Risk-adapted targeted intraoperative radiotherapy versus whole-breast radiotherapy for breast cancer: 5-year results for local control and overall survival from the TARGIT-A randomised trial. Lancet, 2014, 383 (9917): 603-613.

[2] Vaidya JS, Joseph DJ, Tobias JS, et al. Targeted intraoperative radiotherapy versus whole breast radiotherapy for breast cancer (TARGIT-A trial): an international, prospective, randomised, non-inferiority phase 3 trial. Lancet, 2010, 376 (9735): 91-102.

[3] Veronesi U, Orecchia R, Maisonneuve P, et al. Intraoperative radiotherapy versus external radiotherapy for early breast cancer (ELIOT): a randomised controlled equivalence trial. The Lancet Oncology, 2013, 14 (13): 1269-1277.

[4] Silverstein MJ, Fastner G, Maluta S, et al. Intraoperative radiation therapy: a critical analysis of the ELIOT and TARGIT trials. Part 2-TARGIT. Ann Surg Oncol, 2014, 21 (12): 3793-3799.

[5] Orecchia R, Ciocca M, Lazzari R, et al. Intraoperative radiation therapy with electrons (ELIOT) in early-stage breast cancer. Breast, 2003, 12 (6): 483-490.

第四节　大剂量分割放疗是否是保乳术后全乳放疗的首选?

　　放疗是乳腺癌重要的治疗手段之一。保乳术后的全乳放疗可以有效降低乳腺癌患者的复发风险和死亡率。现行的保乳术后常规放疗剂量是国际标准剂量 50 Gy/25 F, 瘤床加量剂量为 10～16 Gy/5～8 F。完成标准的 5 周放疗序贯瘤床加量至 60～66 Gy 往往需要 6～7 周的时间。长时间的治疗使患者的依从性降低，同时会给患者带来巨大的经济压力以及心理压力。有数据表明，在北美接受乳腺癌保乳治疗的近 30% 患者拒绝进行术后放疗，其中很重要的原因就是长时间多次放疗的高花费以及不便利。为了解决这一问题，很多学者提出了一些新的放射治疗模式，其中最受关注的是大剂量分割放疗 (hypofrac-tionation)，也称大分割放疗。大分割放疗增加每次放疗的剂量，减少总剂量和放疗次数。很多大规模随机对照临床研究的结果表明，大分割放疗与常规分割放疗相比，治疗效果相当，不良反应相当甚至更小。因此，大分割放疗的出现对于常规分割放疗提出了挑战。那么，大分割放疗能否替代常规分割放疗，成为保乳术后全乳放疗的首选呢?

　　根据组织的生物学特性和对电离辐射的反应不同，组织可分为早反应组织 (early responding tissue) 和晚反应组织 (late responding tissue)。晚反应组织的 α/β 较低，对分次剂量更为敏感。RMH/GOC pilot 研究和 START A 研究的 meta 分析得出乳腺癌的 α/β 为 4.6 Gy (95% CI=1.1～8.1)，其与晚反应组织的 α/β 相当。因此，在保持生物效应剂量（biological effective dose，BED）基本不变的情况下，增大分次剂量对乳腺癌的控制更为有效。这是大分割放疗的生物学基础。

在大分割放疗的临床研究中，最经典的研究莫过于英国的 START A[1] 和 START B[2-4]研究、加拿大的 Ontario 研究[5]以及来自 Cochrane 的 meta 分析[6]，这些临床试验的结果确立了大分割放疗的地位，使其有可能替代常规分割放疗成为保乳术后放疗的首选。

实验设计上，START A、START B 研究和 Ontario 研究的对照组相同，均为国际标准剂量 50 Gy/25 F（5 周）。START A 研究和 START B 研究分别对比 41.6 Gy/13 F（5 周）、39 Gy/13 F（5 周）以及 40 Gy/15 F（3 周）的大分割放疗与常规分割放疗 50 Gy/25 F（5 周）的疗效和不良反应。Ontario 研究采用 42.5 Gy/16 F（3.2 周）与常规分割放疗 50 Gy/25 F（5 周）对比。以乳腺癌组织的 α/β 为前述 meta 分析中的 4.6 Gy 为例，根据生物效应剂量（BED）公式计算，这些研究大分割组的 BED 在 63.2～70.5 Gy 之间不等，常规分割组的 BED 为 71.7 Gy（表 4-1）。

表 4-1　不同研究中所采取的大分割放疗剂量与常规分割放疗剂量比较

	总剂量（Gy）	分次 n	分次剂量 d（Gy）	α/β（Gy）*	BED（Gy）**
START A	41.6	13	3.2	4.6	70.5
	39	13	3	4.6	64.4
START B	40	15	2.67	4.6	63.2
Ontario	42.5	16	2.66	4.6	67.0
对照组	50	25	2	4.6	71.7

* 以 RMH/GOC pilot 研究和 START A 研究的 meta 分析得出的乳腺癌组织的 α/β 值为例。

** $BED = nd \times [1 + d / (\alpha/\beta)]$

从入组标准来看，START A 和 START B 的入组标准相同：①$pT_{1\sim3a}$ $pN_{0\sim1}$ M_0；②保乳术后或全切术后，切缘＞1 mm；③＞18 岁，未行Ⅰ期重建；④可随访。START A 和 START B 的研究终点基本相同，主要终点都是：局部复发、正常组织（不良）反应以及生活质量。次要终点为：无病生存（DFS）、总生存（OS）。

Ontario 研究的入组标准为：①$pT_{1\sim2}$ $pN_0 M_0$；②保乳术后，切缘阴性；③无多中心病灶等。主要终点是放疗区域内的局部复发。次要终点包括：乳腺癌远处复发、死亡、乳房整形和远期放疗相关不良反应。

一、大剂量分割放疗的疗效不比常规分割放疗差

START A 研究[1]一共入组 2236 名乳腺癌患者，750 人进入 41.6 Gy/13 F 组，737 人进入 39 Gy/13 F 组，749 人进入 50 Gy/25 F 的对照组。中位随访 5.1 年，三组 5 年的局部复发率分别为 3.5%（95% CI：2.1%～4.3%）、5.2%（95% CI：3.5%～6.9%）、3.6%（95% CI：2.2%～5.1%）。三组的局部复发率无统计学差异。中位随访 9.3 年的结果显示，三组的局部复发率分别为 6.3%（95% CI：4.7%～8.5%）、8.8%（95%

CI：6.7%～11.4%）、7.4%（95% CI：5.5%～10%）。41.6 Gy 组与 50 Gy 组的局部复发率无统计学差异（HR=0.91，95% CI：0.59～1.38；P=0.65），39 Gy 组与 50 Gy 组的局部复发率也无统计学差异（HR=1.18，95% CI：0.79～1.76；P=0.41）。

START B 研究[2-4]一共入组 2215 名乳腺癌患者，1110 人进入 40 Gy/15 F 组、1105 人进入 50 Gy/25 F 组。中位随访 6.0 年，两组的局部复发率分别为 2.2%（95%CI：1.3%～3.1%）、3.3%（95% CI：2.2%～4.5%）。可以看出，大分割组的局部复发率甚至低于常规分割组。中位随访 9.9 年的结果显示，两组的局部复发率分别为 4.3%（95% CI：3.2%～5.9%）和 5.5%（95% CI：4.2%～7.2%）。结果依然是大分割组的局部复发率低于常规分割组，两组之间无统计学差异（HR=0.77，95% CI：0.51～1.16；P=0.21）。

Ontario 研究[5]从 1993—1996 年共入组 1234 名乳腺癌患者，622 人进入 42.5 Gy/16 F 组、612 人进入 50 Gy/25 F 组。中位随访 69 个月，两组的无复发生存率分别为 97.2% 和 96.8%。与 START B 的结果相似，大分割组的无复发生存率稍高于常规分割组，两组数据无统计学差异。在总生存率和无病生存率方面，两组无明显差异。中位随访 12 年的结果显示，两组的局部复发率分别为 6.2% 和 6.7%，两组数据之间无统计学差异。

从这些数据可以看出，就疗效而言（局部复发率、总生存率、无病生存率），大剂量分割放疗组不比常规分割放疗组差，甚至部分试验表明其疗效优于常规分割放疗组（无统计学差异）。

二、大剂量分割放疗对乳房外观的影响不比常规分割放疗显著

放射治疗会导致皮肤的毛细血管扩张，皮下组织增生增厚，这将会对乳房的外观产生不利影响。

START A 研究中，随访 5 年的数据表明：与 50 Gy/25 F 常规分割组相比，39 Gy/13 F 大分割组的乳房外观变化（包括局部皮肤变化、乳房外形变化、乳房硬度以及乳房大小变化）更小（HR=0.69，95% CI：0.52～0.91；P=0.01），41.6 Gy/13 F 组的乳房外观变化与 50 Gy/25 F 组相比，没有明显差异（HR=1.09，95% CI：0.85～1.40；P=0.62）。中位随访 9.3 年的数据表明，39 Gy/13 F 大分割组中乳房硬结、毛细血管扩张和水肿的发生明显少于 50 Gy/25 F 常规分割组，而在 41.6 Gy/13 F 组与 50 Gy/25 F 组之间没有明显差异。

START B 研究中，随访 5 年的数据同样表明，40 Gy/15 F 大分割组对乳房外观的影响比 50 Gy/25 F 常规分割组更小（HR=0.83，95% CI：0.66～1.04；P=0.06）。中位随访 9.9 年的数据表明，40 Gy/15 F 组中乳房缩小、毛细血管扩张以及乳房水肿的发生率明显少于常规分割组。

Ontario 研究中，3 年和 5 年的随访结果显示试验组和对照组均未出现 4 级皮肤和皮下损伤，2 级或 3 级的损伤也很少见；在 10 年的随访中 3 级损伤的发病率也很低（<4%）。随访 5 年未出现皮肤和皮下组织损伤的患者比例在大分割组为 87% 和 66%，在常规分割

组为 82％和 62％。随访 10 年未出现皮肤和皮下组织损伤的患者比例在大分割组为 66.8％和 48.1％，在常规分割组为 70.5％和 45.3％。放疗前的基线水平为 42.5 Gy/16 F 组中 83.8％以及 50 Gy/25 F 组中 82.6％拥有最佳或好（excellent or good）的外观效果（95％ CI：−5.4％～3.1％）；5 年时，数据分别为 77.9％和 79.2％（95％ CI：−4.2％～6.7％）；10 年时数据分别为 69.8％和 71.3％（95％ CI：−6.9％～9.8％）。可以看出，随着随访时间的延长，乳房外观会逐渐变差，这是由于放疗相关的微小血管损伤会随着时间延长而不断增加，与随访所得出的数据趋势一致。从这些数据可以看出大分割组的不良反应不多于常规分割组。

以 RMH/GOC pilot 研究和 START A 研究的 meta 分析得出乳腺癌组织的 α/β＝4.6 Gy 为例，可以计算得出各组的 BED 值。从数据可以看出，各个研究中试验组（大分割组）的 BED 均不同程度地小于对照组（常规分割组）。低 BED 组放疗对正常组织的损伤自然低于高 BED 组，因此大分割放疗对乳房的外观影响不比常规分割放疗差甚至稍好于常规分割放疗便不难理解。

三、其他不良反应：大剂量分割放疗不比常规分割放疗差

START A、B 研究随访 10 年的结果均显示大分割组与常规分割组缺血性心肌病、肋骨骨折、肺纤维化的发生都很罕见，并且在各组之间无明显差异。START A 研究中 41.6 Gy 组臂丛神经炎仅有 1 例出现。START B 研究中 50 Gy 组在 5 年、10 年肩关节功能障碍预计百分比分别为 2.9％和 8.2％，40 Gy 组分别为 3.1％、3.1％。大分割组的 10 年预计百分比低于常规分割组，但是没有统计学差异。

除了以上不良反应，Ontario 研究 5 年的随访结果中还报道了 4 例放射性肺炎和 1 例放疗导致的肋骨骨折。

四、Meta 分析：大剂量分割放疗与常规分割放疗相比，疗效类似，不良反应类似甚至偏少

Cochrane 2016 一共分析了 9 项随机对照研究的 39 篇不同随访时间的报道[6]。一共 8228 人纳入分析。分析的结论显示大分割放疗与常规分割放疗对比，在以下方面均没有明显差异：局部无复发生存率（HR＝0.94，95％ CI：0.77～1.15）、美容效果（RR＝0.90，95％ CI：0.81～1.01）、总生存率（HR＝0.91，95％ CI：0.80～1.03）、乳腺癌相关生存率（HR＝0.91，95％ CI：0.78～1.06）和无复发生存率（HR＝0.93，95％ CI：0.82～1.05）。不良反应方面，大分割组的早期皮肤毒性比常规分割组少（RR＝0.32，95％ CI：0.22～0.45），晚期皮下组织毒性在两组间没有显著差异（RR＝0.93，95％ CI：0.83～1.05）。随访 6 个月的结果显示，大分割组无论是患者自评（P＜0.001）还是医生评估（P＝0.009）的乏力症状都比常规分割组少，并且有统计学差异。其他患者自评项目包括身体舒适（P＝0.46）、功能完好（P＝0.38）、情绪正常（P＝0.58）、社

会功能完好（$P=0.32$）、对乳腺癌的担忧（$P=0.94$）等两组间都没有统计学差异。可以看出，meta 分析得出结论：大分割组比与常规分割组的疗效类似，不良反应类似甚至少于常规分割组。

五、亚组分析及讨论

（一）肿瘤分级

Ontario 研究的亚组分析提示肿瘤分级可能是一个影响不同分割放疗效果的预测因素。Ontario 研究随访 12 年的结果显示，大分割放疗对高级别肿瘤的效果不如常规分割放疗（$HR=3.08$，95% CI：$1.22\sim7.76$）。这个结果可能预示不同级别或不同分子分型的肿瘤对于放射治疗的敏感性是不同的，应根据不同的肿瘤生物学特性选择相应的放疗方案。这一点有待于进一步研究。在 START A、B 研究中，肿瘤分级没有影响到大分割放疗的疗效。

（二）淋巴结

从入组人群上看，Ontario 研究中的患者淋巴结均为阴性，因此该研究的结论对于淋巴结阳性、需要进行淋巴结放疗的患者不适用。另外在 START A、B 研究的入组患者中有少数淋巴结阳性的患者，接受局部淋巴结放疗的患者在 START A、B 研究中都很少 [318/2236（14%）和 161/2215（7%）]，但是 START A、B 研究的结果均表明，接受淋巴结放疗的患者中其疗效和不良反应在大分割组与常规分割组都是相似的，无统计学差异。由于入组的淋巴结阳性患者数量很少，因此这一结果需要更大样本量的临床研究来进一步证实。

（三）年龄

Ontario 研究和 START A、B 研究的入组人群年龄均覆盖各个年龄段，每个年龄段的人群都平均分配到大分割组和常规分割组。三项研究均没有得出大分割放疗对不同年龄段的人群疗效的区别。也许未来会有更多的研究来证实不同放疗分割模式对于不同年龄段乳腺癌患者的疗效。

（四）雌激素受体

在 Ontario 研究中，雌激素受体（ER）情况在入组时便计入基线数据，该研究中大部分患者（71%）为雌激素受体阳性患者。在 START A 和 B 中，雌激素受体情况在基线水平未采集，而认为使用他莫昔芬的患者雌激素受体为阳性。那么在 START A 和 B 的入组人群中，分别有 78.6%（1758/2236）和 87.1%（1982/2215）的患者雌激素受体为阳性。在这 3 项研究中，雌激素受体阳性与阴性患者平均进入大分割组与常规分割组。乳腺癌的生物学分型有多种，不同的分型对大分割放疗的敏感度也许不同，但是在 Ontario 研究、START A 以及 B 研究中，亚组分析显示大分割放疗与常规分割放疗对不同生物学分型乳腺癌的疗效及不良反应均没有显著差异。各组中雌激素受体阴性的患者比例很低，因此需要更多的数据来对比不同生物学分型的乳腺癌在大分割放疗和常规分割放疗的疗效及不良反应。

（五）瘤床加量

由于 Ontario 研究开始时瘤床加量还没有被证实有效，所以在此研究中，所有患者均未使用瘤床加量。但是在 START A、B 研究中，均有保乳术后的患者使用瘤床加量［1152/1900（61%）和 868/2038（43%）］，这些患者平均分布在大分割组和常规分割组，研究发现有无瘤床加量的疗效和不良反应没有显著差异。

（六）其他

在其他亚组分析，包括肿瘤大小以及是否接受系统治疗，大分割组与常规分割组无明显差异。

六、FAST 研究

以上各个研究中大分割组所使用的总剂量和分割次数均不相同，总剂量大多在 39～42.5 Gy 之间，分割次数在 13～16 次之间。总剂量及分割次数能否进一步减少呢？英国的 FAST 研究入组 915 位早期乳腺癌保乳术后患者，采用 28.5 Gy/5 F 每周 1 次以及 30 Gy/5 F 每周 1 次作为大分割组，以常规分割 50 Gy/25 F（5 周）作为对照组。中位随访 3.1 年的结果显示 28.5 Gy/5 F 组、30 Gy/5 F 组和常规分割组中分别有 11.1%（7.9%～15.6%）、17.3%（13.3%～22.3%）和 9.5%（6.5%～13.7%）的患者发生中重度不良反应。28.5 Gy/5 F 组的不良反应与常规分割组类似（$P=0.18$），而 30 Gy/5 F 组的不良反应较大（$P<0.001$）。期待 FAST 研究更长时间的随访能够提供更加可靠的数据。FAST 研究已经很大程度上减少了放疗的分割次数，那么是否有更加紧凑的方案呢？FAST-Forward 研究将采用更加紧凑的 1 周内完成的大分割方案作为试验组来观察其疗效及不良反应。

七、结论及展望

从这些研究可以看出，在早期乳腺癌保乳术后的患者中，大分割放疗与常规分割放疗相比，疗效与安全性均相当。由于在大分割放疗中减少了放疗次数，从而在一定程度上可以减少患者的治疗费用，提高患者的依从性，并且加快放疗设备的周转，让更多需要进行放疗的患者及时接受放疗。然而在高危患者人群（如淋巴结阳性、年轻、高组织学分级、雌激素受体阴性等）中临床试验数据不足，应慎重使用大分割放疗取代常规分割放疗。最新的 NCCN 指南中推荐全乳放疗的剂量为 46～50 Gy/23～25 F 或者 40～

42.5 Gy/15～16 F，更推荐使用大分割放疗。期待更多的临床试验提供更多可靠的数据，更加有力地支持大分割放疗取代常规分割放疗成为保乳术后全乳放疗的首选。

（陈亚林　韩　普）

参考文献

[1] The START Trialists' Group. The UK Standardisation of Breast Radiotherapy（START）Trial A of radiotherapy hypofractionation for treatment of early breast cancer：a randomised trial. The Lancet Oncology，2008，9（4）：331-341.

[2] Bentzen SM，Agrawal RK，Aird EG，et al. The UK Standardisation of Breast Radiotherapy（START）Trial B of radiotherapy hypofractionation for treatment of early breast cancer：a randomised trial. Lancet，2008，371（9618）：1098-1107.

[3] Haviland JS，Owen JR，Dewar JA，et al. The UK Standardisation of Breast Radiotherapy（START）trials of radiotherapy hypofractionation for treatment of early breast cancer：10-year follow-up results of two randomised controlled trials. The Lancet Oncology，2013，14（11）：1086-1094.

[4] Owen JR，Ashton A，Bliss JM，et al. Effect of radiotherapy fraction size on tumour control in patients with early-stage breast cancer after local tumour excision：long-term results of a randomised trial. Lancet Oncol，2006，7（6）：467-471.

[5] Whelan TJ，Pignol JP，Levine MN，et al. Long-term results of hypofractionated radiation therapy for breast cancer. N Engl J Med，2010，362（6）：513-520.

[6] Hickey BE，James ML，Lehman M，et al. Fraction size in radiation therapy for breast conservation in early breast cancer. Cochrane Database Syst Rev，2016，7：D3860.

第五节　全乳照射治疗是保留乳房手术后的唯一放疗选择吗？

保留乳房手术通过局部切除手术清除乳房病灶，保留乳房的外形和感觉，与乳房切除术相比可以提高患者的生活质量。单纯保留乳房手术的局部复发率显著高于乳房切除，早期研究资料显示，局部复发与远期生存相关。因此，通过全乳放疗控制乳房内复发率，获得与乳房切除相似的局部控制效果，是保留乳房手术安全性的保障。随着早期病例的比例增加和放疗技术的进步，学术界正在探索以部分乳房放疗替代全乳放疗以及在低危患者中免除放疗的可行性，先就相关循证医学证据进行综述。

一、全乳照射治疗

2005 年早期乳腺癌试验协作组（EBCTCG）综述主要关注辅助放疗对接受保乳和乳房切除手术患者局部复发和远期生存的影响[1]。该研究纳入 7300 例接受保乳手术的乳腺癌病例，全乳照射治疗（whole breast radiotherapy，WBRT）显著降低了 5 年局部复发率（7% vs. 26%）和 15 年乳腺癌相关死亡风险（30.5% vs. 35.9%，$2P = 0.002$）。2011 年的 EBCTCG 综述将重点放在保乳手术行放疗的有效性和安全性上[2]，该研究纳入 17 个随机对照研究，涉及 10 801 例乳腺癌患者。总体而言，WBRT 使 10 年总复发风险（包括局部区域和远处）降低约 50%（19.3% vs. 35.0%，绝对风险降低 15.7%，$RR = 0.52$，95% CI：0.48～0.56），使 15 年乳腺癌死亡风险降低约 1/6（21.4% vs. 25.2%，绝对风险降低 3.8%，$RR = 0.82$，95% CI：0.75～0.90），提示每减少 4 例乳腺癌复发可以减少 1 例乳腺癌相关死亡。淋巴结阳性患者和淋巴结阴性患者均可以从放疗中获益，但淋巴结阳性患者绝对获益略高于淋巴结阴性患者。根据患者年龄、肿瘤核分级、雌激素受体状态、是否接受内分泌治疗以及手术范围大小，可以建立复发风险预测模型，高危患者复发和死亡风险降低更显著（10 年绝对复发风险降低 >20%，15 年绝对死亡风险降低 7.8%），而低风险人群接受放疗绝对获益相对较低（10 年绝对复发风险降低 <10%，15 年绝对死亡风险降低 0.1%）。

二、加速部分乳房照射

传统的 WBRT 治疗周期较长，皮肤毛细血管扩张、色素沉着等不良反应相对较大，近年来发展起来的加速部分乳房照射（accelerated partial breast irradiation，APBI）技术通过更加局限的部分乳房照射，加大单次照射剂量，缩短疗程，理论上可以减少并发症发生率，已经成为 WBRT 的一种补充放疗手段。有多种放疗方法可以实现 APBI，现有技术主要包括组织间插植、球囊近距离治疗、三维适形外照射、调强外照射等方法，多项临床研究分别观察了其治疗效果和并发症发生率。

（一）组织间插植

该技术通过术中或术后留置的瘤床导管实现放疗，早期用于瘤床推量，目前亦用于 APBI 治疗。2013 年意大利学者报道了一项 II 期单臂临床研究的随访结果[3]。该研究入组 100 例乳腺癌患者，入组标准为：年龄 ≥40 岁，浸润性癌（不含小叶癌成分）或导管原位癌，$T \leq 2.5$ cm，切缘阴性，淋巴结阴性。大部分患者在术后植入导管，放疗剂量为 4 Gy，每日 2 次，持续 4 天，总剂量为 32 Gy。中位随访 60 个月，3 例乳房内复发和 1 例区域淋巴结复发，98% 患者外形为优或良，25 例患者出现迟发性不良反应。该研究提示对于低危乳腺癌患者插植治疗局部复发率较低，美容效果较好，迟发不良反应较少。

2016 年 1 月 Lancet 杂志发表了欧洲近距离放疗学组（GEC）和欧洲放射治疗与肿瘤学会（ESTRO）发起的随机对照 III 期非劣效性研究结果，报道了单独应用插植治疗和标准 WBRT ＋瘤床推量的 5 年随访结果。该研究入组标准包括：年龄 ≥40 岁，pT_{is} 或 $pT_{1\sim2a}$（$T \leq 3$ cm），pN_0/pN_{mi}，M_0，接受保乳治疗，切缘阴性（切缘宽度 ≥2 mm，小叶癌或导管原位癌 ≥5 mm），无脉管癌栓。对于导管原位癌（DCIS）还要求 Van Nuys 评分 <8 分。自 2004—2009 年，共入组 1184 例患者，随机分为 APBI 组和 WBRT 组。

APBI 组每日照射 2 次，总剂量为 32 Gy（8×4 Gy）或 30.1 Gy（7×4.3 Gy）。WBRT 剂量为 1.8～2.0 Gy，25～28 次，总剂量为 50～50.4 Gy，瘤床推量给予 10 Gy，分 5 次采用电子线完成。中位随访 5 年，APBI 组局部复发风险为 1.44%，WBRT 组为 0.92%，两组无显著差异（差异为 0.52%，95%CI：−0.72%～1.75%，$P=0.42$）。无 4 级迟发不良反应，5 年 2～3 级皮肤不良反应分别为 3.2% 和 5.7%（$P=0.08$），皮下组织不良反应为 7.6% 和 6.3%（$P=0.53$），3 级纤维化为 0% 和 0.2%（$P=0.46$）。预先设定的复发率非劣效性界值为 3%，因此研究者认为插植治疗 APBI 对于低危乳腺癌患者的疗效不劣于传统 WBRT，不良反应发生率与传统放疗接近。

（二）球囊近距离治疗

球囊近距离治疗是通过一个双腔导管及一个膨胀球囊组成的特殊的 MammoSite 球囊导管装置完成放疗，简化了近距离治疗过程，提高了靶区剂量分布的可重复性。由于球囊近距离治疗的实施是由特殊的 MammoSite 放疗系统来完成的，术时要充分考虑手术后残腔大小、残腔形态、残腔表面和皮肤间皮下组织或腺体的厚度，其中残腔形态与球囊表面的适形度非常重要。2007 年美国学者报道一项单臂小样本研究的 5 年随访结果[4]。该研究为前瞻性队列研究，入组 70 例患者。入组标准包括：年龄≥45 岁，肿瘤单发，直径≤2 cm，无早期侵袭性癌（EIC），淋巴结阴性，病理切缘阴性，残腔至少一个方向径线≥3 cm，预计皮肤与球囊距离≥5 mm。总剂量 34 Gy，分 10 次给予，每日 2 次，5 天完成。16 例因局部条件不适合未能完成球囊植入，54 例患者成功植入球囊，12 例因技术或临床病理原因未能完成治疗，最终 43 例患者完成治疗。32.6% 患者出现血清肿，其中 12% 需要穿刺抽吸。9.3% 患者出现感染，10% 患者出现无症状性脂肪坏死。随访 5 年，83.3% 患者外观良好，无局部区域复发。研究者认为对于低危乳腺癌接受保乳治疗患者单独应用 MammoSite 局部控制效果良好，但该技术对于乳房局部条件要求较高，应用受到一定限制。

（三）三维适形

三维适形同样被尝试用于 APBI 治疗，该技术的吸引力在于其无创性，无需特殊装置，利用传统放疗设备即可完成。RAPID 研究是一项比较三维适形 APBI 与 WBRT 的疗效与美容效果的随机对照研究[5]。入组标准包括：年龄≥40 岁，肿瘤单发，最大径≤3 cm，排除小叶癌患者。自 2006—2011 年，共入组 2135 例患者，随机分为 APBI 组和 WBRT 组。APBI 组剂量为 38.5 Gy，分 10 次照射，每日 2 次。WBRT 总剂量为 42.5 Gy/16 F 或 50 Gy/25 F，不限制瘤床加量与否。首要观察终点为同侧乳房复发率，次要观察终点为美容效果和不良反应。中位随访 36 个月，APBI 组美容效果不良率高于 WBRT 组（29% *vs.* 17%，$P<0.001$），APBI 组 1～2 级不良反应高于 WBRT 组（$P<0.001$），两组 3 级不良反应发生率无显著差异。复发率结果尚有待更长时间的随访。

（四）调强放疗

调强技术可以更好地控制剂量分布，减少正常组织和器官的受量，同时具有常规放疗的实施方便的优势，近年来也被尝试用于 APBI。2015 年意大利 Florence 大学报道了一项对比调强放疗（intensity-modulated radiation therapy，IMRT）APBI 与 WBRT 的Ⅲ期随机对照研究[6]。入组标准包括：年龄≥40 岁，肿瘤单发，最大径≤2.5 cm。自2005—2013 年，共入组 520 例患者，随机分为 APBI 组和 WBRT 组。APBI 组剂量为30 Gy，分 10 次照射，每日 2 次。WBRT 总剂量为 50 Gy/25 F，瘤床加量 10 Gy。首要观察终点为同侧乳房复发率。中位随访 5 年，APBI 组和 WBRT 组局部复发率均为1.5%，无显著性差异（$P=0.001$），APBI 组急性（$P=0.0001$）、慢性（$P=0.004$）不良反应发生率低于 WBRT 组，美容效果优于 WBRT（$P=0.045$）。研究者认为采用 IM-RT 实现的 APBI 可以获得良好的局部控制和美容效果，不良反应少于 WBRT。

（五）APBI 适应证

美国乳腺外科医生学会（ASBS）、美国放射肿瘤学会（ASTRO）、欧洲近距离放疗学组-欧洲放射治疗与肿瘤学会（GEC-ESTRO）、美国国家外科辅助乳腺项目（NSABP）、美国近距离放射治疗学会（ABS）均制订了各自的 APBI 适应证指南（表 4-2），其共同之处在于通过肿瘤大小、切缘、淋巴结转移状态等肿瘤因素及年龄、雌激素受体等预后相关因素挑选复发低危患者。但各学会组织的适应证之间存在一定差异，ASTRO 和 GEC-ESTRO 甚至还制订了更适宜 APBI 的低危亚组和更宽泛但需要进一步验证的"谨慎"或"中危"亚组。目前尚无更多的证据显示某一适应证界定更科学，需要更多的数据验证和比较不同适应证人群的安全性差异。

表 4-2　不同组织制订的 APBI 适应证比较

	ASBS	ASTRO "适宜"	ASTRO "谨慎"	GEC-ESTRO "低危"	GEC-ESTRO "中危"	NSABP B-39 （验证中）	ABS
大小	≤3 cm	≤2 cm	2.1~3.0 cm	≤3 cm	≤3 cm	≤3 cm	≤3 cm
切缘	阴性	≥2 mm	<2 mm	≥2 mm	<2 mm	阴性	阴性
受体状态	—	阳性	阴性	任意	任意	任意	任意
组织类型	任意	导管癌	小叶癌	导管癌	任意	任意	任意
脉管癌栓	—	无	局限	无	无	有	无
DCIS	是	否	是	否	是	是	是

表 4-2 不同组织制订的 APBI 适应证比较（续）

	ASBS	ASTRO "适宜"	ASTRO "谨慎"	GEC-ESTRO "低危"	GEC-ESTRO "中危"	NSABP B-39 （验证中）	ABS
多灶	—	总大小 ≤2 cm	总大小 ≤3 cm	单一病灶	病灶距离 <2 cm	镜下总大小, <3 cm	—
多中心	—	单中心	单中心	单中心	单中心	单中心	—
年龄 （岁）	≥45（浸润癌） ≥50（DCIS）	≥60	50～59	≥50	40～50	≥18	≥50
淋巴结	pN_0	pN_0	pN_0	pN_0	pN_{1mi}, pN_{1a} （腋窝清扫）	$pN_{0～1}$, 无包膜外侵犯	pN_0

三、免除放疗

研究显示乳腺癌保乳术后的局部复发率与患者的年龄、激素受体状态以及系统治疗等因素有明显相关性，提示可以在乳腺癌中筛选出一组复发低危的患者。所以不少研究尝试通过临床病理因素筛选部分患者免除放疗。这部分研究主要比较绝经后或高龄患者在保乳手术后接受 WBRT 与免除放疗之间的局部/区域复发率和远期生存指标，大部分为激素受体阳性患者，均接受了系统治疗（大部分接受内分泌治疗）。2014 年一项 meta 分析显示[7]，放疗可以显著降低局部区域复发率（2.2% vs. 6.5%），远处复发率和 OS 无显著性差异，提示在高龄低危患者免除放疗有一定可行性。有关免除放疗的相关研究详见表 4-3 和表 4-4。

表 4-3 免除放疗研究概况

试验名称	样本量	分组	年龄	肿瘤	排除标准
Kunkler 2015[8]	N＝1326，放疗组 658，无放疗组 668	WBRT（40～50 Gy） vs. 无放疗	≥65，激素受体阳性	$T_{1～2} N_0 M_0$, ≤3 cm	乳腺癌病史，恶性肿瘤病史
Hughes 2013[9]	N＝636，放疗组 317，对照组 319	他莫昔芬 20 mg ＋ WBRT（45 Gy）＋ 推量（14 Gy） vs. 他莫昔芬 20 mg	≥70	$T_1 N_0 M_0$, ER^+	5 年内无其他恶性肿瘤
Tinterri 2009[10]	N＝831，放疗组 414，对照组 417	WBRT（45 Gy）＋ 推量（10 Gy） vs. 无放疗；根据淋巴结和其他因素给予系统治疗	55～75	$T_{1～2} N_{0～1} M_0$, <2.5 cm	多灶或多中心；弥漫导管内或血管内成分；淋巴结转移＞3；恶性肿瘤病史
Pötter 2007[11]	N＝831，放疗组 414，无放疗组 417	他莫昔芬 20 mg 2 年- 阿那曲唑 3 年 ＋ WBRT（51 Gy）＋ 推量（10 Gy） vs. 单纯内分泌治疗	绝经后	$T_{1～2} N_0 M_0$, <3 cm，Ⅰ～Ⅱ级，受体阳性	之前有化疗、放疗或内分泌治疗；保乳切缘阳性

123

表 4-3 免除放疗研究概况（续）

试验名称	样本量	分组	年龄	肿瘤	排除标准
Ford 2006[12]	N＝400，放疗组208，无放疗组192	WBRT（54 Gy）＋推量（10 Gy）±区域放疗 vs. 无放疗。根据激素受体状态决定系统治疗	＜70	$T_{1\sim2}N_{0\sim1}M_0$	多灶，心功能或肾功能不全；恶性肿瘤病史
Fyles 2004[13]	N＝769，放疗组386，无放疗组383	他莫昔芬 20 mg ＋ WBRT（40 Gy）＋推量（12.5 Gy）vs. 他莫昔芬 20 mg	≥50，734/769（95%）绝经后	$T_{1\sim2}N_0M_0$（≥65 岁）	多灶，心功能或肾功能不全；恶性肿瘤病史；双侧乳腺癌；接受过化疗或内分泌治疗

表 4-4 免除放疗研究结果

试验名称	中位随访	首要观察终点	结果	结论
Kunkler 2015	5 年	同侧乳房复发	对照组同侧乳房复发率显著升高（4.1% vs. 1.3%）；区域复发、DDFS、对侧乳腺癌、OS 无显著性差异	免除放疗轻度增加局部复发率，但仍处于较低水平
Hughes 2013	10 年	局部区域复发；复发导致乳房切除；乳腺癌相关死亡；远处复发；OS	放疗组局部区域复发率低于无放疗组（2% vs. 10%），复发导致乳房切除、乳腺癌相关死亡、远处复发、OS 均无差异	放疗减少局部区域复发，但并未转化为生存获益
Tinterri 2009	5 年	同侧乳房复发	无放疗组同侧乳房复发率高于对照组（2.5% vs. 0.7%），但无统计学差异；DDFS、OS 无显著差异	免除放疗不增加远处转移发生率和死亡率
Pötter 2007	4.5 年	局部区域复发	无放疗组同侧乳房复发率高于对照组（5.1% vs. 0.4%）；DDFS、OS 无显著差异	放疗仍然是符合试验入组标准人群的标准辅助治疗
Ford 2006	20 年	局部区域复发	无放疗组同侧乳房复发率高于对照组（49.8% vs. 28.6%）；DFS、OS 无显著差异	可以考虑免除放疗
Fyles 2004	5.6 年	DFS	对照组 DFS 及局部区域复发率高于放疗组	放疗仍然是符合试验入组标准人群的标准辅助治疗

四、讨论

保乳联合 WBRT 的优势在于保留乳房外形和感觉，可以提高患者生活质量。从 EBCTCG 结果来看，WBRT 既可以降低局部复发率，也可以降低乳腺癌相关死亡率，提高总生存率，因此全乳放疗作为保乳术后标准辅助治疗毋庸置疑。但乳腺癌是异质性极高的疾病，不同人群局部复发和死亡风险差异较大，而传统全乳放疗存在耗时较长、花费较多以及潜在的心脏、肺部并发症，筛选低风险人群给予相对简单的放疗或免除放疗是非常合理的。

从目前的研究结果来看，APBI 与 WBRT 相比局部区域复发率轻度升高，但远处转移及总生存等指标无明显恶化[14]。值得指出的是，接受 APBI 的患者皮肤不良反应下降，但其他远期并发症似有增加。因此，APBI 目前仅能应用于极度低危人群或在临床研究框架下进行。尽管目前各大放疗或外科学会制订了 APBI 的指南和适应证标准，但标准之间存在一定差异，且并无长期随访结果支持，临床应用需要谨慎选择。另外，APBI 方法多样，其优缺点各不相同，目前的数据相对更支持插植治疗和调强放疗两种技术。目前 APBI 的相关研究随访时间均在 5 年左右，我们期待更长时间的随访数据验证其长期安全性。

高龄、激素受体阳性、接受内分泌治疗的患者局部和远处复发转移的风险相对较低，尽管免除放疗后局部复发率略有升高，但尚在可接受范围内，且并未转化为生存指标的恶化，提示在这部分相对低危人群中免除放疗有一定合理性。从 Fyles 和 Pötter 的研究来看，如果将年龄范围扩大到 50 岁，则可能带来较大幅度的局部区域复发，而这部分患者预期生存时间较长，这种局部控制恶化可能在较长时间随访后转化为生存恶化，因此在年龄<70 岁的人群中免除放疗应该谨慎。

总之，全乳放疗仍然是目前保乳手术的标准治疗，对于相对低危患者考虑使用 APBI 或免除放疗存在一定合理性，目前的证据支持在高龄、激素受体阳性、接受内分泌治疗患者中合理免除放疗，APBI 的适应证和安全性以及危险度相对较高的人群中免除放疗有待更多的研究证实。

（杨后圃 石新盈）

参考文献

[1] Abe O，Abe R，Enomoto K，et al. Effects of radiotherapy and of differences in the extent of surgery for early breast cancer on local recurrence and 15-year survival：an overview of the randomised trials. Lancet，2005，366（9503）：2087-2106.

[2] Darby S，Mcgale P，Correa C，et al. Effect of radiotherapy after breast-conserving surgery on 10-year recurrence and 15-year breast cancer death：meta-analysis of individual patient data for 10,801 women in 17 randomised trials. Lancet，2011，378（9804）：1707-1716.

[3] Aristei C，Palumbo I，Capezzali G，et al. Outcome of a phase Ⅱ prospective study on partial breast irradiation with interstitial multi-catheter high-dose-rate brachytherapy. Radiotherapy and Oncology，2013，108（2）：236-241.

[4] Benitez PR，Keisch ME，Vicini F，et al. Five-year results：the initial clinical trial of Mammosite balloon brachytherapy for partial breast irradiation in early-stage breast cancer. American Journal of Surgery，2007，194（4）：456-462.

[5] Olivotto IA，Whelan TJ，Parpia S，et al. Interim cosmetic and toxicity results from RAPID：a ran-

domized trial of accelerated partial breast irradiation using three-dimensional conformal external beam radiation therapy. J Clin Oncol, 2013, 31 (32): 4038-4045.

[6] Livi L, Meattini I, Marrazzo L, et al. Accelerated partial breast irradiation using intensity-modulated radiotherapy versus whole breast irradiation: 5-year survival analysis of a phase 3 randomised controlled trial. European Journal of Cancer, 2015, 51 (4): 451-463.

[7] Van dWW, Bastiaannet E, Scholten AN, et al. Breast-conserving surgery with or without radiotherapy in older breast patients with early stage breast cancer: a systematic review and meta-analysis. Ann Surg Oncol, 2014, 21 (3): 786-794.

[8] Kunkler IH, Williams LJ, Jack WJL, et al. Breast-conserving surgery with or without irradiation in women aged 65 years or older with early breast cancer (PRIME II): a randomised controlled trial. Lancet Oncology, 2015, 16 (3): 266-273.

[9] Hughes KS, Schnaper LA, Bellon JR, et al. Lumpectomy plus tamoxifen with or without irradiation in women age 70 years or older with early breast cancer: long-term follow-up of CALGB 9343. J Clin Oncol, 2013, 31 (19): 2382-2387.

[10] Tinterri C, Gatzemeier W, Zanini V, et al. Conservative surgery with and without radiotherapy in elderly patients with early-stage breast cancer: a prospective randomised multicentre trial. Breast, 2009, 18 (6): 373-377.

[11] Potter R, Gnant M, Kwasny W, et al. Lumpectomy plus tamoxifen or anastrozole with or without whole breast irradiation in women with favorable early breast cancer. Int J Radiat Oncol Biol Phys, 2007, 68 (2): 334-340.

[12] Ford HT, Coombes RS, Gazet JC, et al. Long-term follow-up of a randomised trial designed to determine the need for irradiation following conservative surgery for the treatment of invasive breast cancer. Ann Oncol, 2006, 17 (3): 401-408.

[13] Fyles AW, Mccready DR, Manchul LA, et al. Tamoxifen with or without breast irradiation in women 50 years of age or older with early breast cancer. N Engl J Med, 2004, 351 (10): 963-970.

[14] Hickey BE, Lehman M, Francis DP, et al. Partial breast irradiation for early breast cancer. Cochrane Database Syst Rev, 2016, 7: CD007077.

第六节 1～3 枚腋窝淋巴结阳性乳房切除患者的放疗选择

乳腺癌局部治疗的目的在于清除局部病灶，提高局部控制率，改善远期生存。自 20 世纪 80 年代以来，早期乳腺癌手术逐渐被控制在乳房和腋窝范围内，辅助性放射治疗成为减少腋窝以外的区域淋巴结和乳房切除后胸壁复发的主要手段。腋窝淋巴结转移状态是局部和区域复发的重要预测因子，淋巴结阳性患者局部复发率显著升高。淋巴结阳性患者从放疗中的获益程度似乎与淋巴结转移个数有关，目前的共识认为淋巴结转移超过 3 枚（pN_2）的乳腺癌患者接受辅助放疗可以显著改善预后，而 1～3 枚淋巴结阳性（pN_1）患者是否应该接受辅助放疗则存在争议。本文通过回顾目前的循证医学证据，试图厘清 pN_1 期乳腺癌患者是否必须接受局部和区域放疗。

一、EBCTCG 的 meta 分析

目前关于乳房切除患者术后放疗最重要的证据来自于 EBCTCG 的 meta 分析。EBCTCG 研究由牛津大学发起，其本质为 meta 分析。但与收集公开发表的文献数据进行分析的普通 meta 分析不同，该研究通过收集乳腺癌领域的相关随机对照研究的个体数据进行 meta 分析，获得乳腺癌手术、化疗、放疗、内分泌治疗的证据，其结果可信度高，已经成为乳腺癌研究领域最重要的证据之一。

2005 年 EBCTCG 综述主要关注辅助放疗的局部复发和对远期生存的影响[1]。该研究纳入 8500 例淋巴结阳性、接受乳房切除和腋窝清扫的病例，对比接受胸壁＋区域淋巴结放疗与无放疗组的生存差异。结果显示，放疗可以显著降低随访 15 年时的局部复发率（放疗组 7.8% *vs.* 无放疗组 29.2%），降低乳腺癌相关死亡率（54.7% *vs.* 60.1%）。该研究同样关注放疗的远期不良反应，结果显示，接受放疗组对侧乳腺癌、非乳腺癌相关死亡率轻度升高，放疗导致的死亡主要源于心脏疾病（RR＝1.27，95%CI：1.2～1.34；2P＝0.001）和肺癌（RR＝1.78，95%CI：1.56～2.00；2P＝0.004）。

2005 年研究未区分淋巴结转移个数，包括了 1～3 枚和 3 枚以上的腋窝淋巴结病例。2014 年 EBCTCG 再次对乳房切除后放疗的作用进行分析，共纳入 22 个 1964—1986 年的研究，涉及 8135 例乳腺癌患者，复发数据至少随访 10 年，生存数据随访长达 20 年。所有患者均接受乳房切除＋腋窝清扫，对比胸壁＋区域放疗与无放疗者的远期预后。研究纳入了 1314 例 1～3 枚淋巴结阳性患者，分析结果显示放疗显著降低 10 年局部区域复发率（3.8% *vs.* 20.3%），减少 20 年乳腺癌相关死亡率（42.3% *vs.* 50.2%）。其中 1133 例患者接受了系统治疗（CMF 方案化疗或他莫昔芬内分泌治疗），对这部分患者进行分析发现放疗同样可以改善其远期预后。

二、EORTC 22922/10925 研究

EORTC 22922/10925 研究[2]旨在探讨全乳放疗或胸壁放疗基础上加与不加区域放疗的预后差异，其中部分患者符合乳房切除＋腋窝淋巴结阳性标准。该研究入组时间为 1996—2004 年，入组的患者为淋巴结阳性或淋巴结阴性且肿瘤位于中央象限或内侧，随机分为全乳或胸壁照射加与不加区域淋巴结放疗两组。首要观察终点为总生存，次要观察终点为无病生存、无远处疾病生存及乳腺癌相关死亡。中位随访 10.9 年，区域淋巴结放疗组总生存高于无区域淋巴结放疗组（82.3% *vs.* 80.7%），但差异无统计学意义（95%CI：0.76～1.00，P＝0.06）。而所有次要观察终点均获得显著的改善。该研究包含 955 例乳房切除病例，其中约 43% 患者为 1～3 枚淋巴结阳性，从侧面证实了在胸壁放疗的基础上加上区域淋巴结放疗可能存在远期生存获益。

三、英国 Columbia 研究

英国 Columbia 研究[3] 的目的是为了探讨在化疗的基础上加或不加辅助放疗的远期预后差异。1979—1986 年该研究共入组 318 例淋巴结阳性的绝经前乳腺癌患者，所有患者均接受了改良根治术，并给予 CMF 方案辅助化疗（部分患者接受内分泌治疗），入组患者随机分为胸壁＋区域淋巴结放疗组和观察组。其中 183 例患者为淋巴结 1～3 枚转移，112 例患者淋巴结转移数目≥4 枚。随访 15 年时，放疗组生存数据虽然优于无放疗组，但无统计学差异。而随访 20 年结果显示，放疗显著提高了无事件生存（25％ vs. 35％，$P＝0.009$）、无乳腺癌生存（30％ vs. 48％，$P＝0.009$）、无局部区域复发生存（74％ vs. 90％，$P＝0.009$）、无系统转移生存（31％ vs. 48％，$P＝0.004$）和总生存（37％ vs. 47％，$P＝0.03$）。亚组分析显示，淋巴结转移 1～3 枚与≥4 枚亚组具有相似的生存获益。

四、NCDB、SEER 回顾性研究

芝加哥大学学者通过对 NCDB 和 SEER 两个大型的数据库数据进行回顾性分析，期望通过统计分析，建立分期为 $T_{1~2}N_1$ 的乳腺癌患者放疗获益的预测模型，更细致地定义这部分人群的放疗适应证[4]。该研究从 1998—2008 年的数据中分别筛选出 93 793 和 36 299 例分期为 $pT_{1~2}pN_1$ 的接受乳房切除的乳腺癌患者，其中约 22％的患者接受了术后放疗。通过多因素分析和 Cox 模型分析临床病理因素与远期生存之间的关系。NCDB 队列中，术后放疗使 3 枚淋巴结转移或 2 枚淋巴结转移且肿瘤直径 2～5 cm 的亚组全因死亡率降低 14％（$HR＝0.86$，95％CI：$0.81～0.91$；$P＜0.0001$），而 1 枚淋巴结转移或 2 淋巴结转移但肿瘤直径≤2 cm 的亚组则不能从放疗中获益。SEER 数据同样证实放疗仅为 3 枚淋巴结阳性及 2 枚淋巴结阳性但肿瘤直径 2～5 cm 患者带来生存获益，不能改善其他亚组的远期生存。研究者认为，通过淋巴结个数和肿瘤大小可以更加精确地区分 N_1 患者是否能从放疗中获益，避免低风险患者接受放疗。

五、讨论

纵观目前就 N_1 乳腺癌放疗这一话题的循证医学证据可以发现，EBCTCG 研究是级别最高、可信度最高的研究。而 EORTC 22922/10925 和 Columbia 研究虽然并不是直接就这一问题做出的研究设计，但经过长时间随访的亚组数据仍然支持 N_1 患者在乳房切除后应接受辅助放疗。正是根据以上研究结果，NCCN 指南[5] 和 ASCO 指南[6] 均推荐对淋巴结分期 N_1 且接受乳房切除的患者应"强烈建议考虑辅助放疗"。需要指出的是，上述研究大部分入组时间为 1990 年以前，大部分人群并未接受系统治疗，接受了化疗和内分泌治疗的患者中大部分辅助治疗方案也与当今的系统治疗方案存在很大差距，因此在现

代辅助系统治疗的背景下放疗是否能带来相似的生存获益仍然是一个值得研究的课题，需要设计良好的随机对照研究来回答。但如 Columbia 研究所示，放疗的生存获益在延长随访时间后更加显著，提示局部治疗的获益可能需要更长时间的观察，而目前系统治疗的进步使乳腺癌患者的生存期获得延长，笔者认为放疗等局部治疗的作用可能更需要重视。

当然，正如 NCDB 和 SEER 数据库回顾性研究结果所示，并非所有 N_1 的患者均能从放疗中获益，也许根据淋巴结的个数及其他资料建立更加细致的模型进行更精准的适应证把控，可以使这部分患者获得更加个体化的放疗决策。可惜的是，回顾性研究不可避免的选择偏倚和信息偏倚使该研究的结果不能完全用于临床，我们期待前瞻性的研究验证。

另外，需要指出的是，放疗的长期不良反应是不容忽视的问题，从 EBCTCG 研究中可以看到，心脏事件和第二原发癌可能会带来不利的影响，因此在临床决策中必须考虑患者的承受能力，权衡利弊。

总之，pN₁ 乳房全切患者接受放疗可以显著降低局部区域复发率，改善远期预后。因此，在没有更确切的证据之前，这部分患者应该积极给予放疗。但在临床实践中，我们需要考虑肿瘤的分期、其他预后指标、患者的身体状况、预期寿命及意愿，权衡利弊，做出更加个体化的放疗决策。

（巩立国　杨后圃）

参考文献

［1］ Abe O，Abe R，Enomoto K，et al. Effects of radiotherapy and of differences in the extent of surgery for early breast cancer on local recurrence and 15-year survival：an overview of the randomised trials. Lancet，2005，366（9503）：2087-2106.

［2］ Poortmans PM，Collette S，Kirkove C，et al. Internal mammary and medial supraclavicular irradiation in breast cancer. N Engl J Med，2015，373（4）：317-327.

［3］ Ragaz J，Olivotto IA，Spinelli JJ，et al. Locoregional radiation therapy in patients with high-risk breast cancer receiving adjuvant chemotherapy：20-year results of the British Columbia Randomized Trial. Journal of the National Cancer Institute（JNCI），2005，97（2）：116-126.

［4］ Huo D，Hou N，Jaskowiak N，et al. Use of postmastectomy radiotherapy and survival rates for breast cancer patients with T_1-T_2 and one to three positive lymph nodes. Annals of Surgical Oncology，2015，22（13）：4295-4304.

［5］ National Comprehensive Cancer Network（NCCN）clinical practice guidelines in oncology（NCCN guidelines）：Breast Cancer. Version 2. 2016. http：//www. nccn. org/professionals.

［6］ Recht A，Comen EA，Fine RE，et al. Postmastectomy radiotherapy：an American Society of Clinical Oncology，American Society for Radiation Oncology，and Society of Surgical Oncology focused guideline update. Pract Radiat Oncol，2016，6（6）：e219-e234.

第五章

辅助化疗篇

第一节　早期乳腺癌辅助化疗：基因检测能指导治疗决策吗？

近年来，随着人类基因组测序技术的快速进步、生物医学分析技术的不断革新以及大数据分析工具的出现，人们对肿瘤异质性的认识不断加深，以个体化医疗为基础的"精准医疗"时代正一步步向我们走近。目前，我们对于乳腺癌的治疗决策和预后判断是基于 TNM 分期和分子分型，但是在日常的临床工作当中，我们经常会遇到与之相悖的情况，这提示我们现在的判断指标可能还不充分。近几年来，快速发展的基因检测技术，如 OncotypeDx（亦称为 21 基因检测）、MammaPrint、PAM50、IHC4 等，为制订乳腺癌治疗决策提供了帮助。其中，OncotypeDx 和 MammaPrint 是应用最为广泛的两项基因检测手段。

美国国立综合癌症网络（NCCN）指南中明确指出，对于肿瘤直径＞0.5 cm 的受体阳性、人表皮生长因子受体 2（HER2）阴性、腋窝淋巴结 N_0 或 N_{1mic} 的乳腺癌患者，应考虑行 OncotypeDx 检测，帮助辅助治疗决策的制订。MammaPrint 也已被 FDA 批准用于临床以预测患者的复发风险，但尚不能用于辅助治疗决策的制订。关于这两项基因检测的认识，主要来源于下述循证医学证据。

一、OncotypeDx 基因检测

（一）回顾性研究

OncotypeDx 检测的建立主要基于两项研究，即美国国家外科辅助乳腺项目（NSABP）B-14 和 NSABP B-20 研究[1-2]。

前者旨在验证他莫昔芬对雌激素受体阳性、腋窝淋巴结阴性乳腺癌患者的疗效。Paik 等通过对 NSABP B-14 试验中 668 例患者的组织蜡块进行回顾性分析，发现患者 10 年无远处复发率为 85％。根据 OncotypeDx 检测的复发风险评分（risk score，RS）所区分出的低度、中度及高度复发风险组的 10 年无远处复发率分别为 93.2％、85.7％和

69.5%。低度复发风险组的无远处复发率显著高于高度复发风险组（$P<0.001$）。在无复发生存率及总生存率方面，研究者也观察到了同样的结果[1]。

为进一步验证 OncotypeDx 可否预测乳腺癌患者从辅助化疗中获益，Paik 等进一步选取 NSABP B-20 中的 651 例患者（他莫昔芬单药组 227 例，他莫昔芬联合化疗组 424 例）的组织蜡块进行回顾性分析。该研究入组患者全部为雌激素受体阳性、腋窝淋巴结阴性，随机分为他莫昔芬单药组与他莫昔芬联合化疗组，比较这两组患者的疗效。回顾性分析结果发现，在高度复发风险组中，他莫昔芬联合化疗组与他莫昔芬单药组患者 10 年无远处复发率为 88.1% *vs.* 60.5%（$P<0.001$）；而在低度及中度复发风险组患者中，是否接受化疗与其 10 年无远处复发率没有明显相关性（P 值分别为 0.61 及 0.39）[2]。

（二）前瞻性研究

TAILORx 是一项前瞻性临床研究，旨在评估与早期乳腺癌复发风险相关的基因是否可用于指导选择最合适的治疗，共纳入 10 253 例激素受体阳性、HER2 阴性、腋窝淋巴结阴性浸润性乳腺癌患者，原发肿瘤大小 1.1～5.0 cm，或 0.6～1.0 cm 但组织学分级为中～高。所有患者均行 OncotypeDx 检测。RS≤10 分者仅接受辅助内分泌治疗，RS≥26 分者接受辅助化疗加内分泌治疗，RS 在 11～25 分之间的患者随机分组进行辅助化疗联合内分泌治疗或仅接受内分泌治疗。经 69 个月随访，结果显示，RS≤10 分的 1626 例患者（15.9%）仅行内分泌治疗，5 年无浸润性肿瘤生存率可达 93.8%，无远处复发率及总生存率分别为 99.3% 和 98.0%。PlanB 研究共纳入 3198 例雌激素受体阳性、HER2 阴性的乳腺癌患者，并对其进行 OncotypeDx 检测，以计算 RS。无论患者的临床病理指标（如腋窝淋巴结状态、组织学分级、肿瘤大小、年龄等）情况如何，RS≤11 分为低复发风险。RS≤11 分且 $pN_{0\sim1}$ 的患者不接受化疗而只接受内分泌治疗。RS 为 12～25 分和 >25 分的患者为中度复发风险和高度复发风险，随机接受 6 个周期紫杉醇＋卡铂（TC）方案化疗或 8 个周期多柔比星＋环磷酰胺序贯多西他赛（AC-T）方案化疗。结果显示，低复发风险的 348 例患者（15.3%）只接受内分泌治疗，经过 55 个月随访，5 年无病生存率为 94%；接受内分泌治疗联合化疗的中度、高度复发风险人群，其 5 年无病生存率分别为 94% 和 84%[3]。

二、MammaPrint 基因检测

（一）回顾性研究

MammaPrint 是另一项用于判断患者预后的基因检测技术，是 vande Vijver 等利用 cDNA 基因芯片技术，从 78 例乳腺癌患者（腋窝淋巴结阴性、年龄<55 岁且肿瘤直径<5 cm）的新鲜冰冻标本中提取 RNA 进行检测，进而从 25 000 个候选基因中筛选出与患者预后最为相关的 70 个基因所建立的基因检测模型[4]。经过大量回顾性研究的验证，结果显示，MammaPrint 检测亦可较为准确地预测患者预后。

（二）前瞻性研究

RASTER 研究是 Bueno-de-Mesquita 等进行的一项前瞻性研究，以评价 Mamma-Print 的可行性及其对辅助治疗决策的影响。研究共纳入荷兰 16 家医院的 427 例患者（$cT_{1~4}N_0M_0$，年龄＜61 岁），均接受 MammaPrint 检测，分为预后良好组 219 例（51%）及预后不良组 208 例（49%）。同时，研究人员还根据 Adjuvant Online（AOL）系统将患者分为高危组和低危组。通过 61.6 个月的随访，预后良好组和预后不良组的 5 年无远处复发率分别为 97% 和 91.7%（$P=0.03$）。AOL 低危组和高危组的 5 年无远处复发率分别为 96.7% 和 93.4%（$P=0.24$）。此外，MammaPrint 分组与 AOL 分组不一致的患者共 161 例。其中，预后不良组中有 AOL 低危组患者 37 例（9%），接受系统治疗者 32 例（86%），5 年无远处复发率为 100%。而预后良好组中有 AOL 高危组患者 124 例（29%），接受系统治疗者 54 例（44%），5 年无远处复发率为 98.4%。而且，在这组患者中有 94 例（76%）患者未接受化疗，她们的 5 年无远处复发率为 98.9%，与预后良好且 AOL 低危患者的 5 年无远处复发率无明显差异（$P=0.39$）。在所有预后良好组患者中，AOL 高危组中未接受任何系统治疗的患者 5 年无远处复发率与低危组无明显差异，分别为 100% 和 95%（$P=0.29$）。这提示，MammaPrint 较传统的 AOL 评价系统对患者的预后判断更为准确[5-6]。

刚刚发布的 MINDACT 也得到了相似的试验结果。这项Ⅲ期随机试验一共纳入 6693 例 $T_{1~2}$ 或可手术的 T_3 期浸润性乳腺癌患者，其腋窝淋巴结阳性个数为 0~3 个。这些患者均接受 MammaPrint 和 Adjuvant Online 系统的检测，被分为临床低危-基因低危组 2745 例（41%）、临床高危-基因高危组 1806 例（27%）、临床低危-基因高危组 592 例（8.8%）和临床高危-基因低危组 1550 例（23.2%）。临床低危-基因低危组患者不接受化疗，临床高危-基因高危组患者接受化疗，而后两组风险评价结果不一致的患者则随机分为两组，即根据临床风险结果或基因检测风险结果决定是否接受化疗。其中，79% 的患者为淋巴结阴性，88.4% 的患者激素受体阳性，9.5% 的患者 HER2 表达阳性。该研究的主要目标是评估临床高危-基因低危组中不接受化疗患者的远期生存非劣于接受化疗的患者。经过 5 年的随访，该组人群的 5 年无远处转移生存率为 94.7%（95%CI，92.5%~96.2%），超过设定的 92%。而在意向性分析中，临床高危-基因低危组中根据临床风险结果决定治疗方案的患者（即接受化疗者）的 5 年无远处转移生存率为 95.9%，而根据基因检测结果决定治疗方案的患者（即不接受化疗者）的 5 年无远处转移生存率为 94.4%，仅比前者低 1.5%（HR 0.78，$P=0.27$）。临床低危-基因高危组中也得到了类似的结果，根据基因检测结果决定治疗方案的患者（即接受化疗者）和根据临床风险结果决定治疗方案的患者（即不接受化疗者）的 5 年无远处转移生存率分别为 95.8% 和 95%（HR 1.17，$P=0.66$）。此外，在临床高危-基因低危组患者中，接受化疗者的无病生存率和总生存率与未接受化疗者的绝对差异分别为 2.8% 和 1.4%（P 值分别为 0.055 和 0.278）。而在临床低危-基因高危组中，接受化疗者与未接受化疗者之间的无病生存率和总生存率同样没有统计学差异[7]。上述结果提示，MammaPrint 有可能将部分本可从化疗中获益的临床高危患者重新分配至低危组。而在临床低危患者中,根据 Mamma-Print 检测结果决定是否化疗似乎并未给该组人群带来获益。

三、讨论

通过对 NSABP B-14 和 B-20 的回顾性研究,我们不难看出,OncotypeDx 可用于雌激素受体阳性、腋窝淋巴结阴性的乳腺癌患者的复发风险预测,并可用于判断该类患者是否可以从辅助化疗中获益。

TAILORx 的研究结果首次前瞻性地证实,对于激素受体阳性、HER2 阴性、腋窝淋巴结阴性、RS≤10 分的乳腺癌患者,仅行术后辅助内分泌治疗就可以获得非常好的预后结果,使患者免于不必要的辅助化疗。

Plan B 的研究结果将 OncotypeDx 检测的应用范围扩大到腋窝淋巴结为 pN_1 的乳腺癌患者中,也得到了阳性的结果,证实腋窝淋巴结转移≤3 个且 RS≤11 分的乳腺癌患者也可免于接受辅助化疗[8]。

RASTER 是评价基因检测是否可以应用于制订辅助治疗决策的首项前瞻性研究,其研究结果显示,MammaPrint 较常用的临床病理指标能更准确地预测患者的预后。MIN-DACT 的研究结果也提示约 46% 的临床高危乳腺癌患者或许可以免除辅助化疗。但是这两项研究的随访时间偏短,只有 5 年。因而,能否将 MammaPrint 用于辅助治疗的决策,还需要更长时间的随访结果作为证据。

此外,虽然 MammaPrint 所包含的基因数量大于 OncotypeDx,但是目前并没有证据显示 MammaPrint 在预测患者的预后方面优于 OncotypeDx。因而,NCCN 指南将 Onco-typeDx 作为推荐的基因检测技术。

四、小结

基因检测给我们提供了除常规的临床病理学指标之外更为精确和个体化的检测手段。但是,目前我国没有权威机构可以进行这些检测,且基因检测费用昂贵,因此限制了其在我国的应用和发展。

目前,国际上还在进行关于 OncotypeDx 和 MammaPrint 的前瞻性临床研究,如 Rx-PONDER 和 PRIMe,目的在于更进一步地研究基因检测技术在乳腺癌预后判断和治疗决策中的作用。我们也期待着这些临床研究结果的早期公布。

(杜 炜 刘 淼 王 殊)

参考文献

[1] Paik S, Shak S, Tang G, et al. A multigene assay to predict recurrence of tamoxifen-treated, node-negative breast cancer. N Engl J Med, 2004, 351 (27): 2817-2826.

［2］ Paik S，Tang G，Shak S，et al. Gene expression and benefit of chemotherapy in women with node-negative，estrogen receptor-positive breast cancer. J Clin Oncol，2006，24（23）：3726-3734.

［3］ Sparano JA，Gray RJ，Makower DF，et al. Prospective validation of a 21-Gene expression assay in breast cancer. N Engl J Med，2015，373（21）：2005-2014.

［4］ van de Vijver MJ，He YD，van't Veer LJ，et al. A gene-expression signature as a predictor of survival in breast cancer. N Engl J Med，2002，347（25）：1999-2009.

［5］ Bueno-de-Mesquita JM，van Harten WH，Retel VP，et al. Use of 70-gene signature to predict prognosis of patients with node-negative breast cancer：a prospective community-based feasibility study （RASTER）. Lancet Oncol，2007，8（12）：1079-1087.

［6］ Drukker CA，Bueno-de-Mesquita JM，Retèl VP，et al. A prospective evaluation of a breast cancer prognosis signature in the observational RASTER study. Int J Cancer，2013，133（4）：929-936.

［7］ Cardoso F，van't Veer LJ，Bogaerts J，et al. 70-Gene signature as an aid to treatment decisions in early-stage breast cancer. N Engl J Med，2016，375（8）：717-729.

［8］ Gluz O，Nitz UA，Christgen M，et al. West German Study Group Phase Ⅲ Plan B Trial：first prospective outcome data for the 21-Gene recurrence score assay and concordance of prognostic markers by central and local pathology assessment. J Clin Oncol，2016，34（20）：2341-2349.

第二节　紫杉类药物在 Luminal A 型淋巴结阳性乳腺癌辅助化疗中的作用

21 世纪，蛋白质组学和基因技术的发展使人们对乳腺癌的认识达到了分子水平，分子分型的提出使乳腺癌的治疗更加个体化、精准化，以期在给予患者最有效治疗的同时避免过度治疗所造成的不必要损害。

大量临床研究证实，在已知的乳腺癌分子亚型中，管腔上皮 A 型（Luminal A 型）患者人群比例最高，预后最好。2016 年美国国立综合癌症网络（NCCN）最新指南指出，针对激素受体（HR）阳性、人表皮生长因子受体 2（HER2）阴性的淋巴结阳性乳腺癌患者，全身辅助治疗需要考虑化疗加内分泌治疗，化疗仍最为推荐蒽环类序贯紫杉类药物的方案。但是，针对 Luminal A 型淋巴结阳性乳腺癌患者的辅助化疗，在蒽环类基础上加用紫杉类药物到底是助"一臂之力"，进一步降低乳腺癌的复发率和死亡率，还是反倒"画蛇添足"，给患者带来更大的经济负担和不良反应呢？就目前已有的循证医学证据而言，还没有哪项临床研究能给出明确的答案，因而还需要从已有临床研究入手，通过更深层的解读和对比分析，来探讨紫杉类药物在 Luminal A 型淋巴结阳性乳腺癌患者术后化疗中的作用。

一、现有临床研究证据

20 世纪 70 年代，CMF 方案（环磷酰胺＋甲氨蝶呤＋5-氟尿嘧啶）的出现，标志着早期乳腺癌辅助化疗的开始；80 年代，蒽环类药物将治疗效果进一步提高，NSABP B-15 研究发现乳腺癌术后行 4 个周期 AC 方案（多柔比星＋环磷酰胺）化疗与 6 个周期 CMF 方案疗效相同；90 年代，紫杉类药物的问世是乳腺癌治疗的又一个里程碑。对于淋巴结阳性、可手术的乳腺癌患者，在常规含蒽环类药物基础上加用紫杉类药物能否进一步提高化疗疗效呢？20 世纪 90 年代开展的两项大型前瞻性临床研究——CALGB 9344[1] 和 NSABP B-28[2] 对这一问题给出了肯定的答案。这两项临床研究入组患者数均在 3000 例以上，且均为淋巴结阳性患者，结果提示，紫杉醇类药物的增加能使此类患者无病生存（DFS）期和总生存（OS）期获益。紧跟这两项研究之后进行的 GOIM 9902[3]，虽研究设计类似，但却是阴性结果。

（一）三大研究主要终点结果

1. CALGB 9344

该研究采用 3×2 析因设计，探讨乳腺癌标准辅助化疗中增加多柔比星剂量或 AC 方案后序贯紫杉醇能否延长患者无复发生存（RFS）期和 OS 期。1994—1999 年，入组的 3121 例淋巴结阳性乳腺癌患者被随机分至不同剂量多柔比星（60 mg/m²、75 mg/m²、90 mg/m²）＋环磷酰胺 600 mg/m² 的三个治疗组，4 个周期后再随机接受继续 4 个周期紫杉醇 175 mg/m² 或结束化疗。94％ 的 HR 阳性患者化疗结束后继续他莫昔芬每日 20 mg 治疗至 5 年。50 岁以下者占 60％，肿瘤直径 ≤2 cm 者占 35％，淋巴结 1～3 个阳性者与 ≥10 个阳性者分别占 46％、12％。主要研究终点是 DFS 期，次要研究终点是 OS 期和不良反应。2003 年首次发表的中位随访 69 个月的结果显示，多柔比星剂量增加未显著延长患者 DFS 期和 OS 期，但 AC 序贯紫杉醇组的 DFS 期（$P=0.0023$）和 OS 期（$P=0.0064$）较单纯 AC 治疗组都显著延长。

2. NSABP B-28

该研究于 1995—1998 年共入组 3060 例淋巴结阳性乳腺癌患者，随机分至 4 个周期多柔比星 60 mg/m² 联合环磷酰胺 600 mg/m²（AC）组或者 4 个周期多柔比星联合环磷酰胺序贯 4 个周期紫杉醇 225 mg/m²（AC→PTX）组。约 85％ 的患者接受了从化疗第 1 天就开始的他莫昔芬每日 20 mg、为期 5 年的治疗。50 岁以上患者占 50％，肿瘤直径 ≤2 cm 者占 59％；淋巴结 1～3 个阳性者占 70％，而 ≥10 个阳性者仅占 4％。主要研究终点为 DFS 期和 OS 期。中位随访 64 个月，AC→PTX 组 5 年 DFS 率较 AC 组的绝对值提高 4％（$P=0.006$）。两组 5 年 OS 率都为 85％±2％。

3. GOIM 9902

这是一个随机、多中心、Ⅲ 期临床研究，1999—2005 年，入组的 750 例淋巴结阳性乳腺癌患者被随机分至 4 个周期表柔比星 120 mg/m² 联合环磷酰胺 600 mg/m² 组（EC）或 4 个周期多西他赛 100 mg/m² 序贯 4 个周期表柔比星加环磷酰胺组（D→EC）。69％ 的 HR 阳性患者化疗后开始接受每天 20 mg、为期 5 年的他莫昔芬治疗。50 岁以上者占 50％，肿瘤直径 ≤2 cm 者约占 40％；淋巴结 1～3 个阳性者占 94％，而 ≥10 个阳性者仅占 1.3％。主要研究终点为 5 年 DFS 率，次要研究终点为 5 年 OS 率和安全性。中位随访

64 个月时，两组 5 年 DFS 率和 5 年 OS 率都无统计学差异，3～4 级的不良反应发生率在 D→EC 组更高。

（二）三大研究亚组分析结果

1. CALGB 9344

根据 HR 状态进行的非计划亚组复发风险分析提示，增加紫杉醇在 HR 阴性组显示出更明显的获益，但无统计学意义。

在之后的 10 年随访结果分析[4]中，研究者从 3121 例患者中随机挑选出 1322 例，根据其 HER2 和雌激素受体（ER）状态进行预后分析。结果显示，在 HER2 阴性 ER 阳性组患者中，序贯与不序贯紫杉醇组的 DFS 期无统计学差异，而对于所有 HER2 阳性患者及 HER2 阴性、ER 阴性的患者序贯紫杉醇后，DFS 期显著延长。

2. NSABP B-28

对 HR 状态与紫杉醇的作用效果所进行的亚组分析显示，二者之间没有关系，加用紫杉醇在 DFS 和 OS 上的获益与患者 HR 状态无关（P 值分别为 0.30 和 0.82）；但 HR 阴性者较 HR 阳性者有从紫杉醇治疗中获益的趋势。

3. GOIM 9902

在 ER 阳性、HER2 阴性的亚组中，两种治疗方案的 DFS 期和 OS 期均无统计学差异。在 ER 阴性组中加用多西他赛，DFS 期有延长趋势，但无统计学差异。

二、讨论

上述三项研究都旨在探讨蒽环类药物化疗基础上加用紫杉类药物能否使淋巴结阳性乳腺癌患者进一步获益。虽然三项研究入组人群中的 ER 阳性者比例都在 60％左右，但由于这些研究开展时期较早，没有关于当前用于乳腺癌分子分型的分子生物学指标（包括 HER2 和 Ki-67）的准确、完整的资料，因而这三项研究的结果不能想当然地用于 Luminal A 型乳腺癌患者。

（一）三大研究的横向比较分析

这三项临床研究虽然研究设计相似，但 CALGB 9344 和 NSABP B-28 是阳性结果，而 GOIM 9902 是阴性结果，分析原因需要将这三项临床研究进行横向比较。

首先，前两项研究的样本量均在 3000 例以上，而 GOIM 9902 相对来说样本量较小，为 750 例。前两项研究的中位随访时间均为 64 个月，CALGB 9344 随访时间最长，达 10 年。样本量大、随访时间长，更易观察到相关事件的发生，自然也就更容易获得阳性的研究结果。

其次，阳性淋巴结≥10 个的患者在 CALGB 9344 中占 12％，在 NSABP B-28 中为 4％，而在 GOIM 9902 中仅为 1.3％，即 GOIM 9902 中的患者预后本身好于前两项研究，故在 64 个月的随访时间内未出现预设的事件数也正常，但事件数过少肯定会影响研究结果可信度。

最后，GOIM 9902 中表柔比星为高剂量，可能会在一定程度上稀释紫杉类药物的作用，而 NSABP B-28 中紫杉醇所采用的剂量为高剂量，这在一定程度上可能会增加紫杉类药物的效果。

（二）三大研究亚组分析的启示

这三项研究的入组人群中有多少比例符合当前所说的 Luminal A 型，是不可能准确获得的，但这三项临床研究都对 HR 表达与紫杉类药物的交互作用进行了亚组分析。

亚组分析的结果由于在研究入组时没有提前预设相应亚组，实际上相当于一种回顾性分析，因而从循证学角度来讲只能作为参考，不能作为依据。在这三项研究中，GO-IM 9902 是唯一针对 HR 状态进行预先分层的研究，结果显示，无论对于整体入组人群还是不同 HR 状态的人群，多西他赛在 DFS 和 OS 方面都未显示出优势；但该研究的阴性结果也提示，对于预后相对较好的低危患者，紫杉类药物的增加可能是一种过度治疗。

三、展望

对于淋巴结阴性的 Luminal A 型乳腺癌是否需要化疗，2015 年公布的 TAILORx 研究证实，OncotypeDx 基因检测技术能够筛选出需要化疗的患者，以避免过度治疗。但淋巴结阳性 Luminal A 型乳腺癌显然要比前一类型复杂，因为其涵盖的临床病理学指标更多、人群分类更复杂，所以从目前来看，基因检测技术可能是能够区分这类患者的最好方法。RxPONDER 和 MINDACT 是目前正在进行的两项前瞻性临床研究，目的旨在明确能否通过基因检测的方法来决定淋巴结阳性 Luminal A 型乳腺癌是否需要化疗，相信这两项研究的结果能够为我们提供更好的循证学证据。

（王　南　刘　淼　王　殊）

参考文献

[1] Swain SM，Jeong JH，Geyer CE Jr，et al. Longer therapy, iatrogenic amenorrhea, and survival in early breast cancer. N Engl J Med，2010，362（22）：2053-2065.

[2] Mamounas EP，Bryant J，Lembersky B，et al. Paclitaxel after doxorubicin plus cyclophosphamide as adjuvant chemotherapy for node-positive breast cancer：results from NSABP B-28. J Clin Oncol，2005，23（16）：3686-3696.

[3] Vici P，Brandi M，Giotta F，et al. A multicenter phase Ⅲ prospective randomized trial of high-dose epirubicin in combination with cyclophosphamide（EC）versus docetaxel followed by EC in node-positive breast cancer. GOIM（Gruppo Oncologico Italia Meridionale）9902 study. Ann Oncol，2012，23（5）：1121-1129.

[4] Hayes DF1，Thor AD，Dressler LG，et al. HER2 and response to paclitaxel in node-positive breast cancer. N Engl J Med，2007，357（15）：1496-1506.

第三节 三阴性乳腺癌，铂类药物意义何在？

近年来，乳腺癌的治疗逐渐倾向精准化治疗。过去认为乳腺癌是一种疾病，所以治疗方法大同小异。现在认为乳腺癌可以分成很多亚型。在传统分类上，大多认为乳腺癌分为四种亚型：Luminal A 型、Luminal B 型、三阴性乳腺癌（triple-negative breast cancer，TNBC）和 HER2 阳性乳腺癌。但随着基因测序、蛋白组学等研究的进一步发展，证实每种乳腺癌的亚型可以再次细分，从而有新的靶标性的治疗策略，疗效也得到新的提高[1]。三阴性乳腺癌（TNBC）是指雌激素受体（ER）、孕激素受体（PR）和 HER2 均阴性的乳腺癌，相比于其他分子亚型的乳腺癌而言，其幼稚程度高，侵袭性强，缺乏有效的内分泌治疗及疗效肯定的靶向治疗药物，具有复发转移率高、预后差及死亡率高等特点。TNBC 复发高峰一般在确诊后的 3 年之内，3～5 年间复发风险逐渐降低，目前治疗方法主要以手术和化疗为主[2]。最早的中国乳腺癌专家共识也认为 TNBC 适合行化疗，TNBC 的标准辅助化疗方案包含蒽环类和紫杉类药物，患者的总体生存是获益的，可是缺少了治疗弹性[3-4]。目前的研究认为，三阴性乳腺癌可以分成七种不同的亚型[5]，每种亚型的治疗是否相同仍是一个热点问题。"一碗水端平"或者"一刀切"的治疗策略很有可能不再是治疗三阴性乳腺癌的最佳方法。例如，目前的研究证实抗雄激素治疗的药物（Antiandrogen）可能对雄激素受体阳性的三阴性乳腺癌更有效；对于免疫调节型的三阴性乳腺癌，采用 PD-1、PD-L1 这类药物可能效果会更好一些；我们知道在 *BRCA1* 突变型乳腺癌中大约 75% 为 TNBC[6]，如果不考虑家族史，14%～15% 的 TNBC 患者携带遗传学基因突变。现有的临床试验数据表明铂类药物可能使这样的亚群患者获益更多，那么铂类药物的意义何在呢？铂类药物是一种最常用的周期非特异性抗肿瘤药物，它含有可与化合物结合的铂原子，与 DNA 碱基结合（主要是鸟嘌呤和腺嘌呤，主要结合在 N7 位点上），最终这些单链或双链化合物会引起 DNA 损伤。Hannah（2005 Nature）[7]在体外实验中发现 *BRCA* 突变相关肿瘤（除了杂合型、缺失型）对可导致 DNA 双链断裂（double strands break，DSB）药物的敏感度较高，诸如顺铂等铂类药物。近年来的多个随机对照研究分析和评估了铂类药物治疗早期和晚期三阴性乳腺癌的效果和安全性[6,8]，其结果有较大差异。

一、早期三阴性乳腺癌的新辅助治疗

（一）GeparSixto 研究

2014 年的圣安东尼奥乳腺癌会议上，来自德国法兰克福大学的德国乳腺癌研究组报道了 GeparSixto 的最新研究结果。研究者先前已报道了参与新辅助治疗的 2 期 GeparSixto 研究（NCT01426880）[9]的 TNBC 患者，每周给予紫杉醇和非脂质体多柔比星（PM）治疗

的病理完全缓解（pCR）率为 36.9%，而 PM 联合卡铂之后大幅度提高到 53.2%。更新的研究结果提示：在 TNBC 中，*gBRCA* 基因突变和家族史是蒽环和紫杉烷类新辅助化疗后 pCR 较高的预测因素。增加卡铂的疗效在 *gBRCA* 基因突变的患者中最为突出。2015 年，美国临床肿瘤学会（ASCO）年会上，德国学者 Gunter von Minckwitz 报告了同源重组缺陷（homologous recombination deficiency，HRD）预测 TNBC 患者含铂方案新辅助治疗 pCR 的临床研究（GeparSixto 研究再分析）[10]。315 例 TNBC 中 193 例（61.35%）拥有足够的 DNA 样本。该研究收集肿瘤组织 *BRCA* 相关基因（*TmBRCA*）和同源重组缺陷（HRD）评分。HRD 阳性定义为高 HRD 评分或 *TmBRCA* 突变。结果显示，HRD 阳性肿瘤对比 HRD 阴性肿瘤新辅助化疗更容易获得 pCR（55.9% *vs.* 29.8%，$P = 0.001$）。HRD 阳性肿瘤应用卡铂方案使 pCR 率由 45.2% 增加至 64.9%（$P = 0.025$）。高 HRD 评分也与较高的 pCR 率相关（49.4% *vs.* 30.9%，$P = 0.050$）。由此可见，HRD 和高 HRD 评分是新辅助化疗反应率的预测因子，而 HRD 可能是铂类药物新辅助化疗 pCR 的疗效预测指标。

（二）CALGB 40603 研究

2014 年圣安冬尼奥乳腺癌会议上报道了 CALGB 40603 研究[11]有关 TNBC 新辅助化疗对总生存的影响。试验采用 2×2 析因设计，在紫杉醇 12 周（80 mg/m²，单周方案，连续 12 个周期）序贯 ddAC×4（多柔比星＋环磷酰胺，双周方案，连续 4 个周期）的基础上，或联合贝伐珠单抗，或联合卡铂，或贝伐珠单抗联合卡铂方案。结果发现，新辅助化疗 pCR 无论是否加卡铂或贝伐珠单抗均能改善 EFS 和 OS，新辅助化疗基础上加卡铂或贝伐珠单抗可以提高 TNBC 的无事件生存（EFS）和 OS，但并不十分充分，本研究支持 pCR 作为替代远期生存的指标。

（三）中国乳腺癌临床研究协作组（CBCSG）003 研究

作为第 11 届全国乳腺癌学术会议的重要特色研究之一，CBCSG 003 研究对比卡铂＋紫杉类（TP）和表柔比星＋环磷酰胺序贯紫杉类（EC-T）两种方案的疗效，是迄今首个评价铂类用于 TNBC 辅助治疗效果的随机对照非劣效性研究。研究共纳入 318 例术后的 TNBC 患者，随机分入 TP 组和 EC-T 组。EC-T 组和 TP 组 3 年无复发生存（RFS）分别为 86.4% 和 88.2%（HR=1.11，$P = 0.764$），3 年总生存率分别为 97.2% 和 95.3%（HR=0.75，$P = 0.707$）。然而 EC-T 组不良反应发生率更高，3/4 级中性粒细胞下降、3/4 级白细胞下降、3/4 级脱发、1～4 级贫血、1～4 级外周神经毒性以及 1～4 级肌肉疼痛的发生率均显著高于 TP 组。而血小板下降则更多见于 TP 组。因此，卡铂联合紫杉类药物也是 TNBC 一种可选择的辅助治疗，不良事件发生率相对较低。后续的生物标志物分析将进一步提示哪类患者能够从含铂方案中得到最多的获益。

（四）讨论

GeparSixto 和 CALGB 40603 两项临床研究试图回答 2 个问题：①TNBC 新辅助化疗

达到 pCR 是否带来预期生存获益；②早期 TNBC 新辅助化疗加卡铂是否提高远期生存。对于第 1 个问题，两个临床研究似已回答，两个临床试验每个样本量超过 300 例，结果确实显示早期 TNBC 新辅助化疗所致 pCR 对远期生存的获益，一些研究认为应以 EFS 作为新辅助化疗的关键终点。对于第 2 个问题，两项研究结果仍不尽满意，GeparSixto 研究显示含卡铂组比非卡铂组 3 年 EFS 绝对获益率高 9.7%，CALGB 40603 显示含卡铂组比非卡铂组 3 年 EFS 绝对获益率高 4.9%，两项临床研究数据仍然提示加用卡铂是个体化的选择，仍需进一步探索。病理完全缓解（pCR）能否提高患者的生存，由于两项试验的研究终点不同，均不能给予我们肯定的回答，仍需进一步的研究探讨。

总之，上述研究结果支持使用铂类药物的新辅助疗法治疗三阴性乳腺癌，并鼓励开展进一步调查研究。此外，如总生存期或疾病无进展生存期等长期疗效的数据还较为匮乏，因此，美国 NCCN 和欧洲 ESMO 等机构的相关指南中并没有推荐在三阴性乳腺癌的标准新辅助疗法中联用铂类药物。

二、转移性乳腺癌的治疗

（一）CBCSG 006 研究

来自上海复旦大学附属肿瘤医院的胡夕春教授和他的团队近期发表在 *Lancet Oncology* 杂志上的试验结果，主要研究 GP 方案（吉西他滨＋顺铂）*vs.* GT 方案（吉西他滨＋多西他赛）治疗转移性三阴性乳腺癌（mTNBC）的临床随机研究。这项 CBCSG 006 试验[12]，是第一个在 mTNBC 中比较含铂联合方案（GP）和含紫杉联合方案（GT）的Ⅲ期研究，主要终点是无进展生存（PFS）。在调整意向治疗（mITT）人群中，GP 和 GT 组分别达到了 7.73 个月和 6.47 个月，均显示统计学的差异，这种差异在符合方案集（PPS）人群中也得到了验证。次要终点提示 GP 对比 GT 提高了将近 15% 的有效率，提示对于恶性程度较高、负荷较大、进展较为迅速或亟须控制症状的 mTNBC 患者，含铂GP 方案是比 GT 方案更合理的选择。但是，该项研究生存相关数据尚未成熟，不能做进一步探讨，后续治疗中很多 GT 组使用了铂类，总生存差异可能不会显著。从安全性的角度看，两种治疗的安全性均可耐受，无治疗相关死亡，只是不良反应谱有差异：GP 组存在更多 3～4 级的恶心、呕吐、贫血、血小板减少，而 GT 组存在更多 3～4 级的肌肉骨骼酸痛；1～4 级的不良事件中，GP 组的脱发、外周神经毒性更少，但有更多的食欲下降、便秘、低镁、低钾。本项研究部分解决了含铂方案一线治疗 mTNBC 的地位问题，提示 GP 方案可以是 GT 方案的替代或更为优先的选择。

（二）TBCRC 009 研究

TBCRC 009 研究[13]是一项关于铂类单药治疗及生物标志物评估转移性三阴性乳腺癌的多中心Ⅱ期临床试验。该研究选取转移性三阴性乳腺癌患者，让患者每 3 周接受 1 次一线或二线顺铂或卡铂治疗。主要研究终点包括客观缓解率（ORR）和 *p63/p73* 基因表达量的反应预测值。次要研究终点包括毒性评估、顺铂和卡铂的 ORR 值及按分子定义亚组的 ORR 值，其中包括 *BRCA1/2* 突变基因携带者。共有 86 名患者（其中接受一线治疗的有 69 名）接受顺铂（n＝43）或卡铂（n＝43）治疗。ORR 值为 25.6％（95％ CI，16.8％～36％），顺铂（32.6％）治疗组较卡铂（18.7％）治疗组高。生殖细胞系 *BRCA1/2* 突变基因携带者（n＝11）的 ORR 值为 54.5％。结果提示铂类对于转移性三阴性乳腺癌患者，尤其是存在生殖细胞 *BRCA1/2* 突变的患者是有效的。肿瘤 DNA 修复功能的衡量能够识别发生基因突变的、能从铂类治疗中获益的患者。

（三）TNT 研究

铂类药物对三阴性乳腺癌是否优于其他药物一直广受关注。TNT 研究[14]比较了两个单药一线治疗转移性或局部晚期三阴性乳腺癌或 *BRCA1/2* 阳性乳腺癌的疗效。研究入组了 376 例患者，将其随机分为卡铂组和多西他赛组，在患者进展后允许交叉。研究主要终点为客观缓解率（ORR）。中位随访 11.0 个月的结果显示，两组患者的无进展生存（PFS，3.1 个月 *vs.* 4.5 个月）、ORR、总生存（OS）均无显著差异；但在 *BRCA1/2* 突变患者中，卡铂组 PFS 优于多西他赛组。该研究提示，在未选择的三阴性乳腺癌中，卡铂并不显著优于多西他赛，但在 *BRCA1/2* 突变患者中值得开展进一步的研究。

三、小结

当下研究的热点聚焦于辨别特异性肿瘤生物学标志物，以筛选适宜铂类药物的患者，包括 *BCRA1/2* 突变状态和基因组不稳定性特征（如 HRD-LOH 或 LRD-LST 评分），提高铂类药物的治疗效果。越来越多的证据表明，铂类药物治疗早、晚期 TNBC 有很好的活性，但还未改变早期 TNBC 患者的治疗实践；铂类化疗药物的功效受 *BRCA1/2* 突变状态的影响，*BRCA1/2* 突变携带者治疗反应率更高，但需要进一步的研究证实；在预测铂类药物治疗敏感性方面，除了 *BRCA1* 和 *BRCA2*，可能存在其他生殖细胞系生物标志物；某些散发的 TNBC 患者可从铂类药物为基础的治疗中显著受益。

（陈文林）

参考文献

[1] Parker JS，Mullins M，Cheang MC，et al. Supervised risk predictor of breast cancer based on intrinsic subtypes. J Clin Oncol，2009，27（8）：1160-1167.

[2] Foulkes WD，Smith IE，Reis-Filho JS. Triple-negative breast cancer. N Engl J Med，2010，363（20）：1938-1948.

[3] Oakman C，Viale G，Di Leo A. Management of triple negative breast cancer. Breast，2010，19（5）：312-321.

[4] Bauer KR，Brown M，Cress RD，et al. Descriptive analysis of estrogen receptor（ER）-negative, pro-

gesterone receptor (PR)-negative, and HER2-negative invasive breast cancer, the so-called triple-neg-ative phenotype: a population-based study from the California Cancer Registry. Cancer, 2007, 109 (9): 1721-1728.

[5] Cancer Genome Atlas Network. Comprehensive molecular portraits of human breast tumours. Na-ture, 2012, 490 (7418): 61-70.

[6] Byrski T, Gronwald J, Huzarski T, et al. Pathologic complete response rates in young women with BRCA1-positive breast cancers after neoadjuvant chemotherapy. J Clin Oncol, 2010, 28 (3): 375-379.

[7] Farmer H, McCabe N, Lord CJ, et al. Targeting the DNA repair defect in BRCA mutant cells as a therapeutic strategy. Nature, 2005, 434 (7035): 917-921.

[8] Byrski T, Dent R, Blecharz P, et al. Results of a phase Ⅱ open-label, non-randomized trial of cispla-tin chemotherapy in patients with BRCA1-positive metastatic breast cancer. Breast Cancer Res, 2012, 14 (4): R110.

[9] von Minckwitz G, Schneeweiss A, Loibl S, et al. Neoadjuvant carboplatin in patients with triple-neg-ative and HER2-positive early breast cancer (GeparSixto; GBG 66): a randomised phase 2 trial. Lan-cet Oncol, 2014, 15 (7): 747-756.

[10] Sikov WM, Berry DA, Perou CM, et al. Impact of the addition of carboplatin and/or bevacizumab to neoadjuvant once-per-week paclitaxel followed by dose-dense doxorubicin and cyclophosphamide on pathologic complete response rates in stage Ⅱ to Ⅲ triple-negative breast cancer: CALGB 40603 (Alliance). J Clin Oncol, 2015, 33 (1): 13-21.

[11] Silver DP, Richardson AL, Eklund AC, et al. Efficacy of neoadjuvant Cisplatin in triple-negative breast cancer. J Clin Oncol, 2010, 28 (7): 1145-1153.

[12] Hu XC, Zhang J, Xu BH, et al. Cisplatin plus gemcitabine versus paclitaxel plus gemcitabine as first-line therapy for metastatic triple-negative breast cancer (CBCSG006): a randomised, open-la-bel, multicentre, phase 3 trial. Lancet Oncol, 2015, 16 (4): 436-446.

[13] Isakoff SJ, Mayer EL, He L, et al. TBCRC009: a multicenter phase Ⅱ clinical trial of platinum monotherapy with biomarker assessment in metastatic triple-negative breast cancer. J Clin Oncol, 2015, 33 (17): 1902-1909.

[14] Lück HJ, Lübbe K, Reinisch M, et al. Phase Ⅲ study on efficacy of taxanes plus bevacizumab with or without capecitabine as first-line chemotherapy in metastatic breast cancer. Breast Cancer Res Treat, 2015, 149 (1): 141-149.

第四节　卡培他滨能够作为乳腺癌辅助化疗的药物吗?

乳腺癌已经成为女性最常见的恶性肿瘤。从 20 世纪 60 年代 Fisher 提出"乳腺癌是一种全身性疾病"的学说以来,乳腺癌的全身治疗越来越受到重视。乳腺癌术后辅助化疗作为最早也是最具有基石作用的全身治疗,其药物的发展经历了 20 世纪 70 年代经典的 CMF 方案(环磷酰胺+甲氨蝶呤+5-氟尿嘧啶)、80 年代的蒽环类药物以及 90 年代的紫杉类药物。此后的 20 多年来,虽然有许多药物被研发出来并证实对乳腺癌有效,但主要被用于复发转移性乳腺癌的解救治疗，至今仍没有一种药物能进入辅助治疗的领域。

卡培他滨是一种靶向细胞毒性口服化疗药物，本身无细胞毒性，最后通过肿瘤细胞内高表达的胸腺嘧啶磷酸化酶转化为 5-氟尿嘧啶，从而最大程度地降低了 5-氟尿嘧啶对正常组织的损害。卡培他滨在转移性乳腺癌中的疗效和安全性已经得到广泛证实，其有效率并不低于蒽环类药物和紫杉类药物，但副作用更小。作为一种高效低毒的药物，卡培他滨能否作为乳腺癌辅助治疗的药物，从而能让更多的乳腺癌患者获益，目前已经有一些前瞻性的临床试验对此进行了研究，部分研究结果也已经报道。

一、前瞻性临床试验

（一）FinXX 试验

FinXX 试验[1-2]是一项开放、随机对照的 III 期临床研究，从 2004 年 1 月至 2007 年 5 月共入组 1500 例淋巴结阳性或者高危淋巴结阴性乳腺癌患者，这些患者中 90% 淋巴结阳性，19% HER2 阳性。试验组 753 名患者，先接受 3 个疗程卡培他滨联合多西他赛（XT）治疗，然后接受 3 个疗程环磷酰胺＋表柔比星＋卡培他滨（CEX）治疗；对照组 747 名患者，接受 3 个疗程多西他赛（T）后续 3 个疗程环磷酰胺＋表柔比星＋5-氟尿嘧啶（CEF）。激素受体阳性的患者接受辅助内分泌治疗，从 2005 年 5 月开始 HER2 阳性的患者接受曲妥珠单抗治疗。研究的主要终点为无复发生存（RFS）。

中位随访 35 个月的结果提示[1]，含有卡培他滨的 XT→CEX 组的 3 年 RFS 为 93%，显著优于 T→CEF 组的 89%（HR＝0.66，P＝0.020）。两组的总生存没有差异（P＝0.089）。对于 3、4 级副作用，XT→CEX 组主要是腹泻（6% vs. 3%）和手足综合征（11% vs. 1%），而 T→CEF 组粒细胞减少（98% vs. 86%）和发热性粒细胞缺乏（9% vs. 4%）更多见。

中位随访 59 个月的结果却提示[2]，XT→CEX 组和 T→CEF 组之间的 5 年 RFS 没有达到统计学差异，分别为 86.6% 和 84.1%（HR＝0.79，P＝0.087）。两组之间的总生存也没有显著性差异（P＝0.080）。亚组分析显示，XT→CEX 可以显著提高三阴性乳腺癌和腋窝淋巴结转移 3 个以上患者的无复发生存和乳腺癌特异性生存。在 2016 年 ASCO 会议上公布了 FinXX 的 10 年随访结果，XT→CEX 组和 T→CEF 组之间的 RFS 仍没有差异，分别为 78.5% 和 76.5%（HR＝0.88，P＝0.225）。两组之间的总生存也没有显著性差异（P＝0.150）。但 XT→CEX 能显著提高三阴性乳腺癌患者的 RFS 和总生存（P 值分别为 0.023 和 0.037）。

（二）USON 01062 试验

另一项在辅助化疗中加入卡培他滨的 III 期临床试验是 USON 01062 试验。这项研究入组的患者比 FinXX 试验相对低危，其中 70% 淋巴结阳性，93% 为 T_1 期和 T_2 期肿瘤。2661 名受试者随机接受 4 个周期 AC 方案（多柔比星＋环磷酰胺）后续 4 个周期 T（多西他赛）（AC→T）或者 4 个周期 AC 方案后续 4 个周期 TX 方案（多西他赛＋卡培他滨）（AC→TX）辅助化疗。研究的主要终点是无病生存（DFS）。

这项试验在 2010 年的圣安东尼奥乳腺癌会议（SABCS）公布了中位随访 5 年的研究结果。AC→TX 的 5 年 DFS 为 89%，AC→T 为 87%，两者无显著性差异（HR＝0.84，P＝0.125）。但是，对远处 DFS（排除局部复发）进行的探索性分析提示，AC→TX 的远处 DFS 为 91%，AC→T 为 88%，两者存在显著性差异（HR＝0.80，P＝0.0067），从而导致两组患者之间的总生存也存在显著性差异（94% $vs.$ 92%，HR＝0.68，P＝0.011）。亚组分析提示 HER2 阴性以及三阴性乳腺癌的获益更大。

（三）GEICAM/2003-10 试验

GEICAM/2003-10 试验[3]是一项在西班牙进行的多中心、开放、随机对照Ⅲ期临床研究。入组患者为淋巴结阳性可手术乳腺癌。共 1384 名受试者随机接受 4 个周期表柔比星＋环磷酰胺（EC）后续 4 个周期多西他赛（EC→T）或者 4 个周期表柔比星＋多西他赛（ET）后续 4 个周期卡培他滨（ET-X）治疗。研究的主要终点为无侵袭性疾病生存（invasive disease-free survival，iDFS）。

在 2015 年 11 月的《临床肿瘤学杂志》（$Journal\ of\ Clinical\ Oncology$）上公布了这项研究中位随访 6.6 年的研究结果[3]。出乎意料的是，含有卡培他滨的 ET→X 方案 5 年 iDFS 为 82%，显著差于经典 EC→T（86%，HR＝1.30，P＝0.03）。两组之间的 OS 没有显著性差异（HR＝1.13，P＝0.46）。亚组分析显示，即使对于三阴性乳腺癌也是倾向于经典 EC→T 疗效更优。

（四）CALGB 49907 试验

之前的几项研究比较的都是在蒽环类＋紫杉类药物的基础上增加卡培他滨是否增加疗效，CALGB 49907 试验[4]在老年乳腺癌患者中直接头对头比较了卡培他滨与标准的 AC 或 CMF 方案。这项研究的纳入标准要求 65 岁以上，一般情况比较好，能耐受静脉化疗。在入组 633 名患者后，试验被数据和安全监测委员会提前关闭。研究的主要终点为无复发生存（RFS）。

2009 年的《新英格兰医学杂志》上公布了这项研究中位随访 2.4 年的结果[4]。标准化疗组的 RFS 为 89%，卡培他滨为 80%，两者存在显著差异（P＜0.001）。标准化疗组的总生存也显著优于卡培他滨组（93% $vs.$ 88%，P＝0.02）。

二、讨论

（一）早期乳腺癌辅助化疗在蒽环类＋紫杉类药物的基础上是否有必要加用卡培他滨？

前面三项研究 FinXX、USON 01062 和 GEICAM/2003-10 试验都是在高危的乳腺癌患者中，在联合使用蒽环类＋紫杉类药物的基础上加卡培他滨。对于受试者总体而言，除了 FinXX 在中位随访 3 年的时候显示卡培他滨的生存优势外，其他研究都没有显示加用卡培他滨的价值，甚至 GEICAM/2003-10 试验显示加用卡培他滨后生存反而会更差。这些前瞻性随机对照研究都显示，就乳腺癌患者整体而言，目前辅助治疗还没有必要加用卡培他滨。

但是，这些试验也有一些不足之处。例如，在这 3 项研究中，加用卡培他滨组多西他赛的剂量都明显低于对照组。USON 01062 和 GEICAM/2003-10 试验中，卡培他滨组多西他赛的剂量为 75 mg/m²，而对照组多西他赛的剂量为 100 mg/m²；在 FinXX 试验中，卡培他滨组和对照组中多西他赛的剂量分别为 60 和 80 mg/m²。多西他赛的疗效与剂量是相关的，已经有临床试验明确指出 60 mg/m² 的剂量是明显不足的。

另外，乳腺癌已经进入精准治疗时代，不同分子亚型的乳腺癌对化疗的反应是不同的。FinXX 和 USON 01062 试验的亚组分析都提示 HER2 阴性的患者，尤其是三阴性患者能从加用卡培他滨中显著获益。邵志敏教授牵头的 CBCSG-10 试验（辅助性卡培他滨联合多西他赛及环磷酰胺＋表柔比星治疗三阴性乳腺癌），采用了跟 FinXX 类似的方案，比较 XT→CEX 与 T→CEF 在三阴性乳腺癌患者中的疗效，但是纠正了多西他赛两组剂量不对等的缺陷，都采用 75 mg/m² 的剂量。在 2016 年 ACSO 会议上公布了随访 30 个月的结果，发现 T-CEF 和 XT-CEX 的 DFS 没有差别（$P=0.234$），但 XT-CEX 可以提高 RFS（$P=0.049$）。不过，目前的分析并非中期分析结果，尚需要随访。在这方面我们也在进行一些探索，对于淋巴结阳性 HER2 阴性患者随机接受 TAC（多西他赛＋多柔比星＋环磷酰胺）或 TCX（多西他赛＋环磷酰胺＋卡培他滨）化疗，研究的主要终点是 DFS，目前入组已经结束，正在进行随访，该研究已经在 clinicaltrials.gov 进行了注册（NCT01354522）。

（二）在老年乳腺癌辅助治疗中卡培他滨能否有一席之地？

卡培他滨具有高效低毒的优点，尤其是不需要静脉输注，其在老年乳腺癌患者中的应用价值备受关注。但是，CALGB 49907 试验的结果提示标准的化疗方案（AC 或 CMF）疗效显著优于卡培他滨单药治疗。当然，这项研究的不足之处是两组人群的基线情况存在显著差异，标准化疗方案中 T_1 患者比例显著高于卡培他滨组（49% vs. 39%，$P=0.04$）。CALGB 49907 试验入组的都是可耐受静脉化疗的患者，对于不能耐受静脉化疗且激素受体阴性的高危老年患者，卡培他滨仍不失为重要的辅助治疗手段。

三、小结

目前已经公布的临床研究显示，高危的乳腺癌患者在联合使用蒽环类＋紫杉类药物的基础上加用卡培他滨并无显著获益。但是对于有些分子分型的乳腺癌，例如三阴性乳腺癌，卡培他滨辅助治疗的价值还有待于更多临床研究来揭晓。老年乳腺癌辅助化疗不常规推荐卡培他滨，但是对于不能耐受静脉化疗且激素受体阴性的老年患者，仍可考虑采用单药卡培他滨辅助治疗。

（沈松杰）

参考文献

［1］Joensuu H，Kellokumpu-Lehtinen PL，Huovinen R，et al. Adjuvant capecitabine in combination with docetaxel and cyclophosphamide plus epirubicin for breast cancer：an open-label，randomised controlled trial. Lancet Oncol，2009，10（12）：1145-1151.

［2］Joensuu H，Kellokumpu-Lehtinen PL，Huovinen R，et al. Adjuvant capecitabine，docetaxel，cyclophosphamide，and epirubicin for early breast cancer：final analysis of the randomized finxx trial. J Clin Oncol，2012，30（1）：11-18.

［3］Martin M，Ruiz Simon A，Ruiz Borrego M，et al. Epirubicin plus cyclophosphamide followed by docetaxel versus epirubicin plus docetaxel followed by capecitabine as adjuvant therapy for node-positive early breast cancer：results from the geicam/2003-10 study. J Clin Oncol，2015，33（32）：3788-3795.

［4］Muss HB，Berry DA，Cirrincione CT，et al. Adjuvant chemotherapy in older women with early-stage breast cancer. N Engl J Med，2009，360（20）：2055-2065.

第五节　剂量密集型化疗的治疗效果优于
常规三周给药方式吗？

乳腺癌系统治疗大大降低了死亡率，1976 年 CMF 方案（环磷酰胺＋甲氨蝶呤＋5-氟尿嘧啶）应用于淋巴结阳性乳腺癌，开始了早期乳腺癌辅助化疗的先河。过去的 20 多年，有关乳腺癌特别是三阴性乳腺癌、HER2 过表达型乳腺癌辅助化疗较优化的药物及方案的讨论没有停止。早期乳腺癌辅助化疗出现了一些新概念，例如剂量密集型化疗、序贯化疗以及紫杉类与蒽环类药物的联合化疗[1]。以蒽环类药物为基础的辅助化疗方案可减少 20％的早期乳腺癌死亡风险，EBCTCG 研究结果显示蒽环类化疗药物联合紫杉醇进一步改善了预后[2]；一项纳入 8500 例的包括 3 个临床试验的 meta 分析显示序贯化疗较联合化疗明显延长无病生存期（DFS）和总生存期（OS）。

剂量密集型化疗最初提出于 20 世纪 90 年代[3]，其通过短时间内注入化疗药物而不增加药物总剂量来获得最大化的肿瘤凋亡。理论上肿瘤细胞的生长遵循一定的 Gompertzian 数学生长曲线，肿瘤在初期接近呈指数快速生长（此时肿瘤细胞对细胞毒药物敏感），随着时间的推移和细胞数量的增加，其生长分数减小，倍增时间变长，肿瘤生长进入平台期。化疗对大肿瘤的杀伤比例低于小肿瘤，肿瘤负荷减小后，分裂较慢的细胞将加速增殖，对化疗将更加敏感。在 1 个周期化疗后，肿瘤负荷减少，增殖加速，因此尽快开始下个周期化疗，缩短化疗间隔时间可以提高部分肿瘤的疗效。剂量密集型化疗方案应用这一原理，在保障安全的前提下，尽量缩短给药间隔时间，例如将 3 周完成的化疗方案在 2 周内完成，而用药剂量不变。近期有关乳腺癌辅助化疗密集方案的相关研究相继被公布，丰富了乳腺癌术后辅助化疗的内容，但也为临床医生选择治疗决策带来了困惑。

一、现有临床研究证据

（一）CALGB C9741 研究

CALGB C9741 研究[4]基于剂量密集型方案和常规 3 周方案的化疗药物总剂量都相同的理念，两组每个周期的化疗剂量和总化疗周期数都不变，仅仅是化疗间隔时间不同。研究应用 2×2 析因设计评价剂量密集与常规化疗（2 周 *vs.* 3 周）、化疗药物顺序（联合 *vs.* 序贯）的不同及相互关系。入组人群分为 A、B、C、D 四组。A 组：多柔比星（A，60 mg/m²）×4→紫杉醇（T，175 mg/m²）×4→环磷酰胺×4（C，600 mg/m²）（每 3 周方案）；B 组：多柔比星（A，60 mg/m²）×4→紫杉醇（T，175 mg/m²）×4→环磷酰胺×4（C，600 mg/m²）（每 2 周方案）；C 组：AC×4→T×4（每 3 周方案）；D 组：AC×4→T×4（每 2 周方案）。中位随访时间 3 年，结果显示 AC 序贯 T 的剂量密集型方案改善了乳腺癌患者的 DFS 和 OS，药物不良反应没有增加。蒽环联合紫杉醇的剂量密集型方案成为淋巴结阳性乳腺癌辅助治疗的潜在标准。

（二）希腊肿瘤协作组（HeCOG）HE 10/00 试验

HE 10/00 试验[5]是一项随机、双盲、多中心临床试验，研究期限从 2000 年 10 月至 2005 年 6 月。试验共入组 1121 例淋巴结阳性乳腺癌患者，这些患者随机进入表柔比星（E）110 mg/m² 序贯紫杉醇 250 mg/m² 剂量密集组（E-T-CMF，A 组）和表柔比星 83 mg/m² 联合紫杉醇 87 mg/m²（ET-CMF，B 组），再序贯 3 个周期的 CMF 方案化疗。两组总设计方案累积剂量相同，剂量密集化疗后给予粒细胞集落刺激因子（G-CSF）预防性注射。主要研究终点是无病生存期（DFS），平均随访 76 个月。

研究结果显示 A、B 组 5 年 DFS 分别为 74%、74%，OS 分别为 86%、85%。比较两组的 DFS 和 OS 没有差异（DFS：P 值＝0.78；OS：P＝0.45）。安全性分析提示二者剂量都是相对安全、可以耐受的。Cox 回归分析显示肿瘤高分级、4 枚以上阳性淋巴结等因素增加疾病复发的风险［HR＝1.58（95% CI：1.26～1.99），P＜0.001；HR＝2.50（95% CI：1.96～3.19），P＜0.001］。根据激素受体表达状态、HER2 表达状态进一步亚组分析发现，激素受体阴性亚组中 A、B 组的 5 年 DFS 及 OS 比较，差异没有统计学意义（分别为 68% *vs.* 64%，P＝0.48；81% *vs.* 77%，P＝0.23）；激素受体阳性亚组中 A、B 组的 5 年 DFS 及 OS 比较无差异（分别为 76% *vs.* 78%，P＝0.82；88% *vs.* 87.5%，P＝0.91）。HER2 阴性表达亚组中 A、B 组 5 年 DFS 及 OS 比较差异没有统计学意义（分别为 74% *vs.* 75%，P＝0.96；86% *vs.* 85%，P＝0.69）；HER2 阳性表达亚组中 A、B 组的 5 年 DFS 及 OS 差异也没有统计学意义（分别为 75% *vs.* 74%，$P=0.95$；86.5% *vs.* 84%，$P=0.71$）。

（三）HeCOG HE10/05 试验

HE10/05 试验[6]入组标准为术后病理 $pT_{1\sim3}N_1M_0$ 的乳腺癌或具有中危复发风险的人群（淋巴结阴性乳腺癌患者至少满足以下特征之一：$pT>2$ cm、组织学核分级 2～3 级、瘤周脉管癌栓阳性、HER2 基因过表达、年龄<35 岁），并按照月经状态、激素受体状态、腋窝淋巴结状况等因素进行分层。共有 1001 例乳腺癌患者被随机分为 A、B、C 三组。A 组（E-T-CMF）化疗方案为：3 个周期密集 E（表柔比星 110 mg/m²，每 2 周）序贯 3 个周期密集 T（紫杉醇 200 mg/m²，每 2 周）序贯 3 个周期密集 CMF（环磷酰胺 840 mg/m²，甲氨蝶呤 57 mg/m²，5-氟尿嘧啶 840 mg/m²，每 2 周）。B 组（E-CMF-wD）化疗方案为：3 周 E 序贯 CMF（环磷酰胺 840 mg/m²，甲氨蝶呤 57 mg/m²，5-氟尿嘧啶 840 mg/m²）序贯 9 周 D（多西他赛 35 mg/m²，每周）。C 组（E-CMF-wT）化疗方案为：3 周 E 序贯 CMF（环磷酰胺 840 mg/m²，甲氨蝶呤 57 mg/m²，5-氟尿嘧啶 840 mg/m²）序贯 9 周 T（紫杉醇 80 mg/m²，每周）。

经过 60.5 个月随访结果显示：ABC 三组患者的 3 年 DFS 分别为 86.1%、90.3%、88.3%，3 年 OS 分别为 95.8%、96.3%、95.7%，三组的 DFS、OS 差异无统计学意义（DFS：$HR=0.81$，95% $CI=0.59\sim1.11$，Ward's $P=0.20$；OS：$HR=0.84$，95% $CI=0.55\sim1.30$，Ward's $P=0.43$）。多元回归分析显示肿瘤分级、肿瘤大小、腋窝淋巴结转移数目是独立的预后因素。探索性分析发现接受每周多西他赛联合曲妥珠单抗治疗的乳腺癌患者较对照组（单用多西他赛或紫杉醇）有较长的 DFS（$P=0.024$），OS 与对照组相似（$P=0.26$）。

（四）美国东部肿瘤协作组（ECOG）E1199 试验

E1199 试验[7]前期入组 5052 例乳腺癌患者，经过筛选最后 4954 例符合入组标准，主要研究终点为 DFS，OS 为次要研究终点。应用 2×2 析因设计比较不同紫杉醇药物（紫杉醇 *vs.* 多西他赛）以及不同方案（每 3 周方案 *vs.* 每周方案）在临床分期Ⅱ～Ⅲ期乳腺癌中的差别。经过中位 5.3 年随访，初期研究结果显示紫杉醇治疗组（每周和每 3 周方案）、多西他赛治疗组（每周方案和每 3 周方案）的 DFS 和 OS 都没有差别（DFS 分别为 $P=0.322$ 和 $P=0.876$；OS 分别为 $P=0.977$ 和 $P=0.795$）。探索性分析显示在激素受体阳性、HER2 阴性的乳腺癌患者中，与 4 个周期 AC（多柔比星＋环磷酰胺，每 3 周方案）序贯 4 个周期 T（紫杉醇 175 mg/m²，每 3 周）比较，4 个周期 AC（多柔比星＋环磷酰胺，每 3 周方案）序贯 12 个周期 T（紫杉醇 80 mg/m²，每周）的密集化疗方案显著改善了 DFS（$HR=0.79$，$P=0.006$）和 OS（$HR=0.76$，$P=0.01$），也就是说每周紫杉醇方案可以给乳腺癌患者带来生存获益，同时每周紫杉醇密集方案发生 3～4 级不良反应事件明显小于每 3 周多西他赛（28% *vs.* 71%，$P<0.001$）。由于这一研究以及其他相关研究如 GEICAM/2003-02 研究等得出相似的结果，NCCN 临床实践指南将每

周紫杉醇密集方案作为优先推荐的化疗方案。

研究者进一步将研究人群在经过 4 个周期的每 3 周 AC（多柔比星＋环磷酰胺）方案后，随机分配为 4 个不同治疗组（每周紫杉醇、每 3 周多西他赛、每周多西他赛分别与标准每 3 周紫杉醇进行配对比较），并根据年龄、种族、肥胖、肿瘤大小、腋窝淋巴结阳性个数、激素受体状态、HER2 表达状态进行多因素 Cox 回归模型分层研究，研究终点仍然为 DFS 和 OS。经过长达 12.1 年的跟踪随访，结果显示每周紫杉醇与每 3 周多西他赛延长了 DFS（分别为 $P=0.011$ 和 $P=0.001$）（与标准每 3 周紫杉醇比较），四组 OS 没有差别（$P=0.0578$）。每周紫杉醇和每 3 周多西他赛与标准组相比稍微降低了死亡风险，但没有达到统计学意义（分别为 HR＝0.87 或 0.86；$P=0.09$ 或 0.054）。10 年 DFS 和 OS 分别下降了 $11\%\sim12\%$、$8\%\sim11\%$。对于乳腺癌不同分子亚型进行探索性分析发现，三阴性乳腺癌中每周紫杉醇化疗方案明显改善了 DFS 和 OS（分别为 HR＝0.69 或 0.69；$P=0.001$ 或 0.019），这非常清晰地证实 AC 序贯每周紫杉醇的密集方案对于临床分期Ⅱ、Ⅲ期的三阴性乳腺癌是比较有效的辅助化疗方案。对于激素受体阳性、HER2 阴性乳腺癌，每 3 周多西他赛明显改善了 DFS（HR＝0.76，$P=0.004$），每周紫杉醇和每周多西他赛化疗方案 DFS 和 OS 没有差异；而 5.3 年的随访结果显示每周紫杉醇密集方案可以带来生存获益，12.1 年的远期随访则逐渐减弱了 5.5 年的获益。这与早期乳腺癌试验协作组（EBCTCG）的研究结果不一致，EBCTCG 研究结果显示化疗获得的风险减少获益很少受激素受体表达状态的影响。试验证实 AC 序贯每周紫杉醇密集方案对于三阴性乳腺癌是比较有效的辅助化疗方案，而在激素受体阳性、HER2 阴性的乳腺癌中没有生存获益。

（五）GIM 研究

GIM（Gruppo Italiano Mammella）Ⅲ期临床研究比较 EC（表柔比星＋环磷酰胺）与 FEC（5-氟尿嘧啶＋表柔比星＋环磷酰胺）每 2 周方案、每 3 周方案是否能改善淋巴结阳性早期乳腺癌的 DFS。经过平均 7 年的随访显示密集方案可以将 DFS 和 OS 提高 5%，同时密集化疗可以带来独立于雌激素受体（ER）状态之外的显著 DFS 获益（ER^+：HR＝0.80，95%CI＝0.65～0.98；ER^-：HR＝0.69，95%CI＝0.48～0.99）。

（六）MA21 试验

该试验随访 30.4 个月，结果显示剂量密集型 EC（环磷酰胺＋表柔比星）序贯紫杉醇化疗方案或者 FEC 方案（氟尿嘧啶＋表柔比星＋环磷酰胺）优于 3 周的 EC 序贯 T 方案（表柔比星＋环磷酰胺→紫杉醇）。FEC 与剂量密集型 EC 序贯 T 方案没有差别。

二、讨论

HE 10/00 试验基于剂量密集型方案和常规 3 周方案的化疗药物总剂量都相同的理念，试验设计排除了重要的混杂因素，试验结果没有显示出剂量密集型方案的优势。研究者认为蒽环、紫杉醇作为乳腺癌辅助化疗经典药物已经达到了药物疗效的平台期。只要提供足量的药物剂量，药物的方案不重要。HE10/05 试验结果也显示密集化疗没有带来 DFS 和 OS 的改善；研究者预先假设多西他赛（或紫杉醇）每周的密集方案可能会优于 2 周的密集方案，可能会为那些中等或高复发风险人群带来 DFS 的获益，但是目前的试验结果没有看到 DFS 的改善。不过该试验目前只进行了一半，还没有完成，后续研究结果值得期待。E1199 临床试验初期研究显示每周的密集紫杉醇（或多西他赛）没有带来生存获益，但经过探索性分析显示在激素受体阳性、HER2 阴性的乳腺癌患者中 DFS 和 OS 得到了改善，每周紫杉醇方案可以给乳腺癌患者带来生存获益。同时 12.1 年的长期随访结果与 5.3 年随访结果比较，AC 序贯每周紫杉醇的密集方案对于临床分期Ⅱ、Ⅲ期的三阴性乳腺癌是比较有效的辅助化疗方案。而 GIM、C9741 等试验显示密集辅助化疗改善了患者的 DFS 和 OS。

辅助化疗主要是预防术后 5 年内的肿瘤复发，而内分泌治疗则是预防后期肿瘤复发。肿瘤大于 2 cm、腋窝淋巴结阳性同样是激素受体阳性乳腺癌患者的复发因素。接受大于 5 年内分泌治疗的乳腺癌患者的准确资料缺乏，激素受体阳性乳腺癌患者辅助化疗所得获益可能被后期内分泌治疗的疗效所减弱。对于 HER2 表达型乳腺癌患者 4 组化疗方案没有差别。由此可见，乳腺癌不同个体异质性对紫杉类药物获益程度的影响不同。

最近有一篇关于可切除的非转移性乳腺癌中密集辅助化疗（每 2 周方案）与标准辅助化疗（每 3 周方案）疗效比较的Ⅲ期临床试验的 meta 分析，该研究时间截止到 2015 年，共检索到 4339 篇相关文献，经过严格筛选包括 8 项临床试验在内的 17 188 名患者纳入研究，其中 7 项临床试验评估了 OS，8 项临床试验分析了 DFS。除外 NSABP B-38 研究（紫杉醇联合吉西他滨），其他研究都是环磷酰胺序贯紫杉醇的密集化疗方案。Meta 分析结果显示密集化疗患者 OS 好于标准化疗组（HR＝0.85，95％ CI：0.79～0.93；$P＝0.0001$）。特别是 ER$^-$ 乳腺癌患者密集方案 OS 率显著高于标准方案（HR＝0.8，95％ CI：0.69～0.92；$P＝0.002$）。密集化疗患者 DFS 显著高于常规组（HR＝0.84，95％ CI：0.77～0.91；$P＜0.0001$）。ER$^+$ 患者中密集化疗没有带来 OS 的获益，这是由乳腺癌不同的生物学特性和疾病的自然史决定的。ER$^-$ 乳腺癌具有高增殖、高组织学类别的特点，具有以上两种特性的肿瘤细胞对化疗反应敏感；ER$^-$ 乳腺癌较 ER$^+$ 复发的高峰早，后者一般具有诊断 5 年后低而持久的复发风险。这些临床研究中位随访时间为 76 个月，研究者期望在所有 ER$^-$ 乳腺癌人群中复发事件能够清晰显现。来自德国的一项回顾性分析比较了腋窝阳性淋巴结数大于 10 枚的乳腺癌患者中密集化疗与标准化疗的疗效差别，结果显示密集方案减少了 60％～70％的死亡风险。但是这一 meta 分析也有其自身局限性：首先，研究是建立在文献检索而不是个案分析的基础上，研究结果不能完全可信；其次，研究包含的临床试验数目有限，难免影响研究结果；第三，亚组分析是按照 5 个临床试验的 ER 状态进行分层，研究结果受到多年前 ER 表达的技术评估标准的影响。

三、小结

剂量密集型化疗的治疗效果优于常规 3 周给药方式吗？以上多项临床试验结果不一，

有的得到了令人鼓舞的结果，有的没有达到期望的结果。有关化疗药物的联合、化疗方案、化疗剂量及顺序等问题仍然需要讨论研究。另外，不同的肿瘤分子类型如激素受体阴性的患者密集化疗方案改善了 DFS 和 OS，带来了生存获益，提示我们乳腺癌术后辅助密集化疗方案的选择应充分考虑肿瘤的分子特征，同时结合患者身体耐受情况选择适合每个个体的方案。

（洪士开　王圣应）

参考文献

［1］Trudeaue M，Charbonneau F，Gelmon K，et al. Selection of adjuvant chemotherapy for treatment of node-positive breast cancer. Lancet Oncol，2005，6：886-898.

［2］Early Breast Cancer Trialists' Collaborative Group（EBCTCG），Peto R，Davies C，et al. Comparisons between different polychemotherapy regimens for early breast cancer：meta-analyses of long-term outcome among 100,000 women in 123 randomised trials. Lancet，2012，379（9814）：432-444.

［3］Founzilas G，Nicolaides C，Aravantinos G，et al. Dose-dense adjuvant chemotherapy with epirubicin monotherapy in patients with operable breast cancer and 10 positive axillary lymph nodes. A feasibility study. Oncology，1998，55：508-512.

［4］Citron ML，Berry DA，Cirrincione C，et al. Randomized trial of dose-dense versus conventionally scheduled and sequential versus concurrent combination chemotherapy as postoperative adjuvant treatment of node-positive primary breast cancer：first report of Intergroup Trial C9741/Cancer and Leukemia Group B trial 9741. J Clin Oncol，2003，21：1431-1439.

［5］Gogas H，Dafni U，Karina M，et al. Postoperative dose-dense sequential versus concomitant administration of epirubicin and paclitaxel in patients with node-positive breast cancer：5-year results of the Hellenic Cooperative Oncology Group HE 10/00 phase Ⅲ Trial. Breast Cancer Res Treat，2012，132：609-619.

［6］Fountzilas G，Dafni U，Papadimitriou C，et al. Dose-dense sequential adjuvant chemotherapy followed，as indicated，by trastuzumab for one year in patients with early breast cancer：first report at 5-year median follow-up of a Hellenic Cooperative Oncology Group randomized phase Ⅲ trial. BMC Cancer，2014，15（14）：515.

［7］Sparano JA，Zhao F，Martino S，et al. Long-term follow-up of the E1199 Phase Ⅲ trial evaluating the role of taxane and schedule in operable breast cancer. J Clin Oncol，2015，33（21）：2353-2360.

第六节　蒽环和紫杉类药物联合给药还是序贯给药好？

化疗明显改善了乳腺癌患者的预后，化疗药物从 20 世纪 70 年代以非蒽环类药物为主的 CMF 方案发展到 80 年代的以蒽环类药物多柔比星、表柔比星为主的联合化疗，90 年代紫杉醇、多西他赛（多西紫杉醇）应用于临床成为乳腺癌化疗的一个重大突破，并且化疗时机的选择也在乳腺癌术后辅助化疗的基础上出现了术前新辅助化疗。新辅助化疗获得病理完全缓解的乳腺癌患者预后优于未获得病理完全缓解的患者已经成为共识。

NSABP B-15 研究[1]证实乳腺癌术后辅助 AC（多柔比星＋环磷酰胺）4 个周期化疗等效于 CMF（环磷酰胺＋甲氨蝶呤＋5-氟尿嘧啶）6 个周期化疗方案，从而奠定了蒽环类药物在乳腺癌辅助化疗中的地位。而 EBCTCG 研究[2]证实含蒽环类药物的辅助化疗方案优于 CMF 方案，其中 5 年死亡率降低 3.5％，10 年死亡率降低 4.6％，这一研究进一步巩固了蒽环类药物在乳腺癌辅助化疗中的重要地位。其他研究如加拿大国立研究院 MA.5 研究、西南肿瘤组织 8897 研究、英国 NEAT 等得到了类似的研究结果。

目前常用的蒽环类药物包括多柔比星、表柔比星等，国内也常使用吡柔比星（THP），脂质体多柔比星也已经应用于临床。蒽环类药物杀伤肿瘤细胞的机制包括：①嵌入 DNA 双链的碱基之间，形成稳定复合物，抑制 DNA 复制与 RNA 合成；②抑制拓扑异构酶Ⅱ，影响 DNA 超螺旋转化成为松弛状态，从而阻碍 DNA 复制与转录；③螯合铁离子后产生自由基，从而破坏 DNA、蛋白质及细胞膜结构。蒽环类药物主要的不良反应为心脏毒性，并且与药物的剂量相关。CALGB 9344 研究[3]是一项Ⅲ期随机研究，对多柔比星＋环磷酰胺（AC）方案与不同剂量多柔比星序贯/不序贯紫杉醇方案治疗淋巴结阳性乳腺癌患者的疗效进行比较。研究将多柔比星分为 60 mg/m^2、75 mg/m^2 及 90 mg/m^2 三个剂量组，结果显示多柔比星的标准剂量是 60 mg/m^2，高于 60 mg/m^2 后无明确获益增加，单纯增加多柔比星的剂量对无病生存（DFS）及总生存（OS）无明显改善，但 AC 序贯紫杉醇能够显著改善 DFS 及 OS。法国辅助研究组织（FASG-05）试验[4]对表柔比星的剂量进行了研究，FEC100（表柔比星 100 mg/m^2）组相对于 FEC50（表柔比星 50 mg/m^2）组显著提高了 DFS（66.3 个月 vs. 54.8 个月）和 OS（77.4％ vs. 65.3％），但是 FEC100 组血液学和非血液学不良反应显著增高。

紫杉类的代表药物包括紫杉醇、多西他赛，1994 年美国 FDA 即批准紫杉醇用于复发转移性乳腺癌的治疗，2000 年批准其用于早期乳腺癌的辅助治疗。紫杉类药物为抗微管药物，通过促进微管蛋白聚合抑制解聚，保持微管蛋白稳定，抑制细胞有丝分裂。由于紫杉类药物独特的药理作用，其可以和其他多种化疗药物包括蒽环类、吉西他滨、卡培他滨、铂类联合应用组成联合方案。

紫杉类药物在乳腺癌化疗中的地位已经毋庸置疑，CALGB 9344 研究、NSABP B-28 研究、乳腺癌国际研究组织（BCIRG）001 研究及法国的 PACS01 研究均证实对于淋巴结阳性的乳腺癌患者，在蒽环类药物基础上增加紫杉类药物能够改善患者的 DFS 或 OS。NSABP B-28 研究[5]的设计与 CALGB 9344 研究相似，对比分析了 4 个周期的 AC 序贯 4 个周期的紫杉醇与单纯 4 个周期 AC 的疗效，紫杉醇组 DFS 改善明显而 OS 无明显差异。BCIRG 001 研究[6]比较多西他赛联合蒽环的 TAC（多西他赛＋多柔比星＋环磷酰胺）6 个周期方案与 FAC（5-氟尿嘧啶＋多柔比星＋环磷酰胺）6 个周期方案的疗效，TAC 组 DFS 和 OS 均明显高于 FAC 组。PACS01 研究[7]比较 FEC（5-氟尿嘧啶＋表柔比星＋环磷酰胺）3 个周期序贯多西他赛 3 个周期与 6 个周期 FEC100 方案的疗效，多西他赛组 DFS、OS 改善明显。

含蒽环与紫杉类的化疗方案已经成为乳腺癌化疗一线治疗方案，其给药顺序可以联合使用也可以序贯使用。常见的联合方案包括 TA、TAC，前者目前较常用于新辅助化疗，术后辅助化疗较少采用。常见序贯方案为 AC 3 周方案 4 个周期后序贯紫杉醇每周方案 12 个周期或多西他赛 3 周方案 4 个周期。通常认为联合方案由于 2 种药物同时应用，化疗强度更大；同剂量的序贯方案由于药物分开应用，耐受性更好，但序贯用药时单药的耐受剂量可以高于联合给药时的剂量，因此蒽环和紫杉类药物究竟是联合给药还是序贯给药一直存在争论。

NSABP B-30 研究[7-8]是一项在乳腺癌淋巴结阳性的患者中进行的 3 臂随机研究，对比研究多柔比星＋环磷酰胺序贯多西他赛（AC→T）、多柔比星＋多西他赛（TA）及多柔比星＋环磷酰胺＋多西他赛（TAC）方案辅助化疗的疗效。其研究目的是在腋窝淋巴结阳性可手术乳腺癌患者中：①对比加入多西他赛的方案与标准的多柔比星＋环磷酰胺（AC）方案的有效性；②评估多柔比星联合多西他赛化疗在没有环磷酰胺时的有效性。并且，本项Ⅲ期研究的首要研究目标是拟证实：①淋巴结阳性的乳腺癌术后辅助 4 个周期 TAC 方案（多西他赛：60 mg/m²；多柔比星：60 mg/m²；环磷酰胺：600 mg/m²）能较 4 个周期 AC 方案（多柔比星：60 mg/m²；环磷酰胺：600 mg/m²）有效地延长 DFS 和 OS。②术后辅助 4 个周期 TA 方案（多西他赛：60 mg/m²；多柔比星：60 mg/m²）与前述两个含有环磷酰胺的方案至少是等效的。次要研究目标是：①比较 3 种化疗方案的不良反应；②3 组患者的生活质量（quality of life，QOL）；③各治疗组内绝经前患者发生闭经的差异及与临床症状、QOL、DFS 和 OS 的关系。研究入组时间起自 1999 年 3 月 1 日，截止于 2004 年 3 月 31 日，共随机入组患者 5351 例。首要的研究终点是自入组后至任何原因导致死亡的时间即总生存（OS），共有 5265 例有 DFS 和 OS 随访的患者进入了此项数据分析。中位随访时间 73 个月后，AC→T 组、TA 组和 TAC 组 8 年 OS 分别为 83％、79％（HR＝0.83，P＝0.03）和 79％（HR＝0.86，P＝0.09），8 年 DFS 分别为 74％、69％（HR＝0.80，P＝0.001）和 69％（HR＝0.83，P＝0.01），因此 AC→T 组较 TA 组和 TAC 组提高了 DFS，AC→T 组较 TA 组 OS 提高有统计学意义，而 AC→T 组和 TAC 组 OS 无统计学意义。此外，不论化疗方案及 ER 表达状态，化疗后闭经大于 6 个月的患者预后获益。通过 NSABP B-30 研究的结论，对于腋窝淋巴结阳性的乳腺癌患者，辅助化疗蒽环类序贯紫杉类药物的 AC→T 方案较二者联合应用的 TA 或 TAC 方案具有优势。

在蒽环、紫杉类药物序贯或联合方案中采用剂量密集方式给药能否增加疗效，CALGB 9741 研究[9]对此进行了研究。该研究采用 2×2 析因设计，在腋窝淋巴结阳性的乳腺癌患者中对比研究了化疗间隔为 2 周的剂量密集方案和常规 3 周的蒽环联合或序贯紫杉类方案的疗效。序贯给药组常规 3 周方案为：多柔比星（A）60 mg/m²×4 次→紫杉醇（T）175 mg/m²×4 次→环磷酰胺（C）600 mg/m²×4 次，密集剂量则缩短化疗间隔为 2 周，药物剂量不变，同时给予 G-CSF 支持。联合给药组常规 3 周方案为：同时给予 AC×4 次后再给予 T×4 次，密集剂量则缩短化疗间隔为 2 周，药物剂量不变，同时给予 G-CSF 支持。研究入组开始时间为 1997 年 9 月，结束时间为 1999 年 3 月，最终入组 2005 例患者，比计划的 1584 例有所增加。21 例患者没有接受任何上述治疗，1973 例患者实际接受了上述方案的治疗，中位年龄 50 岁，65％的患者 ER 阳性。中位随访 3 年后，密集化疗组 4 年无病生存率和总生存期优于常规间隔化疗组。多变量 COX 分析显示，密集化疗比常规间隔化疗无病生存风险下降 26％（$P＝0.010$），死亡风险下降 31％（$P＝0.031$），而同为密集化疗或常规间隔化疗的单药序贯和联合用药疗效并无显著差异。CALGB 9741 临床研究的结论是：①缩短化疗间隔的密集治疗可以提高疗效；②常规加用 G-CSF 的密集化疗毒性可以耐受；③化疗开始时患者的中性粒细胞基线值为 $1×10^9/L$ 是安全的；④序贯与联合化疗的效果相同。

序贯化疗的给药方式既可以达到应用多种化疗药物使肿瘤减灭效应最大化，同时由于化疗疗程相对延长，对于进展较慢的肿瘤如乳腺癌能够更有效地加以控制。并且当使用相同化疗药物联合给药不良反应较大、需要减低药量时或导致化疗延迟时，序贯给药的方式在不降低疗效的基础上具有更加安全、耐受性更好的优势。

从实际的临床应用来看，笔者所在的治疗中心倾向于在新辅助化疗时使用 TA 方案，一方面疗效明确，另一方面便于及时评价疗效，TAC 方案由于不良反应相对严重，且与 TA 疗效相似，故较少采用，而 AC→T 方案在新辅助化疗时不易确定疗效评价的时间点，因此多用于术后辅助化疗。

随着对乳腺癌的研究进展，众多循证医学证据以及分子标志物表达、基因检测等精准医学的进展为化疗方案的制订、药物的选择、联合用药的顺序等提供了有力的支持。

（叶京明）

参考文献

[1] Fisher B，Brown AM，Dimitrov NV，et al. Two months of doxorubicin cyclophosphamide with and without interval reinduction therapy compared with 6 months of cyclophosphamide，methotrexate，and fluorouracil in positive node breast cancer patients with tamoxifen-nonresponsive tumors：results from the National Surgical Adjuvant Breast and Bowel Project B-15. J Clin Oncol，1990，8（9）：1483-1496.

[2] Early Breast Cancer Trialists' Collaborative Group. Effects of chemotherapy and hormonal therapy for early breast cancer on recurrence and 15-year survival：an overview of the randomised trials. Lancer，2005，365（9472）：1687-1717.

[3] Henderson IC，Berry DA，Demetri GD，et al. Improved outcomes from adding sequential Paclitaxel but not from escalating Doxorubicin dose in an adjuvant chemotherapy regimen for patients with node-positive primary breast cancer. J Clin Oncol，2003，21（6）：976-983.

[4] Bonneterre J，Roché H，Kerbrat P，et al. Epirubicin increases long-term survival in adjuvant chemo-therapy of patients with poor-prognosis，node-positive，early breast cancer：10-year follow-up results of the French Adjuvant Study Group 05 randomized trial. J Clin Oncol，2005，23（12）：2686-2693.

[5] Mamounas EP，Bryant J，Lembersky B，et al. Paclitaxel after doxorubicin plus cyclophosphamide as adjuvant chemotherapy for node-positive breast cancer：results from NSABP B-28. J Ciin Oncol，2005，23（16）：3686-3696.

［6］ Martin M，Pienkowski T，Mackey J，et al. Adjuvant docetaxel for node positive breast cancer. N Engl J Med 2005，352（22）：2302-2313.

［7］ Swain SM，Jeong J，Geyer CE，et al. NSABP-B30：definitive analysis of patient outcome from a randomized trial evaluating different schedules and combinations of adjuvant therapy containing doxorubicin，docetaxel，and cyclophosphamide in women with operable，node positive breast cancer. Cancer Research，2009，69（2 Supplement）：75.

［8］ Swain SM，Jeong JH，Geyer CE Jr，et al. Longer therapy，iatrogenic amenorrhea，and survival in early breast cancer. N Engl J Med，2010，362（22）：2053-2065.

［9］ Citron ML，Berry DA，Cirrincione C，et al. Randomized trial of dose-dense versus conventionally scheduled and sequential versus concurrent combination chemotherapy as postoperative adjuvant treatment of node-positive primary breast cancer：first report of Intergroup Trial C9741/Cancer and Leukemia Group B Trial 9741. Journal of Clinical Oncology，2003，21（8）：1431-1439.

第七节 AT 方案是否可以作为早期乳腺癌辅助治疗阶段的标准方案？

"蒽环（A）"和"紫杉（T）"是早期乳腺癌辅助治疗中最重要的两类化学治疗药物。在晚期乳腺癌的解救治疗中，相对未包含紫杉类药物的方案，联合应用"蒽环"和"紫杉"的 AT 方案可以将客观缓解率提升至 $50\%\sim57\%$[1-3]，显示出较为明显的优势。然而在早期乳腺癌的相关临床研究中，AT 方案却未能获得有力的证据来支持其作为辅助治疗的标准方案。

2008 年美国《临床肿瘤学杂志》（JCO）上发表了北美乳腺癌协作组织的 ECOG E2197 临床研究[4]。该研究共纳入 2882 例原发灶＞1 cm 或者淋巴结 1～3 枚转移的早期乳腺癌患者，中位随访 79.5 个月。所有患者在手术后被随机分为两组，分别接受 4 个周期 AC 方案（多柔比星 60 mg/m²，环磷酰胺 600 mg/m²；每 3 周 1 次）或 4 个周期 AT 方案（多柔比星 60 mg/m²，多西他赛 60 mg/m²；每 3 周 1 次）化疗。结果显示无论是 DFS 还是 OS，AT 方案与 AC 方案对比均不能带来显著的生存获益（DFS：85% *vs.* 85%，HR＝1.02，P＝0.78；OS：91% *vs.* 92%，HR＝1.06，P＝0.62）。虽然进一步的亚组分析显示针对激素受体阴性的患者 AT 方案具有潜在的获益趋势［DFS（AC *vs.* AT）：HR＝1.24］，但并未得出具有统计学差异的结果。当然我们也必须注意到试验设计时 AT 组多西他赛的用量仅 60 mg/m²，要小于常规联合用药 75 mg/m² 的推荐用量，不能否认这样的研究设计可能将会对研究结果产生一定影响。但无论如何，该研究并没能得出令人信服的阳性结果。此外，即便是较小剂量的 AT 方案，依然带来明显高于 AC 方案的血液系统不良反应，尤其是Ⅲ度以上中性粒细胞减少的发生率在 AT 组明显高于 AC 组（26% *vs.* 10%，P＜0.05）。因此 E2197 研究提示相比 AC 方案，AT 方案在辅助治疗中并不能带来生存获益，却带来更多的不良反应，不能作为替代 AC 方案的优选化疗方案。

而后在 2009 年圣安东尼奥乳腺癌会议上，发布了另一项Ⅲ期前瞻性随机对照研究 PACS 04 的结果[5-6]。该研究入组了 3010 例淋巴结阳性的早期乳腺癌患者，试图对比 6 个周期 FEC 方案（氟尿嘧啶 500 mg/m²，表柔比星 100 mg/m²，环磷酰胺 50 mg/m²；每 3 周 1 次）与 6 个周期 AT（ED）方案（表柔比星 75 mg/m²，多西他赛 75 mg/m²；每 3 周 1 次）的临床疗效。相比 E2197 研究，PACS 04 纳入的研究对象均为淋巴结阳性的患者，临床分期及危险度均较高。并且该研究将多西他赛的剂量增加至 75 mg/m²，且将周期数增加到 6 个，更加贴近临床实践，设计更为合理。然而 5 年的中位随访后，在蒽环类基础上联合紫杉类的化疗方案（AT）依旧未能在与未加入紫杉类化疗方案（FEC）的对比中获胜，5 年的 DFS（AT vs. FEC）为 81.8% vs. 79.6%（HR＝0.89，P＝0.175），5 年的 OS（AT vs. FEC）为 90.1% vs. 90.3%（HR＝1.06，P＝0.588）。进一步的分析显示在激素受体阴性的患者中 AT 方案也不优于 FEC 方案 [DFS（AT vs. FEC）：HR＝0.97]。这显然与 E2197 中提出的在特定人群中 AT 存在潜在获益趋势的结论相悖。与 E2197 不同的是，PACS 04 首次加入了 CerBb-2 的检查结果，并显示出对于 CerBb-2 阳性的人群 AT 方案可以带来更好的预后（AT vs. FEC：HR＝0.67，P＝0.015）。而与 E2197 一致的是联合方案（AT）均可以带来更多的血液系统不良反应，尤其是中性粒细胞减少性发热，AT 组的发生率是 FEC 组的 3 倍，需要粒细胞集落刺激因子（G-CSF）干预的比例也较高。而 FEC 组在贫血、血小板减少的比例上略高。两组患者心脏不良事件的发生率区别不大。

PACS 04 研究再次证实针对早期乳腺癌的患者，蒽环类联合紫杉类药物的 AT 方案相较单用蒽环类的化疗方案，不能带来具有统计学意义的生存获益，却明显增加了血液系统的不良反应。当然我们也必须承认针对乳腺癌患者 5 年的随访时间显然是不足的，我们需要更长期的随访数据以进一步观察两组的区别。此外针对 CerBb-2 阳性或者激素受体阴性的患者，AT 方案是否优于单用蒽环类的方案，还需要进一步的研究来证实。

虽然 AT 方案未能表现出联合用药的优势，但是包括 BCIRG 001、NSABP B28、GALGB 9344 等的临床研究均显示出其他的联合用药模式（TAC、AC-T）在早期乳腺癌患者的辅助治疗中可以带来明显的生存优势[7-9]。那么在联合与序贯之争中 AT 方案是否能够获得一席之地呢？

NSABP B30 试验主要评价多西他赛与多柔比星联合或序贯治疗的疗效差异[10]。该研究入组 5351 例可手术的淋巴结阳性早期乳腺癌患者。随机分为三组，分别接受 4 个周期 AC（多柔比星 60 mg/m²，环磷酰胺 600 mg/m²；每 3 周 1 次）序贯 4 个周期多西他赛（100 mg/m²；每 3 周 1 次）、4 个周期 TAC 方案（多西他赛 60 mg/m²，多柔比星 60 mg/m²，环磷酰胺 600 mg/m²；每 3 周 1 次）或者 4 个周期 AT 方案（多柔比星 60 mg/m²，多西他赛 60 mg/m²；每 3 周 1 次）方案化疗。

经过 73 个月中位随访后，AT 组不仅在 DFS 上劣于 AC-T 组（AC-T vs. AT：HR＝0.80，P＝0.001），更是在 OS 上也表现出统计学意义的生存差异（AC-T vs. AT：HR＝0.83，P＝0.03）。而且这样的差异并未受到淋巴结转移个数、激素受体状态、肿瘤大小等因素的影响。不良反应方面，AC-T 组 3～4 度不良事件发生率较高，而 AT 组因不良反应导致死亡事件的绝对数要比 AC-T 多。

然而，该研究设计上也存在明显的争议：与 8 个周期 AC-T 方案相比较，联合用药的 TAC 与 AT 方案均存在明显的多西他赛累积剂量差异。序贯治疗组中 4 个周期的多西他赛累积剂量为 400 mg/m²，而联合治疗组中多西他赛的累积剂量为 240 mg/m²，即便是中期调整了方案，联合治疗组多西他赛的累积剂量也仅为 300 mg/m²。考虑到紫杉类具有明确的量效依赖效应，这样的设计不可避免地对研究结论产生影响。在另一项 BCIRG-005 的研究中，8 个周期 AC-T 与 6 个周期 TAC 方案获得了相似的生存结果[11]，也证实紫杉醇类的累积剂量在化疗疗效中的重要作用。但无论如何，根据该研究结论，在紫杉类与蒽环类的联合应用中，AC-T 的序贯模式最优，而 AT 联合治疗模式疗效相对较差。

目前有关 AT 方案用于早期乳腺癌治疗的三项临床研究都存在或多或少的争议。其中最显著的不足之处是相关研究中 AT 方案组的总剂量上要小于常规推荐剂量。此外，缺乏更长期的随访数据的公布以及更进一步的有效亚组分析，也导致 AT 方案组未能在临床研究中获得足够充分的应用证据。总结上述研究，提示无论是针对肿瘤负荷相对较小的早期乳腺癌患者，或者是淋巴结转移数目较多、肿瘤负荷较大的患者，AT 方案既不能在与不包含紫杉类的 AC 或 FEC 方案的比较中显示出任何优势，也不能保持与 AC-T 的蒽环联合紫杉的传统长疗程方案相接近的疗效，却有可能带来更多的不良反应，因此不应作为早期乳腺癌患者的辅助治疗中优选方案之一。

（张　捷）

参考文献

[1] Dombernowsky P，Gehl J，Boesgaard M，et al. Treatment of metastatic breast cancer with paclitaxel and doxorubicin. Semin Oncol，1995，22（6 Suppl 15）：13.

[2] Sparano JA，Hu P，Rao RM，et al. Phase Ⅱ trial of doxorubicin and paclitaxel plus granulocyte colony-stimulating factor in metastatic breast cancer：an Eastern Cooperative Oncology Group Study. J Clin Oncol，1999，17（12）：3828.

[3] Sparano JA，Hu P，Rao RM，et al. Phase Ⅱ trial of doxorubicin and docetaxel plus granulocyte colony-stimulating factor in metastatic breast cancer：Eastern Cooperative Oncology Group Study E1196. J Clin Oncol，2000，18（12）：2369-2377.

[4] Goldstein LJ，O'Neill A，Sparano JA，et al. Concurrent doxorubicin plus docetaxel is not more effective than concurrent doxorubicin plus cyclophosphamide in operable breast cancer with 0 to 3 positive axillary nodes：North American Breast Cancer Intergroup Trial E 2197. J Clin Oncol，2008，26（25）：4092-4099.

[5] Roché H，Allouache D，Romieu G，et al. Five year analysis of the FNCLCC-PACS04 trial：FEC 100 vs ED75 for adjuvant treatment of node-positive breast cancer. Cancer Research，2009，69（24 Supplement）：602.

[6] Spielmann M，Roché H，Delozier T，et al. Trastuzumab for patients with axillary-node-positive breast

cancer：results of the FNCLCC-PACS 04 trial. J Clin Oncol，2009，27（36）：6129.

［7］ Mackey JR，Martin M，Pienkowski T，et al. Adjuvant docetaxel，doxorubicin，and cyclophosphamide in node-positive breast cancer：10-year follow-up of the phase 3 randomised BCIRG 001 trial. Lancet Oncol，2013，14（1）：72.

［8］ Mamounas EP，Bryant J，Lembersky B，et al. Paclitaxel after doxorubicin plus cyclophosphamide as adjuvant chemotherapy for node-positive breast cancer：results from NSABP B-28. J Clin Oncol，2005，23（16）：3686.

［9］ Sartor CI，Peterson BL，Woolf S，et al. Effect of addition of adjuvant paclitaxel on radiotherapy delivery and locoregional control of node-positive breast cancer：cancer and leukemia group B 9344. J Clin Oncol，2005，23（1）：30-40.

［10］ Swain SM，Jeong JH，Geyer CE，et al. Longer therapy，iatrogenic amenorrhea，and survival in early breast cancer. N Engl J Med，2010，362（22）：2053.

［11］ Mackey JR，Pieńkowski T，Crown J，et al. Long-term outcomes after adjuvant treatment of sequential versus combination docetaxel with doxorubicin and cyclophosphamide in node-positive breast cancer：BCIRG-005 randomized trial. Ann Oncol，2016，27（6）：1041.

第八节　紫杉类药物与蒽环类药物在乳腺癌辅助化疗中的比较

　　乳腺癌的治疗是综合治疗，术后辅助化疗占有重要的地位。乳腺癌术后辅助化疗可以杀灭局部区域淋巴结及远处脏器的亚临床微小转移灶，减少或推迟局部复发和远处转移，达到提高患者生存率、延长生存期的目的。

　　最早用于乳腺癌术后辅助化疗的方案是 CMF 方案。Bonadonna 等[1]报道 CMF 方案 10 年、20 年和 30 年的随访结果，CMF 组的 RFS 和 OS 均优于对照组，尤其在绝经前腋窝淋巴结 1～3 个转移的患者最为显著。而随着蒽环类药物的出现，迅速奠定了其在乳腺癌辅助化疗中的地位。研究显示含蒽环类药物的联合化疗方案优于 CMF。包括 INT-0102 在内的五组临床研究结果显示，无论淋巴结阳性或者阴性，含蒽环类联合方案在改善乳腺癌患者无复发生存方面的疗效优于 CMF 方案[2]。以紫杉醇和多西他赛为代表的紫杉类药物于 20 世纪 90 年代问世，因其在晚期乳腺癌治疗中的突出疗效，1994 年被美国 FDA 批准用于治疗复发转移性乳腺癌。从此，紫杉醇用于术后辅助化疗的临床研究也陆续开展。CALGB 9344 和 NSABP B28 两个大型临床试验都证实在腋窝淋巴结阳性的乳腺癌患者中，AC 序贯 T 方案较 AC 方案能够明显降低复发和死亡风险[3-4]。

　　目前，蒽环类药物和紫杉类药物都是治疗乳腺癌的一线药物，临床最常用的是蒽环类序贯紫杉类药物的方案，那二者相比较谁的疗效更好呢？

　　直接比较蒽环类药物和紫杉类药物疗效的研究很少。US Oncology 9735 试验[5]入组了 1016 例 Ⅰ～Ⅲ期乳腺癌患者，辅助治疗阶段随机分为接受 4 个周期 TC 方案（多西他赛 60 mg/m²，环磷酰胺 600 mg/m²）辅助化疗组和 4 个周期 AC 方案（多柔比星 75 mg/m²，环磷酰胺 600 mg/m²) 辅助化疗组, 经过 7 年随访, TC 治疗组无病生存率为 81%, 而 AC 治疗组为 75% ($P=0.033$; HR$=0.74$, 95% CI: $0.56\sim0.98$)。总生存率方面, TC 治疗组为 87%, AC 治疗组为 82%, 同样有显著性差异 ($P=0.032$; HR$=0.69$, 95% CI: $0.50\sim0.97$)。该试验证实, 乳腺癌患者术后接受 TC 方案化疗较 AC 方案可显著提高无病生存率及总生存率, 且有较小的心脏毒性。针对有心脏病史、既往使用过蒽环类化疗药物以及需联合使用曲妥珠单抗的患者, 更应考虑使用含紫杉类药物化疗方案代替蒽环类药物。另外一个临床试验 CALGB 40101 试验[6] 则比较了 AC 方案与单药 T 方案在早期乳腺癌中的疗效, 该试验为非劣性研究, 入组 3871 例可手术、0～3 个腋窝淋巴结阳性的乳腺癌患者, 经过 6.1 年的随访, AC 组和单药 T 组患者的 5 年 RFS 分别为 91% 和 88%, 5 年 OS 分别为 95% 和 94%, 但遗憾的是, 该试验不能说明单药紫杉类方案能够取得不差于 AC 方案的疗效。

由于上述试验都没有进行乳腺癌分子分型的亚组分析, 所以哪些类型的乳腺癌可能会从紫杉类药物中获益更多, 哪些类型的乳腺癌可能会从蒽环类药物中获益更多, 我们也不得而知, 这都有待于进一步的临床试验去证实。我们也不能根据目前的试验结果得出紫杉类和蒽环类药物孰优孰劣的结论, 二者更多的是协作关系。

（时　鹏）

参考文献

[1] Bonadonna G, Moliterni A, Zambetti M, et al. 30 years' follow up of randomised studies of adjuvant CMF in operable breast cancer: cohort study. BMJ, 2005, 330 (7485): 217.

[2] Hutchins LF, Green SJ, Ravdin PM, et al. Randomized, controlled trial of cyclophosphamide, methotrexate, and fluorouracil versus cyclophosphamide, doxorubicin, and fluorouracil with and without tamoxifen for high-risk, node-negative breast cancer: treatment results of Intergroup Protocol INT-0102. J Clin Oncol, 2005, 23 (33): 8313-8321.

[3] Lamont EB, Herndon JE, Weeks JC, et al. Measuring disease-free survival and cancer relapse using Medicare claims from CALGB breast cancer trial participants (companion to 9344). J Natl Cancer Inst, 2006, 98 (18): 1335-1338.

[4] Mamounas EP, Bryant J, Lembersky B, et al. Paclitaxel after doxorubicin plus cyclophosphamide as adjuvant chemotherapy for node-positive breast cancer: results from NSABP B-28. J Clin Oncol, 2005, 23 (16): 3686-3696.

[5] Jones S, Holmes FA, O'Shaughnessy J, et al. Docetaxel with cyclophosphamide is associated with an overall survival benefit compared with doxorubicin and cyclophosphamide: 7-year follow-up of US oncology research trial 9735. J Clin Oncol, 2009, 27 (8): 1177-1183.

[6] Shulman LN, Berry DA, Cirrincione CT, et al. Comparison of doxorubicin and cyclophosphamide versus single-agent paclitaxel as adjuvant therapy for breast cancer in women with 0 to 3 positive axillary nodes: CALGB 40101 (Alliance). J Clin Oncol, 2014, 32 (22): 2311-2317.

第九节　乳腺癌化疗之紫杉类药物选择：
紫杉醇与多西他赛孰优孰劣？

以 CALGB 9344、BCIRG 001 为代表的临床研究证实，在蒽环类药物化疗的基础上加用紫杉醇或多西他赛可以显著延长乳腺癌患者的 DFS 和 OS。随着更多大规模临床研究结果的揭晓，紫杉类药物被认为是乳腺癌化疗继 CMF 方案和蒽环类药物使用之后的第三个里程碑事件，逐渐成为了乳腺癌化疗的基础用药。目前临床上有两种紫杉类药物：紫杉醇（及其衍生剂型）和多西他赛。那么，这两种药物在乳腺癌治疗中的疗效是否存在差异？哪一类患者更适合使用哪一种药物？这是临床医生在制订乳腺癌精准化疗方案决策时需要面对的问题。

紫杉类药物杀灭肿瘤细胞的机制在于促进微管蛋白聚合、抑制解聚。紫杉醇来源于太平洋紫杉树皮，而多西他赛来源于欧洲紫杉针叶，二者的主要特征结构相同，区别主要在于两个基团：多西他赛相应部位为烷氧基而紫杉醇相应部位为苯甲酰苯基，多西他赛相应部位为羟基而紫杉醇相应部位为乙酰基。多西他赛取代基团空间位阻更小，极性基团亲水性更强，与微管蛋白的亲和力是紫杉醇的 2 倍。此外，药代动力学显示多西他赛摄入细胞的浓度和流出细胞的时间是紫杉醇的 3 倍。因此，理论上多西他赛抗肿瘤的活性应该强于紫杉醇，那么事实是否果真如此呢？

一、TAX 311 研究：蒽环类药物化疗进展的局部晚期/复发转移性乳腺癌患者多西他赛疗效更优、不良反应更大

TAX 311 是一项随机、对照、多中心、非盲的Ⅲ期临床试验，旨在对比蒽环类药物化疗进展的局部晚期/复发转移性乳腺癌换用紫杉醇或多西他赛的客观缓解率和不良反应，次要终点包括治疗缓解时间、进展时间（TTP）、总生存期（OS）和生活质量（QOL），分析对象包括意向治疗（ITT）人群和可评估人群。

1994 年 10 月至 2001 年 10 月，共有来自 53 个中心（美国 48 个，加拿大 5 个）的 449 名蒽环类药物化疗进展的局部晚期/复发转移性乳腺癌患者纳入研究，其中多西他赛（DTx）组 225 例，紫杉醇（PTx）组 224 例。两组中 90% 以上的患者为转移性肿瘤，平均拥有 2 个病灶，多数为绝经后患者，DTx 组雌激素受体阳性患者略多于 PTx 组（51% vs. 42%），但差异不具有统计学意义。研究中位随访时间为 5.1 年。

DTx 组每 21 天接受多西他赛 100 mg/m^2 静脉滴注，PTx 组每 21 天接受紫杉醇 175 mg/m^2 静脉滴注，治疗持续至出现肿瘤进展或发生不可接受的不良反应或要求退出。发生 3/4 级毒性反应或 2 级神经毒性时药物需要减量（多西他赛 75 mg/m^2，然后 55 mg/m^2；紫杉醇 130 mg/m^2，然后 100 mg/m^2）。每周期治疗结束后进行临床病灶评估，每两个周期进行影像学评价。血细胞计数在前两个周期治疗期间每周进行，之后每

次治疗前或出现临床症状时检查。

DTx 组接受了平均 6 个周期、最长 32 个周期的治疗，而 PTx 组接受了平均 4 个周期、最长 35 个周期的治疗。两组治疗终止的首要因素均为肿瘤进展（47% vs. 75%，$P=0.001$），而不良反应则为第二大因素（26% vs. 8%，$P=0.001$），再次为要求退出或拒绝治疗（15% vs. 7%）。

结果显示，无论是 ITT 人群还是可评估人群，DTx 组的中位缓解时间、中位 TTP 和中位 OS 均全面优于 PTx 组（ITT 人群分别是：7.5 个月 vs. 4.6 个月，$P=0.01$；5.7 个月 vs. 3.6 个月，$P<0.001$；15.4 个月 vs. 12.7 个月，$P=0.03$。可评估人群分别是：7.5 个月 vs. 4.6 个月，$P=0.01$；5.5 个月 vs. 3.6 个月，$P<0.001$；16.1 个月 vs. 12.7 个月，$P=0.02$）。同时，在可评估人群中，DTx 组的客观缓解率高于 PTx 组（37% vs. 26%，$P=0.02$），而在 ITT 人群中则无明显差异（32% vs. 25%，$P=0.10$）。此外，在 ITT 人群中，DTx 组的 2 年生存率也高于 PTx 组（33% vs. 22%，$P=0.009$），但 1 年生存率两组则没有显著差异（60% vs. 51%，$P=0.096$）。多因素分析结果显示，影响 OS 的因素包括多西他赛治疗（HR=1.41，95% CI：1.15～1.73）、KPS 评分≥80（$P=0.005$）、诊断至治疗时间小于 12 个月（$P=0.003$）和较少器官受侵（$P=0.01$）。

但是，DTx 组发生了 4 例治疗相关性死亡，而 PTx 组则没有类似情况发生（$P=0.123$）。同时，DTx 组无论是粒细胞减少、贫血、血小板减少等血液学不良反应，还是恶心、呕吐、乏力、水肿、感染等非血液系统不良反应，发生率均显著高于 PTx 组，尤其是可能致命的 3/4 级中性粒细胞减少发生率远高于后者（93.3% vs. 54.5%，$P<0.0001$）。

此外，两组患者在基线期、4 个周期治疗后以及治疗结束后的 QOL FACT-B 评分均无明显差异。

该研究提示，对于蒽环类药物化疗进展的局部晚期/复发转移性乳腺癌，多西他赛 3 周疗法可以带来比紫杉醇 3 周疗法更佳的生存获益，但不良反应也更为显著。

二、ECOG 1199 研究：高危可手术乳腺癌采用 AC 序贯多西他赛 3 周方案和紫杉醇单周方案较紫杉醇 3 周方案具有更佳的 DFS 优势

ECOG 1199 是一项随机、对照、多中心、非盲的临床试验，旨在对比高危可手术乳腺癌患者采用紫杉醇或多西他赛 3 周或 1 周方案辅助化疗的疗效，主要研究终点为无病生存时间（DFS），此外还比较了各组的 OS 和不良反应。

1999 年 10 月至 2002 年 01 月，共计 4954 名淋巴结阳性（$T_{1\sim3}N_{1\sim2}$）或高危的淋巴结阴性（$T_{2\sim3}N_0$）可手术乳腺癌患者纳入研究。其中 N_0 期患者占 12%，N_1 期患者 56%，N_2 期患者 32%；ER 和（或）PR 阳性患者 70%，HER2 阳性患者 19%；接受乳房切除的患者 60%，保乳手术患者 40%。患者中位年龄 51 岁（19～84 岁）。研究于 2008 年发表了 5 年中期随访结果（中位随访时间 63.8 个月），2015 年发表了 10 年长期随访结果（中位随访时间 12.1 年）。

所有患者入组后首先接受 4 个周期的 AC 方案（多柔比星 60 mg/m²，环磷酰胺 600 mg/m²；3 周一次）化疗，然后随机分为 4 组：紫杉醇 175 mg/m²，3 周一次，共 4 个周期（P3 组）；紫杉醇 80 mg/m²，1 周一次，共 12 个周期（P1 组）；多西他赛 100 mg/m²，3 周一次，共 4 个周期（D3 组）；多西他赛 35 mg/m²，1 周一次，共 12 个周期（D1 组）。之后接受保乳手术及局部高危复发的改良根治术患者进行标准放疗，激素受体阳性的患者给予内分泌治疗。

至 2014 年 5 月，共发生 1639 例（33.1%）DFS 事件，1283 例（25.9%）患者死亡。患者无论接受紫杉醇或多西他赛治疗（P1＋P3 vs. D1＋D3）、还是单周方案或三周方案化疗（P1＋D1 vs. P3＋D3），DFS 和 OS 均无明显差异。但是，分层 Cox 比例风险模型结果显示，药物类型与治疗周期的交互作用对 DFS 和 OS 有显著影响（DFS：HR＝1.46，$P<0.001$；OS：HR＝1.36，$P=0.007$），提示 P1 和 D3 方案优于 P3 方案。

P3、P1、D3、D1 组 5 年 DFS 分别为 76.9%、81.5%、81.2% 和 77.6%，10 年 DFS 分别为 65.5%、70.7%、71.9% 和 67.1%。与 P3 组相比，P1 组和 D3 组均获得了更佳的 5 年（HR＝0.79，95% CI：0.65～0.95；HR＝0.81，95% CI：0.67～0.98）和 10 年（HR＝0.84，95% CI：0.73～0.96；HR＝0.79，95% CI：0.68～0.90）DFS，而 D1 组 5 年和 10 年 DFS 均与 P3 组无明显差异。

P3、P1、D3、D1 组 5 年 OS 分别为 86.5%、89.7%、87.3% 和 86.2%，10 年 OS 分别为 75.3%、77.7%、78.5% 和 75.9%。与 P3 组相比，P1 组获得了更佳的 5 年 OS（HR＝0.76，95% CI：0.59～0.96），10 年 OS 虽然看似略好于 P3，但已无统计学差异（HR＝0.87，95% CI：0.75～1.02；$P=0.09$）。D3 组与 P3 组相比，5 年 OS 并没有明显获益（HR＝0.88，95% CI：0.70～1.12），而 10 年 OS 似乎有更优的趋势，但仍然没有统计学差异（HR＝0.86，95% CI：0.73～1.00；$P=0.054$）。此外，D1 组 5 年和 10 年 OS 均与 P3 组无明显差异。

进一步亚组分析结果显示，与 P3 组相比，P1 方案虽然没有提高三阴性乳腺癌的 5 年 DFS（HR＝0.73，95% CI：0.52～1.02）和 OS（HR＝0.75，95% CI：0.52～1.10），但带来了更佳的 10 年 DFS（HR＝0.69，95% CI：0.52～0.91；$P=0.001$）和 OS（HR＝0.69，95% CI：0.50～0.94；$P=0.019$）。对于激素受体阳性、HER2 阴性/未知的乳腺癌，D3 方案则显示出较 P3 方案更佳的 10 年 DFS 优势（HR＝0.76，95% CI：0.63～0.91；$P=0.004$），但 OS（HR＝0.87，95% CI：0.69～1.08）两组则无显著性差异。而在 HER2 阳性乳腺癌中，各组之间 DFS 和 OS 均无显著差异。

不良反应方面，与 P1 组相比，D3 组（71% vs. 28%，$P<0.001$）和 D1 组（45% vs. 28%，$P<0.001$）的 3～4 级不良反应发生率显著升高，而 P3 组则与之无明显差异（30% vs. 28%，$P=0.32$）。导致 D3 组 3～4 级不良反应升高的主要因素是粒细胞减少发生率高达 46%，而其他组则在 4% 以下。此外，P1 组 2～4 级神经病变的发生率显著高于其他三组。

该研究提示，虽然高危可手术乳腺癌采用紫杉醇或多西他赛化疗整体疗效无显著差异，但 AC 序贯多西他赛 3 周方案和紫杉醇单周方案却能带来较紫杉醇 3 周方案更佳的

DFS 获益。激素受体阳性、HER2 阴性/未知的患者可能更适用于多西他赛 3 周方案，而三阴性患者选用紫杉醇单周方案疗效更佳。

三、N-SAS BC 02 研究：在淋巴结阳性可手术乳腺癌患者的辅助化疗中，多西他赛非劣效于紫杉醇

日本进行的 N-SAS BC 02 研究是一项随机、对照、多中心Ⅲ期临床试验，采用 2×2 析因设计，为非劣效性研究，旨在明确淋巴结阳性可手术乳腺癌患者能否避免蒽环类药物化疗，并对比紫杉醇和多西他赛的疗效，主要研究终点为 DFS，次要研究终点为 OS、不良反应和生活质量。

2001 年 12 月至 2006 年 08 月，共有来自日本 84 个中心的 1049 例淋巴结阳性乳腺癌术后患者进入研究，在 6 种分层因素下（肿瘤大小、激素受体状态、HER2 状态、手术方式、阳性淋巴结数目和中心来源）被随机分为 4 组：4 个周期 AC（多柔比星 60 mg/m^2，环磷酰胺 600 mg/m^2）序贯 4 个周期紫杉醇（175 mg/m^2）（ACpT 组）；4 个周期 AC 序贯 4 个周期多西他赛（75 mg/m^2）（ACdT 组）；8 个周期紫杉醇（PTx 组）；8 个周期多西他赛（DTx 组）。所有治疗均以 3 周为一个周期。最终共计 904 例患者完成了所有预设治疗。研究于 2012 年发布了不良反应及生活质量报告，2017 年 01 月发布最终结果，中位随访时间为 84.5 个月。

随访期间，共发生 411 例疾病复发。研究结果证实含多西他赛的化疗方案（ACdT＋DTx）在改善患者的 DFS 和 OS 方面非劣效于含紫杉醇的化疗方案（ACpT＋PTx）（DFS：HR＝0.72，95.2% CI＝0.588～0.872，P＝0.0008；OS：HR＝0.75，95% CI＝0.574～0.980，P＝0.035）。相比含蒽环类药物的方案（ACdT＋ACpT），不含蒽环类药物的方案（DTx＋PTx）在改善 OS 方面也具有非劣效性（HR＝1.00，90% CI＝0.803～1.254，P＝0.043），但是在改善 DFS 方面则未能证明其非劣效性（HR＝1.19，90.3% CI＝1.012～1.405，P＝0.30）。

不良反应方面，含多西他赛的化疗方案（ACdT＋DTx）较含紫杉醇的化疗方案（ACpT＋PTx）在 3～4 级粒细胞减少，尤其是发热性粒细胞减少方面的发生率明显升高。此外，含多西他赛的化疗方案 3～4 级水肿发生率也相对较高，尤其是 DTx 组水肿发生率高达 12.6%，而 ACpT 和 PTx 组则无发生。但是，DTx 方案在关节、肌肉疼痛方面较其他方案发生率低。

该研究提示，在淋巴结阳性可手术乳腺癌的辅助化疗中，含有多西他赛的化疗方案非劣效于含紫杉醇的方案，多西他赛似乎还显示出一定的优势，但是否确实更优还需要进一步研究证实。

四、讨论

ECOG 1199 研究和 N-SAS BC 02 研究对比了多西他赛和紫杉醇在临床高危可手术乳

腺癌患者辅助化疗中的疗效。总体而言，两种药物疗效相当或具有非劣效性。但值得注意的是在 ECOG 1199 研究中，P1 方案和 D3 方案带来了较 P3 方案更佳的 5 年和 10 年 DFS，且 P1 方案也获得了更佳的 5 年 OS，提示对于患者的治疗不仅要注重药物的选择，同时也要选择合适的化疗周期予以配合。简单地从累积剂量而言，P1 组较 P3 组剂量增加了 37％，可能是前者疗效优于后者的原因之一。D3 组和 D1 组剂量相近，前者显示出相对 P3 组的 DFS 优势，后者 DFS 虽略高于 P3 组而无统计学差异，但 D3 组和 D1 组是否存在疗效差异尚不得而知。此外，ECOG 1199 研究还告诉我们三阴性乳腺癌患者选择 P1 方案更佳，而激素受体阳性、HER2 阴性/未知的患者 D3 方案更优，为临床具体化疗方案的选择提供了有价值的信息。

　　三项研究中，TAX 311 研究是唯一对比多西他赛和紫杉醇治疗复发转移性乳腺癌的临床试验，结果显示对于蒽环类耐药的复发转移性乳腺癌，多西他赛单药较紫杉醇单药获得了更长的缓解时间、无进展时间和总生存期，为临床乳腺癌解救化疗的药物选择提供了指导依据。但是，该研究两种药物采用的都是 3 周方案，从 ECOG 1199 研究结果我们知道紫杉醇采用单周方案疗效更佳，这可能是造成二者疗效差异的主要原因之一。本研究由于病例数较少，并没有进行亚组分析，多西他赛到底是给哪些分子分型的患者带来了获益是本研究没有回答的问题。同时，对于复发转移性乳腺癌，在实际临床工作中我们时常会采用多药联合方案进行治疗，此时药物之间的协同作用带来的疗效增加也是临床医生必须考虑的问题。现有研究证实，对于部分三阴性乳腺癌的患者，铂类药物的使用可能带来更佳的治疗效果，此时铂剂联合多西他赛更好，还是联用紫杉醇更佳？这个答案更是临床医生希望知晓的。此外，需要注意的是本研究中大部分患者（DTx 组 64％，PTx 组 70％）在研究停止后仍然继续接受了化疗，这一因素对于 OS 也有一定的影响。

　　三个研究开始时，对于 HER2 的认识尚未达到现在的高度，靶向治疗更没有成为 HER2 阳性乳腺癌的标准治疗方案，所以研究中对于 HER2 阳性的患者并未加用靶向治疗，甚至没有对 HER2 进行常规的标准化检测。现今靶向治疗在 HER2 阳性乳腺癌治疗中的地位已经得到确认，紫杉类药物＋靶向治疗的组合正在成为 HER2 阳性乳腺癌的标准治疗方案之一，那么哪一种紫杉类药物更适合与靶向治疗药物联合使用，我们期待进一步的临床研究予以证实。

　　目前紫杉醇有更多的新剂型推出使用，如白蛋白结合型和脂质体型。白蛋白结合型紫杉醇是将紫杉醇嵌入白蛋白中的纳米颗粒，由于可以靶向肿瘤细胞分泌的类似白蛋白受体功能的酸性分泌蛋白，所以可以在肿瘤局部产生较高的药物浓度。同时，白蛋白结合型紫杉醇不需要使用溶剂，避免了普通紫杉醇溶剂可能带来的过敏等不良反应的产生，也不需要在用药前后进行防过敏预处理，因此安全性更高、使用更为便利。现有多项研究结果表明，相比常规剂型的紫杉醇和多西他赛，白蛋白结合型紫杉醇对于转移性乳腺癌能够带来更佳的疗效，因此在最新版的《NCCN 临床实践指南：乳腺癌》和《中国抗癌协会乳腺癌诊治指南与规范》中都将白蛋白结合型紫杉醇作为转移性乳腺癌的治疗方案之一进行了推荐。而 2014 年圣安东尼奥会议上发布的 GeparSepto-GBG 69 试验结果表明，在新辅助化疗中，相比常规剂型，白蛋白结合型紫杉醇能够将 pCR 率绝对值提高

9% (38% *vs.* 29%)。这一结果固然令人兴奋，但 pCR 率的提高能否真正转化为 DFS 和 OS 优势有待长期随访结果和更多的临床研究进行证实。

在实际临床工作中，疗效固然是关注的重点，但不良反应也是不容忽视的。三个研究均显示，多西他赛的不良反应，尤其是有致命风险的 3/4 级中性粒细胞减少发生率，显著高于紫杉醇。这是临床医生在化疗方案决策中需要重点考虑和关注的问题。

五、小结

从目前的研究结果来看，多西他赛和紫杉醇在乳腺癌辅助化疗中的整体疗效基本相当，解救治疗中是否存在疗效差异尚有待商榷，因此目前的乳腺癌诊治指南对二者都进行了推荐。值得注意的是，准确的药物选择配合合理的化疗周期可能给患者带来更大的收益，不同的药物＋化疗周期组合可能适合于不同分子分型的患者。在精准医疗时代，临床医生的治疗决策已远非仅仅选对一个药物那么简单。

（唐　鹏　杨新华　姜　军）

参考文献

[1] Jones SE, Erban J, Overmoyer B, et al. Randomized phase Ⅲ study of docetaxel compared with paclitaxel in metastatic breast cancer. J Clin Oncol, 2005, 23 (24): 5542-5551.

[2] Sparano JA, Wang M, Martino S, et al. Weekly paclitaxel in the adjuvant treatment of breast cancer. N Engl J Med, 2008, 358 (16): 1663-1671.

[3] Sparano JA, Zhao F, Martino S, et al. Long-term follow-up of the E1199 phase Ⅲ trial evaluating the role of taxane and schedule in operable breast cancer. J Clin Oncol, 2015, 33 (21): 2353-2360.

[4] Watanabe T, Kuranami M, Inoue K, et al. Comparison of an AC-taxane versus AC-free regimen and paclitaxel versus docetaxel in patients with lymph node-positive breast cancer: final results of the National Surgical Adjuvant Study of Breast Cancer 02 trial, a randomized comparative phase 3 study. Cancer, 2017, 123 (5): 759-768.

[5] Ohsumi S, Shimozuma K, Ohashi Y, et al. Subjective and objective assessment of edema during adjuvant chemotherapy for breast cancer using taxane-containing regimens in a randomized controlled trial: The National Surgical Adjuvant Study of Breast Cancer 02. Oncology, 2012, 82 (3): 131-138.

[6] Untch M, Jackisch C, Schneeweiss A, et al. Nab-paclitaxel versus solvent-based paclitaxel in neoadjuvant chemotherapy for early breast cancer (GeparSepto-GBG 69): a randomised, phase 3 trial. Lancet Oncol, 2016, 17 (3): 345-356.

第六章

内分泌治疗篇

第一节　绝经前乳腺癌他莫昔芬治疗是否需要延长至 10 年?

　　乳腺癌是女性患者中发病率和死亡率最高的恶性肿瘤,严重威胁女性生命健康。我国乳腺癌患者的平均发病年龄早于西方患者。据文献报道,我国约超过 50% 的患者在绝经前发病。发病年龄越早,其预后越差。

　　在所有乳腺癌患者中,约 70% 是激素受体(HR)阳性型肿瘤,因而辅助内分泌治疗是该类患者的重要治疗手段。虽然 HR 阳性患者的年复发风险低于 HR 阴性患者,但前者复发风险逐年降低的趋势更为平缓,且延迟复发的比例高于后者。这提示 HR 阳性患者存在持续复发的可能。既往的循证医学证据显示,5 年他莫昔芬治疗能够显著改善患者的无病生存(DFS)和总生存(OS)。那么,延长他莫昔芬的治疗时间是否可以进一步降低 HR 阳性患者的复发风险,从而给患者带来进一步的获益呢? 针对这个问题,国外进行了几项前瞻性随机对照临床试验,对他莫昔芬 5 年和延长他莫昔芬治疗时间的效果进行了比较。

一、NSABP B-14 试验

　　NSABP B-14 试验共进行了两次随机分组:第 1 次随机分组将入组的 2892 例可手术的淋巴结阴性、雌激素受体(ER)阳性患者随机分为 5 年他莫昔芬治疗组和 5 年安慰剂治疗组。在完成了 5 年他莫昔芬治疗后的乳腺癌患者中,共有 1172 例患者未出现复发转移,对他们进行二次随机分组,即继续 5 年他莫昔芬治疗组和安慰剂组,分别 593 例和 579 例。其中,绝经前患者分别为 27% 和 25%。

　　结果显示,经过 81 个月的随访,延长他莫昔治疗并没有改善患者的预后,反而降低了患者的 DFS(78% *vs.* 82%,$P=0.03$)。两组的无复发生存(RFS)及 OS 也均无明显差异(分别为 94% *vs.* 93%,$P=0.13$;94% *vs.* 91%,$P=0.07$)。以预先设定的分层因素(年龄、肿瘤大小和受体表达程度)进行分层分析后发现,10 年他莫昔芬治疗仍未显示出对 5 年他莫昔芬治疗的优势[1]。

二、Scottish 试验

Scottish 试验设计与 NSABP B-14 类似。它在 1978—1984 年间共入组 1322 例乳腺癌患者，并将其随机分为他莫昔芬治疗组和空白对照组。其中，绝经前患者 243 例（18.4%）均为腋窝淋巴结阴性，57% 的患者在基线时有 ER 表达情况，43% 的患者 ER 表达情况不详。

在完成 5 年他莫昔芬治疗后，有 342 例无复发转移患者进行了二次随机分组，分为继续他莫昔芬治疗组（173 例）和终止他莫昔芬治疗组（169 例）。其中淋巴结阴性乳腺癌患者 264 例（77%），绝经前乳腺癌患者为 85 例（24.9%）。经过 10 年的随访，结果提示，延长他莫昔芬治疗并未给患者带来生存的获益[2]。

三、ATLAS 试验

ATLAS 试验在 1996—2005 年间共入组 12 894 例已完成 5 年他莫昔芬治疗且没有复发转移的乳腺癌患者，随机分为继续 5 年他莫昔芬治疗组和终止他莫昔芬治疗组。其中，雌激素受体（ER）阳性的患者 6846 例纳入疗效比较分析，其余患者仅纳入不良反应分析。在 ER 阳性患者中，淋巴结阴性患者分别占他莫昔芬 10 年组和 5 年组的 53% 和 54%，T_1 期患者分别为 48% 和 47%，绝经前乳腺癌患者分别为 10% 和 9%。平均随访时间为 7.6 年。

结果显示，10 年他莫昔芬治疗不仅降低了乳腺癌的复发风险（RR=0.84，P=0.002），还降低了乳腺癌相关死亡风险（RR=0.83，P=0.01）和总死亡风险（RR=0.87，P=0.01）。

尤其值得留意的是，无论是乳腺癌的复发风险还是乳腺癌相关死亡风险，10 年他莫昔芬治疗所带来的获益均是在 10 年之后更为明显（RR 分别为 0.75 和 0.71，P 值分别为 0.003 和 0.0016），而 5～9 年之间并未观察到两组之间有明显差异（RR 分别为 0.90 和 0.97，P 值分别为 0.10 和 0.74）。

此外，10 年他莫昔芬治疗还显著提高了子宫内膜癌、肺栓塞和缺血性心脏病的发生风险（P 值分别为 0.0002、0.01 和 0.02)[3]。

四、aTTom 试验

aTTom 试验在 1991—2005 年间共入组 6953 例乳腺癌患者，其中 2755 例患者为 ER 阳性，另外 4198 例患者 ER 状态不详。53% 的患者为腋窝淋巴结阳性，31% 为腋窝淋巴结阴性。患者接受 5 年他莫昔芬治疗后随机分为继续 5 年他莫昔芬治疗和中止他莫昔芬治疗两组。经过 9 年的随访，结果显示，10 年他莫昔芬治疗明显降低乳腺癌的复发风险（P=0.003）和总死亡率（P=0.05），并且这种风险的降低会随着随访时间的延长而越来越明显。

在随访 5～6 年、7～9 年和 10 年以上的乳腺癌患者中，复发风险比分别是 0.99、0.84 和 0.75；随访 5～9 年的患者乳腺癌相关死亡风险比为 1.03，而随访 10 年以上的患者，死亡风险比为 0.77。在非乳腺癌相关死亡风险中并未观察到此结果（RR＝0.94）。这些患者在表现出乳腺癌复发死亡风险降低的同时，10 年他莫昔芬治疗添加了子宫内膜癌的风险（102 例 *vs.* 45 例，RR＝2.20，*P*＜0.0001）和子宫内膜癌相关死亡风险（37 例 *vs.* 20 例，*P*＝0.02）[4]。

五、讨论

多项临床实验证明，5 年他莫昔芬治疗能明显降低乳腺癌复发风险和死亡风险。而早期的随机对照 Scottish 试验（跨度 15 年）和 NSABP B-14 试验（跨度 12 年）表明，10 年他莫昔芬治疗并未明显降低乳腺癌复发或死亡风险。因此，5 年他莫昔芬治疗一直以来被认为是激素受体（HR）阳性乳腺癌患者辅助治疗的标准方案。然而，近期研究表明，延长他莫昔芬治疗可以降低雌激素受体（ER）阳性乳腺癌患者的复发风险和乳腺癌相关死亡风险。ATLAS 试验结果显示，在确诊后 15 年，选择延长他莫昔芬治疗的患者总体死亡率降低 2.8%。aTTom 试验与 ATLAS 试验的设计类似，结果同样表明 10 年他莫昔芬治疗可降低 24% 的相对死亡率。基于这两项试验结果，NCCN 指南中已对辅助内分泌治疗时间进行了相关修订。

那么为什么相似的试验设计却会得到不同的试验结果呢？通过比较上述试验的入组人群，我们不难发现 NSABP B-14 及 ATLAS 试验入组的全部为 ER 阳性患者，而 Scottish 和 aTTom 试验包含 40%～60% ER 不详的患者。这种入组人群的缺陷势必会对比较内分泌治疗疗效的试验结果造成影响。此外，ATLAS 和 aTTom 试验的样本量远大于 NSABP B-14 和 Scottish 试验，这也可能造成试验结果的不同。

此外，虽然 ATLAS 试验和 NSABP B-14 试验入组患者均为 ER 阳性，但 NSABP B-14 中全部为腋窝淋巴结阴性患者，而 ATLAS 中则有将近一半的患者为腋窝淋巴结阳性。这提示部分具有危险因素（如腋窝淋巴结转移）的乳腺癌患者更有可能从 10 年他莫昔芬治疗中得到获益。

虽然 NCCN 指南根据 ATLAS 和 aTTom 试验的结果进行了相关推荐：对于 5 年他莫昔芬治疗后仍处于绝经前状态的乳腺癌患者，专家组建议应视情况决定是否延长他莫昔芬治疗至 10 年，但目前缺少针对性的临床试验数据。在上述四个试验中，绝经前患者仅占全部入组患者的 10%～25%，且并未按照是否绝经进行预先分层，因而我们并不能得出 10 年他莫昔芬治疗可以给绝经前患者带来进一步获益的结论。我们期待在不久的将来，有更多的研究结果为绝经前乳腺癌患者的治疗带来更加具有针对性的证据。

（杜　炜　郭嘉嘉）

参考文献

[1] Fisher B1，Dignam J，Bryant J，et al. Five versus more than five years of tamoxifen for lymph node-negative breast cancer：updated findings from the National Surgical Adjuvant Breast and Bowel Project B-14 randomized trial. J Natl Cancer Inst，2001，93（9）：684-690.

[2] Stewart HJ，Prescott RJ，Forrest AP. Scottish adjuvant tamoxifen trial：a randomized study updated to 15 years. J Natl Cancer Inst，2001，93（6）：456-462.

[3] Davies C，Pan H，Godwin J，et al. Long-term effects of continuing adjuvant tamoxifen to 10 years versus stopping at 5 years after diagnosis of oestrogen receptor-positive breast cancer：ATLAS，a randomised trial. Lancet，2013，381：805-816.

[4] Rea D，Handley K，Bowden SJ，et al. aTTom：Long-term effects of continuing adjuvant tamoxifen to 10 years versus stopping at 5 years in 6,953 women with early breast cancer. J Clin Oncol，2013，31（18）：2631-2632.

第二节 乳腺导管原位癌保乳手术后内分泌治疗
——他莫昔芬还是芬香化酶抑制剂？

随着乳腺癌筛查理念和技术的进步，导管原位癌（DCIS）的检出比例逐渐增高。DCIS 预后良好，几乎不出现远处转移，术后主要风险在于同侧及对侧乳腺癌的复发及新发，而 DCIS 复发后可为浸润性癌，使远处转移的风险增加。DCIS 保乳术后全乳放疗大大降低了局部复发的风险，他莫昔芬辅助内分泌治疗使同侧及对侧乳腺癌风险进一步降低，已被 NCCN 指南作为Ⅰ类证据推荐。近期两项关于芳香化酶抑制剂（aromatase inhibitors，AI）在 DCIS 保乳术后应用的研究相继报道，使 DCIS 内分泌治疗的选择更加丰富，但也为临床医生的决策带来困惑。

一、绝经后 DCIS 患者保乳术后辅助内分泌治疗：AI 在绝经后浸润性乳腺癌患者中的疗效优势能否重现？

他莫昔芬辅助治疗的循证医学证据主要来自于 NSABP B-24 试验和 UK/ANZ 试验。NSABP B-24 试验中位随访 14.5 年，雌激素受体（ER）阳性患者中他莫昔芬组乳腺癌事件（包括双侧浸润性乳腺癌和 DCIS）发生率显著降低（20% vs. 31%，HR=0.58，$P=0.0015$）[1]。UK/ANZ 试验中位随访 12.7 年，他莫昔芬组乳腺癌事件（包括新发或复发、同侧或对侧、浸润性癌或 DCIS）发生率为 18.1%，显著低于无内分泌治疗组 24.6%（HR=0.71，95% CI：0.58~0.88；$P=0.002$）[2]。

尽管他莫昔芬显示出一定的辅助治疗效果，但仍有接近 20% 的患者再次经历乳腺癌，并且他莫昔芬的不良反应（如血栓事件、子宫内膜病变、更年期症状等）不容忽视。在绝经后浸润性乳腺癌患者的辅助内分泌治疗中，AI 疗效优于他莫昔芬已被证实，在不良反应方面，虽然骨折事件发生率增多，但子宫内膜癌、血栓等事件发生率则明显减少。对于绝经后 DCIS 患者的辅助内分泌治疗，AI 是否优于他莫昔芬呢？

目前的证据主要来自于两项对比阿那曲唑与他莫昔芬的临床试验：NSABP B-35 和 IBIS-Ⅱ DCIS，这两项临床试验分别在 2015 年美国临床肿瘤学会（ASCO）年会和美国圣安东尼奥乳腺癌会议（SABCS）上进行首次发布。

（一）NSABP B-35 试验：<60 岁患者 AI 疗效更优

NSABP B-35 是一项随机、双盲、多中心（包括 2 个国家 333 个治疗中心）的临床试验[3]，在经过肿瘤切除联合放疗治疗后的绝经后乳腺 DCIS 患者中，比较阿那曲唑和他莫昔芬预防乳腺癌事件［包括 DCIS 复发、同侧和（或）对侧新发 DCIS 或浸润性乳腺癌］的作用，次要终点为无病生存（包括除小叶原位癌之外的复发、第二原发癌和任何原因引起的死亡）、总生存（OS）、同侧或对侧乳腺癌、骨质疏松性骨折。

2003 年 1 月至 2006 年 6 月，共入组 3104 例绝经后 ER 或孕激素受体（PR）阳性、淋巴结阴性的 DCIS 患者。所有患者均接受了保乳术（切缘阴性）以及全乳放疗，按照年龄<60 岁和≥60 岁预先分层，随机分为他莫昔芬（20 mg/d）治疗 5 年组和阿那曲唑（1 mg/d）治疗 5 年组，每组各 1552 例患者，中位随访时间为 9 年。

结果显示，共发生 212 例乳腺癌事件，其中他莫昔芬组 122 例，阿那曲唑组 90 例（HR＝0.73，P＝0.0234）。亚组分析提示，阿那曲唑组对侧所有乳腺癌和浸润性乳腺癌发生率（分别为 2.5%、1.4%）显著低于他莫昔芬组（3.9%、2.6%），P 值分别为 0.0322 和 0.0148，但阿那曲唑组同侧乳腺癌发生率未显示优势。分层分析提示，在<60 岁亚组中，阿那曲唑组乳腺癌事件发生率更低（HR＝0.53，P＝0.0026），而在≥60 岁亚组中则未观察到阿那曲唑的优势。两组的 5 年、10 年估计 OS 率相似，约为 98% 和 92%。

他莫昔芬组的血栓事件发生率（2.7%）明显高于阿那曲唑组（0.8%），两组子宫内膜癌（17 例 vs. 8 例）和骨质疏松性骨折（50 例 vs. 69 例）方面无统计学差异。在生活质量方面，他莫昔芬组具有更高的血管舒缩症状和妇科症状，而阿那曲唑组肌肉关节痛症状则更明显。

该试验提示，对于<60 岁绝经后 DCIS 患者，阿那曲唑辅助内分泌治疗可能较他莫昔芬具有更好的疗效，但药物的选择要兼顾不良反应的耐受性。

（二）IBIS-Ⅱ DCIS 试验：AI 疗效不劣于他莫昔芬

IBIS-Ⅱ DCIS 也是双盲、随机、安慰剂对照临床试验[4]，自 2003 年 8 月至 2012 年 2 月，共入组 2980 例 40～70 岁 ER 或 PR 阳性的 DCIS 患者，所有患者均接受保乳手术，其中 71% 术后接受全乳放疗。入组患者被随机分配至阿那曲唑 1 mg/d 组和他莫昔芬 20 mg/d 组，治疗持续 5 年，中位随访时间为 7.2 年。主要终点为乳腺癌事件发生率（包括同侧或对侧的浸润性乳腺癌或 DCIS），次要终点包括乳腺癌相关死亡率、心血管事件、骨折事件等药物相关不良反应。

结果显示，共计出现 144 例乳腺癌，两组的发生率均为 5％（HR＝0.89，$P=$ 0.49），在同侧或对侧的浸润性癌或 DCIS 方面，两组均未显示出统计学差异。亚组分析显示，阿那曲唑组患者较少出现人表皮生长因子受体 2（HER2）阴性浸润性乳腺癌复发（HR＝0.48，95％CI：0.26～0.84），但 HER2 阳性浸润性乳腺癌复发风险较高（HR＝ 1.62，95％CI：0.53～4.96）。两组共计死亡 69 例，其中阿那曲唑组 33 例，他莫昔芬组 36 例，无统计学显著性差异（HR＝0.93，$P=0.78$）。

在不良反应方面，两组患者的不良反应发生率相似，阿那曲唑组 91％，他莫昔芬组 93％，但具体表现不同，阿那曲唑组骨折［比值比（OR）＝1.36，$P=0.03$］和肌肉关节症状（64％ *vs.* 54％，$P<0.001$）发生率显著高于他莫昔芬组，而后者的血管舒缩症状和深静脉血栓的发生率（24％ *vs.* 7％，$P=0.003$）则较高。他莫昔芬组出现了 17 例妇科癌症，包括 11 例子宫内膜癌，而阿那曲唑组仅有 1 例。阿那曲唑组患者卵巢癌（0 *vs.* 5％）和非黑色素瘤皮肤癌的发生率均更低（OR＝0.43，$P=0.04$），但是阿那曲唑组结直肠癌发生率更高（10％ *vs.* 5％）。

该试验显示，阿那曲唑的疗效不劣于他莫昔芬，但未显示出阿那曲唑的疗效优势，提示阿那曲唑是 DCIS 保乳术后内分泌治疗的又一种选择，可依据患者的耐受程度进行个体化选择。

二、讨论

NSABP B-35 试验结果显示，在乳腺癌事件发生率方面，阿那曲唑组比他莫昔芬组显著降低（$P=0.0234$），而 IBIS-Ⅱ DCIS 试验仅证实了阿那曲唑疗效不劣于他莫昔芬，并未得出优效性结果。需要注意的是，两项试验设计并非完全一致，NSABP B-35 试验所有入组患者均接受了术后辅助全乳放疗，而 IBIS-Ⅱ DCIS 试验中仅 71％的患者接受了放疗，而且自 2009 年以后，IBIS-Ⅱ DCIS 试验中他莫昔芬组允许部分非典型增生和小叶原位癌患者入组。针对这两项试验的一项 meta 分析显示，阿那曲唑组乳腺癌复发率比他莫昔芬低 21％，且具有统计学显著性差异。

由于 DCIS 本身预后极好，保乳术后全乳放疗又使复发风险显著降低，在此基础上内分泌治疗似乎有"锦上添花"的意味，再期望得出芳香化酶抑制剂（AI）和他莫昔芬治疗的优劣结论确实比较困难，这可能也是 AI 上市多年，但关于 AI 用于 DCIS 治疗的临床试验屈指可数的原因之一。目前仅有 NSABP B-35 这一项前瞻性临床试验得出 AI 疗效优于他莫昔芬的结果，虽然基于该试验结果，2016 年美国国立综合癌症网络（NCCN）指南中提出，"他莫昔芬或 AI 均适用于绝经后患者，对于＜60 岁或存在血栓栓塞风险的患者，AI 有优势"，但 AI 远期疗效是否显著优于他莫昔芬，还有待于 NSABP B-35 和 IBIS-Ⅱ DCIS 试验的长期随访结果。

药物的选择需要考虑疗效、不良反应和卫生经济学等多个方面。在疗效方面，DCIS 保乳手术联合放疗后续他莫昔芬效果已经很好，改为 AI 可能"锦上添花"，但疗效上已无太大的进步空间。他莫昔芬与 AI 在相关不良反应发生率方面无显著差异，但表现形式不同，他莫昔芬组更容易出现子宫内膜病变、血栓栓塞性疾病，AI 组则更容易出现骨质疏松（伴骨折）、肌肉关节疼痛等不良反应，在此方面的考虑更应个体化。从卫生经济学角度考虑，AI 的价格更昂贵，是他莫昔芬的数十倍。对于 DCIS 这种预后极好的肿瘤，若所有绝经后＜60 岁的患者均选择 AI 治疗，无疑大大增加了治疗成本，换取的只是百分之几的绝对获益提高，确有"小题大做"之嫌。综合考虑疗效、耐受程度和经济成本等因素，个体化地为患者选择适合的内分泌治疗方法，才是目前最优之选。

三、小结

DCIS 保乳术后他莫昔芬和 AI 二者均为有效的内分泌治疗，选择不存在对错之分，但应充分考虑疗效、不良反应和卫生经济学等因素进行个体化选择，对于＜60 岁的绝经后 DCIS 患者，尤其是他莫昔芬不耐受或有使用禁忌证的患者，AI 类药物阿那曲唑是更优选择。

（谢 菲）

参考文献

[1] Allred DC，Anderson SJ，Paik S，et al. Adjuvant tamoxifen reduces subsequent breast cancer in women with estrogen receptor-positive ductal carcinoma in situ：a study based on NSABP protocol B-24. J Clin Oncol，2012，30（12）：1268-1273.

[2] Cuzick J，Sestak I，Pinder SE. Effect of tamoxifen and radiotherapy in women with locally excised ductal carcinoma in situ：long-term results from the UK/ANZ DCIS trial. Lancet Oncology，2011，12（1）：21

[3] Margolese RG，Cecchini RS，Julian TB，et al. Anastrozole versus tamoxifen in postmenopausal women with ductal carcinoma in situ undergoing lumpectomy plus radiotherapy（NSABP B-35）：a randomised，double-blind，phase 3 clinical trial. Lancet，2016，387（10021）：849

[4] Forbes JF，Sestak I，Howell A，et al. Anastrozole versus tamoxifen for the prevention of locoregional and contralateral breast cancer in postmenopausal women with locally excised ductal carcinoma in situ（IBIS-Ⅱ DCIS）：a double-blind，randomized controlled trial. Lancet，2016，387（10021）：866-873.

第三节　激素受体阳性乳腺癌的内分泌治疗：他莫昔芬与托瑞米芬的对比研究

我国女性乳腺癌人群中，60%～70% 的乳腺癌患者雌激素或孕激素受体呈阳性，大部分患者需要进行内分泌治疗。

在乳腺癌内分泌治疗的药物选择中，他莫昔芬作为一种选择性雌激素受体（ER）调节剂，早在 1977 年被美国食品和药品管理局（FDA）批准用于围绝经期激素受体（HR）阳性的晚期乳腺癌。作为第一代选择性雌激素受体调节剂，他莫昔芬在乳腺组织中产生拮抗雌激素作用的同时，在子宫和骨组织也产生雌激素样作用，从而在治疗乳腺癌的同时引起生殖系统病变（如子宫内膜癌发病风险增高）等不良事件。

托瑞米芬是继他莫昔芬之后被美国 FDA 批准用于乳腺癌治疗的 ER 调节剂，于 1995 年开始用于临床乳腺癌的辅助治疗。现国内外多个 meta 分析表明，托瑞米芬与他莫昔芬在治疗各期乳腺癌中表现出相似的有效性和安全性，但此方面的大样本量的临床随机对照试验仍然较少。现将此方面的经典文献综述如下。

一、他莫昔芬和托瑞米芬的有效性、安全性对比研究

（一）中位随访时间小于 5 年的对比研究显示他莫昔芬和托瑞米芬之间存在相似的有效性和安全性

1. 美国临床肿瘤学会（ASCO）关于淋巴结阳性的绝经后乳腺癌患者内分泌治疗中托瑞米芬和他莫昔芬安全性及有效性的对比研究

Kaija Holli[1] 等在一项随机、对照、多中心的试验中，对比研究淋巴结阳性的绝经后乳腺癌患者术后连续 3 年口服托瑞米芬 40 mg/d 或他莫昔芬 20 mg/d 的疗效。总共 1480 例患者中，有 899 例患者（托瑞米芬，n＝459；他莫昔芬，n＝440）被列入这项有计划的安全性分析。中位随访时间为 3.4 年，结果显示：两个治疗组在患者和疾病特征上保持平衡且不良反应相似。相对于托瑞米芬治疗组（3.5%），他莫昔芬治疗组（5.9%）的血管并发症（深静脉血栓形成、脑血管事件和肺栓塞）稍多（P＝0.11）；与此同时，骨折（P＝0.09）和阴道白带增多（P＝0.05）更多见于托瑞米芬组。两个治疗组发生第二癌症的概率是相似的。乳腺癌的复发率在托瑞米芬组为 23.1%（n＝106），在他莫昔芬组为 26.1%（n＝115）（P＝0.31）。当只考虑雌激素受体（ER）阳性的乳腺癌患者时（n＝556），乳腺癌的复发风险在应用托瑞米芬治疗的患者组中呈现不显著的降低，其中风险比为 0.74（90%CI：0.52～1.04；P＝0.14）。两组乳腺癌复发的中位时间和总生存率相似。

研究者得出结论：托瑞米芬与他莫昔芬二者的不良反应相似；托瑞米芬的疗效似乎并不低于他莫昔芬，ER 阳性亚组乳腺癌患者的复发率有相对较低的趋势。这很令人鼓舞，但是有待于更长时间的随访去进一步验证。

2. 芬兰乳腺癌研究组关于他莫昔芬与托瑞米芬在绝经后淋巴结阳性的乳腺癌患者辅助内分泌治疗中的对比研究

芬兰乳腺癌研究组[2] 于 1992 年开始了一项随机、前瞻性的研究，旨在对比两种抗雌激素药物在淋巴结阳性的绝经后乳腺癌患者辅助内分泌治疗中的应用。在这项多中心的试验中，他莫昔芬剂量 20 mg/d，托瑞米芬剂量 40 mg/d，观察 3 年。在 1992—1999 年，

共有 1480 例患者（托瑞米芬，n＝751；他莫昔芬，n＝729）入组该项研究。分析相关安全性和早期有效性的数据时，最后一位随机入组的患者至少随访了 1 年。中位随访时间为 4.4 年（2.2～9.2 年）。

最终结论显示，他莫昔芬与托瑞米芬的不良反应相似，并且在淋巴结阳性的绝经后乳腺癌患者辅助治疗中，托瑞米芬的抗癌疗效不亚于他莫昔芬。可能由于托瑞米芬相较于他莫昔芬的雌激素影响较小，这也许能够解释托瑞米芬组骨折发生趋势较高而血栓栓塞事件发生趋势较低的原因。

3. 北欧绝经后晚期乳腺癌患者中应用托瑞米芬和他莫昔芬的对比研究

这是一项随机、双盲、前瞻性的三期研究[3]，对比托瑞米芬和他莫昔芬在绝经后的进展期乳腺癌患者中的应用（所有患者尚未接受系统的晚期疾病的治疗）。415 例绝经后的进展期乳腺癌患者（ER 阳性或者 ER 未知）随机接受托瑞米芬 60 mg/d 或他莫昔芬 40 mg/d 的治疗。评估标准为疾病进展时间（TTP）、治疗失败时间（time to treatment failure，TTF）、应答持续时间、总生存以及药物毒性。214 例患者随机入组托瑞米芬，201 例患者入组他莫昔芬。托瑞米芬和他莫昔芬的应答率（完全＋部分）分别为 31.3% 和 37.3%（$P＝0.215$），中位 TTP 分别为 7.3 个月和 10.2 个月（$P＝0.047$）。托瑞米芬组和他莫昔芬组分别有 9.8% 和 18.9% 的患者因为各种原因提前结束治疗（$P＝0.011$），中位 TTF 分别为 6.3 个月和 8.5 个月，二者间无统计学差异（$P＝0.271$；RR＝0.89，95% CI：0.73～1.09）。中位总生存时间分别为 33.0 个月和 38.7 个月（$P＝0.645$；RR＝0.94，95% CI：0.73～1.22）。TTP 的微小差别可能与肿瘤中雌激素含量的失衡有关，当只有 ER 阳性的患者被考虑在内时（n＝238），二组之间未见差别（$P＝0.578$）。他莫昔芬相较于托瑞米芬的药物不良反应整体略高（44.3% vs. 39.3%），并且由于这些不良反应从而导致较高的试验中止率（3.5% vs. 0.9%）。他莫昔芬相较于托瑞米芬在治疗中更易出现中度眩晕（$P＝0.026$）和白内障（$P＝0.026$）。

综上所述，托瑞米芬（60 mg/d）和他莫昔芬（40 mg/d）在治疗晚期绝经后 ER 阳性或 ER 未知的乳腺癌患者中具有相同的有效性和安全性。

（二）中位随访时间大于 5 年的对比研究显示他莫昔芬和托瑞米芬之间存在相似的有效性和安全性

1. 国际乳腺癌研究组试验 12-93 和 14-93 的研究结果：托瑞米芬与他莫昔芬在治疗早期乳腺癌中具有相同有效性

国际乳腺癌研究组（IBCSG）[4]针对围绝经期和绝经期淋巴结阳性的乳腺癌患者进行了两个互补的随机试验，比较托瑞米芬与他莫昔芬作为内分泌药物的疗效，同时探讨化疗导向的问题。该研究中位随访时间为 5.5 年，共纳入 1035 例患者进行分析，其中 75% 为雌激素受体（ER）阳性的原发乳腺癌，腋窝淋巴结受累的中位个数为 3 个，并且 81% 的患者接受了术前辅助化疗。结果显示，托瑞米芬和他莫昔芬具有相似的 DFS 和 OS，5 年 DFS 分别为 72% 和 69%（RR＝0.95，95% CI：0.76～1.18），5 年 OS 分别为 85% 和 81%（RR＝1.03，95% CI：0.78～1.36）。两组药物的不良反应相似，仅有少数妇女

（＜1％）发生了严重的血栓栓塞或者脑血管并发症，共有9例患者发生了早期子宫内膜癌（托瑞米芬6例，他莫昔芬3例）。

研究结论：在绝经后内分泌治疗应答良好的乳腺癌患者中，托瑞米芬可以作为一种有效且安全的药物来替代他莫昔芬。

2. 北美早期乳腺癌辅助治疗中应用托瑞米芬与他莫昔芬取得相似的有效性和安全性

Jaime D. Lewis[5]等共选取1813例处于围绝经期或绝经后的HR阳性的浸润性乳腺癌患者，分别使用托瑞米芬和他莫昔芬进行辅助内分泌治疗。主要结局终点为无病生存（DFS）和总生存（OS）。中位随访时间为59个月。两个治疗组的基线特征平衡。在意向治疗的基础上，他莫昔芬组和托瑞米芬组5年DFS不存在统计学差异（91.2% $vs.$ 91.2%）。类似的，两组之间5年OS也不存在统计学差异（92.7% $vs.$ 93.7%）。控制患者的年龄、肿瘤大小和肿瘤分级在两组之间保持平衡，Cox多因素生存分析发现随机分配至托瑞米芬组和他莫昔芬组的OS（OR＝0.951，95%CI：0.623～1.451；P＝0.951）和DFS（OR＝1.037，95%CI：0.721～1.491；P＝0.846）不存在统计学差异。两组之间的不良反应也相似。

研究结论：辅助内分泌治疗的乳腺癌患者可获得较好的DFS和OS。他莫昔芬和托瑞米芬两组间尚未发现显著差异，二者皆是HR阳性患者辅助内分泌治疗的合适选择。

二、他莫昔芬和托瑞米芬的交叉耐药性研究

（一）美国临床肿瘤学会（ASCO）关于他莫昔芬和托瑞米芬之间交叉耐药性的回顾性综述研究

Aman U[6]等认为托瑞米芬与他莫昔芬在结构上相似（仅有一个氯原子的差别），并且具有相似的药理作用。两种化合物的主要区别在于临床前期实验中，慢性、大剂量的他莫昔芬会导致大鼠发生肝癌，而托瑞米芬不存在此风险。然而，两种药物在应用于小鼠、仓鼠和人类时都不会导致肝癌产生，因此，有关大鼠的实验数据可能并不具有临床相关意义。在一个世界范围内的三期试验[7]中，两种药物在转移性乳腺癌的应用中呈现可比较的有效性和安全性，在长期应用后都呈现显著的降低胆固醇作用。由于对托瑞米芬长期应用的临床数据缺乏，一些重要的问题仍然悬而未决，其中包括对骨密度的影响、心血管事件的发生频率以及子宫内膜癌的发生风险尚未知晓。他莫昔芬与骨密度的维持、心血管事件的减少以及子宫内膜癌风险的增加有关。

鉴于上述，托瑞米芬不太可能用于因交叉耐药导致他莫昔芬失效的二线治疗中，并且它在晚期乳腺癌治疗中的最终地位还有待确定。

（二）在晚期他莫昔芬耐药的乳腺癌患者中应用托瑞米芬有效性的多中心二期研究

Charles L[8]等的试验旨在进一步探讨在晚期乳腺癌的治疗中，由于他莫昔芬不应答

或者他莫昔芬治疗发生疾病进展时使用大剂量托瑞米芬的疗效情况。102 例围绝经期或绝经后他莫昔芬治疗失效的乳腺癌患者入组该二期临床试验，采用托瑞米芬 200 mg/d 进行治疗。该试验入组的 102 例患者中，有 28 例难治性乳腺癌患者，43 例患者在接受一段时间的他莫昔芬应答治疗后复发，31 例患者在接受他莫昔芬辅助治疗时复发。并且这组预处理患者的病情较为严重，其中 65% 的患者曾经化疗失败，72% 的患者出现两次甚至更多次的内分泌治疗失败，49% 的患者合并相关内脏系统疾病。试验结果显示，在晚期他莫昔芬耐药的乳腺癌患者中应用托瑞米芬的客观反应率为 5%（95%CI：3%～7%）。102 例患者中仅有的 5 位应答者的中位治疗失败时间（TTF）为 10.9 个月。另外 23% 的患者虽然对托瑞米芬无应答，但病情稳定，然而是否有临床获益尚不能够确定，这些患者的中位 TTF 为 7.8 个月。剩余治疗失败的患者中位 TTF 仅为 2.1 个月。常见的不良反应是轻微的，并且与他莫昔芬类似。

该项研究认为，他莫昔芬与托瑞米芬之间存在主要的交叉耐药性，只有少数他莫昔芬耐药的患者会对托瑞米芬产生客观应答。

三、小结

本文对于在激素受体阳性乳腺癌的内分泌治疗中托瑞米芬和他莫昔芬的作用进行了对比，综述了此方面的经典文献。我们可以看到，总的观点是托瑞米芬和他莫昔芬两组间未见显著差异，具有相似的有效性和安全性。偶有提及的是他莫昔芬相较于托瑞米芬不良反应略有增多，其中以血管并发症增多为代表，但托瑞米芬相较于他莫昔芬据报道有骨折增多。然而回顾经典文献，它们与现在的治疗理念有所差别，且中位观察时间都较短，大多不足 5 年，导致许多研究结果的实际应用价值有所下降。托瑞米芬与他莫昔芬的疗效性与安全性具体如何，有待于更多的大样本、多中心的随机对照研究进行进一步验证。

（任　予）

参考文献

［1］ Holli K，Valavaara R，Blanco G，et al. Safety and efficacy results of a randomized trial comparing adjuvant toremifene and tamoxifen in postmenopausal patients with node-positive breast cancer. Finnish Breast Cancer Group. Journal of Clinical Oncology，2000，18（20）：3487-3494.

［2］ Holli K. Tamoxifen versus toremifene in the adjuvant treatment of breast cancer. European Journal of Cancer，2002，38 Suppl 6（17）：S37-38.

［3］ Pyrhönen S，Valavaara R，Modig H，et al. Comparison of toremifene and tamoxifen in post-menopausal patients with advanced breast cancer：a randomized double-blind，the 'nordic' phase III study. British Journal of Cancer，1997，76（2）：270-277.

［4］ Group IBCS. Toremifene and tamoxifen are equally effective for early-stage breast cancer：first results of International Breast Cancer Study Group Trials 12-93 and 14-93. Annals of Oncology，2004，15

（12）：1749-1759.

[5] Lewis JD，Chagpar AB，Shaughnessy EA，et al. Excellent outcomes with adjuvant toremifene or tamoxifen in early stage breast cancer. Cancer，2010，116（10）：2307-2315.

[6] Buzdar AU，Hortobagyi GN. Tamoxifen and toremifene in breast cancer：comparison of safety and efficacy. Journal of Clinical Oncology，1998，16（1）：348-353.

[7] Saarto T，Blomqvist C，Ehnholm C，et al. Antiatherogenic effects of adjuvant antiestrogens：a randomized trial comparing the effects of tamoxifen and toremifene on plasma lipid levels in postmenopausal women with node-positive breast cancer. Journal of Clinical Oncology，1996，14（2）：429-433.

[8] Vogel CL，Shemano I，Schoenfelder J，et al. Multicenter phase II efficacy trial of toremifene in tamoxifen-refractory patients with advanced breast cancer. Journal of Clinical Oncology，1993，11（2）：345-350.

[9] Eero Pukkala，Kyyrönen P，Sankila R，et al. Tamoxifen and toremifene treatment of breast cancer and risk of subsequent endometrial cancer：a population-based case-control study. International Journal of Cancer，2002，100（3）：337-341.

[10] Marttunen MB，Hietanen P，Tiitinen A，et al. Comparison of effects of tamoxifen and toremifene on bone biochemistry and bone mineral density in postmenopausal breast cancer patients. Journal of Clinical Endocrinology & Metabolism，1998，83（83）：1158-1162.

[11] Gylling H，Pyrhönen S，Mäntylä E，et al. Tamoxifen and toremifene lower serum cholesterol by inhibition of delta 8-cholesterol conversion to lathosterol in women with breast cancer. Journal of Clinical Oncology，1995，13（12）：2900-2905.

[12] Hayes DF，Van Zyl JA，Hacking A，et al. Randomized comparison of tamoxifen and two separate doses of toremifene in postmenopausal patients with metastatic breast cancer. Journal of Clinical Oncology，1995，13（10）：2556-2566.

第四节 绝经前早期乳腺癌患者辅助内分泌治疗是否需要药物抑制卵巢功能？

内分泌治疗在绝经前早期乳腺癌患者的辅助治疗中占有重要地位，自他莫昔芬（tamoxifen，TAM）问世以来，已有多项临床研究证实了其在标准内分泌治疗的地位，并在临床中广泛使用。TAM 治疗 5 年后患者的 15 年乳腺癌总生存绝对获益可达 10.6%，15 年乳腺癌死亡率从 35.9% 降低至 25.3%。对于具有复发危险因素的绝经前患者，研究已经证实延长内分泌治疗降低了患者远期复发的风险[1-2]。更强的初始辅助内分泌治疗药物和方案是否会为绝经前早期患者带来更多的获益？是否需要促黄体生成素释放激素激动剂（luteinizing hormone-releasing hormone agonist，LHRHa）行卵巢功能抑制，进行联合内分泌治疗？本文将就这些热点问题对现有文献进行回顾及分析。

一、LHRHa 联合 TAM 与标准内分泌治疗比较是否更加获益？

（一）EBCTCG 研究 meta 分析

使用 LHRHa 进行卵巢功能抑制是否可以在标准内分泌治疗（TAM 5 年）的基础上

增加疗效？一些早期的临床研究，如 ZIPP 研究、INT-0101 研究、IBCSG Ⅷ研究等均包含了 LHRHa±TAM 这一内分泌治疗组，研究目的在于评估在有其他标准辅助治疗的情况下，含有 LHRHa±TAM 是否带来获益。但遗憾的是，这些研究在设计中均存在缺陷，导致研究结果并未真正解决这一疑问。

EBCTCG 在 2007 年的 *Lancet* 杂志上发表了对既往 16 项随机对照临床研究的共计 11 906 例患者的 meta 分析[3]。这一 meta 分析的主要成就是对其中 9022 例（75.8%）激素受体（HR）阳性患者中 LHRHa 的作用进行了详细的分析与总结，指出 LHRHa 对 HR 阴性患者无作用，为临床中 LHRHa 的应用提供了一定依据。从 meta 分析的结果看：①如果 LHRHa 被作为唯一的辅助治疗方式，未能显著降低复发（相对降低复发 28.4%，$P=0.08$）；②如果在化疗或 TAM 或是化疗＋TAM 的基础上加入 LHRHa，可以降低复发 12.7%（$P=0.02$），以及降低复发后死亡 15.1%（$P=0.03$）；③LHRHa 与化疗药物疗效类似，降低复发和复发后死亡方面无统计学显著差异。

但由于 meta 分析是基于既往的研究，因此仍然无法直接回答在化疗＋TAM 基础上加入 LHRHa 是否更优。且因既往研究的设计中使用 LHRHa、内分泌药物的治疗疗程不一致，因而最佳治疗时间的疑问仍有待后续研究解决。

（二）SOFT 研究

SOFT 研究[4]自 2003 年开始经过 8 年的入组和 5.6 年的随访，终于在 2014 年公布了结果。它也第一次从研究设计的角度可以直接回答对于 HR 阳性的绝经前患者，手术后进行标准 5 年 TAM 治疗的基础上，加入 LHRHa（曲普瑞林）是否可以进一步降低复发。

研究共入组绝经前 HR 阳性患者 3047 例，按照辅助内分泌治疗方案分为三组：TAM 5 年单药组；LHRHa＋TAM 5 年联合组；LHRHa＋AI（依西美坦）5 年联合组。主要终点比较了 TAM 5 年单药组与 LHRHa＋TAM 组的 DFS 情况。结果显示，总体人群中 TAM 组与 LHRHa＋TAM 组 5 年 DFS 为 84.7% *vs.* 86.67%（$P=0.1$），未达统计学显著差异。在 SOFT 研究的预设亚组分析中，虽然未接受化疗患者的低危患者加入 LHRHa 治疗获益并不显著，但是既往接受化疗的亚组患者获益则较为明显：5 年无乳腺癌间期（breast cancer-free interval，BCFI）比较，LHRHa＋TAM 较 TAM 绝对获益 4.5%，LHRHa＋AI 较 TAM 绝对获益 7.7%。在年龄＜35 岁亚组中获益非常显著：LHRHa＋TAM 较 TAM 5 年 BCFI 绝对获益 11.2%，LHRHa＋AI 较 TAM 5 年 BCFI 绝对获益 15.7%。

因此，SOFT 研究中接受化疗亚组的结果，提供了对于适宜患者，标准 TAM 5 年内分泌治疗基础上加入 LHRHa 抑制卵巢功能有获益的证据。

二、LHRHa 联合 AI 与标准内分泌治疗比较是否更加获益？

由于 AI 在绝经后的患者辅助治疗中优于 TAM，因而是否对绝经前患者使用

LHRHa 进行卵巢功能抑制后使用 AI 亦优于联合 TAM 这一问题有待论证。就这一问题，主要有以下两个重要的临床研究。

（一）ABCSG-12 研究

ABCSG-12 研究[5]纳入 1803 例绝经前 HR$^+$患者，辅助内分泌治疗分为 LHRHa＋AI 和 LHRHa＋TAM 两组，均接受或不接受唑来膦酸治疗。随访 7.9 年后的结果显示，LHRHa＋AI 与 LHRHa＋TAM 两组的 DFS 无统计学显著差异（HR＝1.13，95％ CI：0.88～1.45；P＝0.335），OS 方面 LHRHa＋AI 较 LHRHa＋TAM 生存时间偏短（HR＝1.63，95％ CI：1.05～1.95；P＝0.03）。

本研究的缺陷是从设计方面采用的内分泌治疗均为 3 年，且入组患者 70％均为淋巴结阴性，仅有不到 10％的患者接受了化疗，限制了其在临床实践中的应用。

（二）TEXT-SOFT 联合分析

更为重要的研究结果来自于 2014 年公布的 TEXT-SOFT 联合分析[6]。将 SOFT 和 TEXT 两个Ⅲ期随机对照研究合并分析，入组患者共 4690 例。仅比较 LHRHa（曲普瑞林）联合 TAM 和 LHRHa 联合 AI（依西美坦）两组。中位随访 5.7 年的结果显示，LHRHa＋AI 对比 LHRHa＋TAM 5 年 DFS 分别为 91.1％ *vs.* 87.3％（HR＝0.72，95％ CI：0.6～0.85；P＜0.001），5 年 BCFI 分别为 92.8％ *vs.* 88.8％（HR＝0.66，95％ CI：0.55～0.8；P＜0.001）。接受化疗的患者 5 年 BCFI 两组相比绝对获益在 TEXT 研究中为 5.5％，SOFT 研究中为 3.9％。为了进一步分析获益人群，统计学家通过综合定量方法评价患者的复发风险[7]，进一步分析 TEXT 和 SOFT 亚组人群的治疗绝对获益。高度复发风险患者 LHRHa 联合 AI 对比 TAM 单药，5 年无乳腺癌生存绝对获益达到 10％～15％。同时这一分析指出与 LHRHa 联合 AI 绝对获益相关的因素为：年龄＜35 岁，≥4 个淋巴结阳性，细胞学 3 级。具有上述因素的患者更能够获益于 LHRHa 联合 AI 治疗。

三、讨论

绝经前早期乳腺癌患者的辅助治疗中，LHRHa 作为抑制卵巢功能药物的作用和治疗地位经过长时间、多项研究的不断探索和论证，经历了早期研究的艰难探讨，积累到 meta 分析阶段的初见端倪，直到 2014 年 TEXT-SOFT 联合分析的重要研究结果，可以为适宜患者提供更为明确的治疗方案。

（一）对于部分患者，LHRHa＋TAM 可作为化疗的替代方案

早期的研究均因无 TAM 作为内分泌标准对照组而具有一定的局限性，但这些研究结果为 LHRHa 或 LHRHa＋TAM 与化疗疗效的比较提供了依据。对于 HR 阳性患者而言，术后进行 LHRHa＋TAM 与术后化疗疗效无统计学显著差异。因此，欧洲 ESMO

指南建议，LHRHa＋TAM 至少与化疗等效，为可选治疗[8]。《中国抗癌协会乳腺癌诊治指南与规范（2015 版）》则明确指出，对不愿意接受辅助化疗的中度风险患者，LHRHa可与他莫昔芬联合应用[9]。

（二）哪些患者适宜 LHRHa 抑制卵巢功能？

SOFT 研究作为目前可以回答卵巢功能抑制在辅助内分泌治疗中作用的最直接依据，主要终点是一个"阴性结果"，总体人群未从统计学上证实卵巢功能抑制的获益优势。

但通过预设亚组的结果提示，未进行化疗的亚组通常为"低危"患者，因而单纯TAM 5 年的内分泌治疗对于这部分患者足够。2016 年中国抗癌协会制订的《中国早期乳腺癌卵巢功能抑制临床应用专家共识（2016 年版）》也对于低危患者进行如上推荐[10]。但数据显示在具有复发危险因素、进行了辅助化疗的亚组中，LHRHa＋TAM 较 TAM可以降低复发；年龄小于 35 岁亚组的结果更为显著，但其非预设亚组，且组中 94％进行了辅助化疗，无法排除其他危险因素对结果的影响。

因而，综合上述结果，在选择联合使用 LHRHa 进行药物卵巢功能抑制时应考虑年龄因素，并以淋巴结阳性、细胞学 2～3 级、肿瘤直径≥2 cm 进行综合评估。

（三）哪些患者适宜 LHRHa＋AI？

对比 ABCSG-12 研究、TEXT-SOFT 联合分析的入组患者情况以及研究结果可见，在具有相对高复发风险的患者中使用 LHRHa＋AI 获益更多。通过对 TEXT-SOFT 联合研究进行 STEPP 分析，则更为清晰地指出：年龄＜35 岁、≥4 个淋巴结阳性、细胞学 3级的高危患者更能够获益于 LHRHa 联合 AI 治疗[7]。但应注意，在临床实践中病例情况复杂，进行患者选择时不能机械地将这些危险因素作为独立因素进行判断。

（四）LHRHa 在辅助治疗中的最佳疗程

既往 LHRHa 的辅助治疗研究中疗程包括了 2、3 或 5 年。早期的 ZIPP 研究中LHRHa 的疗程为 2 年，ABCSG-12 研究中 LHRHa 的疗程为 3 年，SOFT-TEXT 研究中LHRHa 疗程则为 5 年。因为尚无对比 LHRHa 不同疗程的研究，目前回答 LHRHa 在辅助治疗中的最佳疗程这一问题仍缺乏高水平证据。但是考虑到目前辅助内分泌治疗的标准疗程为至少 5 年，近期公布的 SOFT-TEXT 研究作为目前为止较高水平的依据证实了LHRHa 的安全性和耐受性，因而，在 2015 年《ESMO 临床实践指南：原发性乳腺癌的诊断、治疗与随访》[8]和《中国抗癌协会乳腺癌诊治指南与规范（2015 版）》[9]推荐的LHRHa 疗程 为 2～5 年。2016 年发布的《中国早期乳腺癌卵巢功能抑制临床应用专家共识》[10]中则建议 LHRHa 辅助内分泌治疗的疗程为 2～5 年，若 LHRHa 联合 AI，基于SOFT-TEXT 研究方案应选择 5 年。

（五）治疗期间的不良反应及耐受性

由于内分泌治疗持续时间长，药物不良反应的情况和耐受性会影响到服药依从性，而依从性是疗效的前提。在 TEXT-SOFT 研究中，选择 LHRHa 进行卵巢功能抑制后无论联合 AI 或 TAM，3～4 级不良反应在两个治疗组发生率类似，均为 30% 左右，均较TAM 单药高。不良反应谱在两个联合组有差别：LHRHa 联合 AI 组多见骨质疏松、骨折、阴道干燥；LHRHa 联合 TAM 组多见血栓症状、潮热和盗汗。因此，应该结合年龄、肿瘤临床病理因素和患者的耐受性来综合选择治疗方案，并针对出现的药物不良反应谱进行积极预防和处理。

四、小结

本文对 LHRHa 在绝经前早期乳腺癌患者辅助内分泌治疗中作用的相关重要研究进行了简要回顾。我们可以看到，随着对疾病治疗认识水平的提高和研究结果的发表，对于早期 HR 阳性绝经前乳腺癌患者，宜通过对术后临床病理危险因素进行区分，选择相应适宜的内分泌治疗方案。但在临床中还会面临复杂的病例和问题，临床研究也不可能将所有个例化情况均考虑入内。因而在大数据的背景下，在临床治疗中还需要结合更多临床实践的实际情况来积累和完善数据，进行个体化治疗选择。

（王晓迪）

参考文献

［1］ Davies C，Pan H，Godwin J，et al. Long-term effects of continuing adjuvant tamoxifen to 10 years versus stopping at 5 years after diagnosis of oestrogen receptor-positive breast cancer：ATLAS, a randomised trial. The Lancet，2013，381（9869）：805-816.

［2］ Rea D，Handley K，Bowden SJ，et al. aTTom：long-term effects of continuing adjuvant tamoxifen to 10 years versus stopping at 5 years in 6,953 women with early breast cancer. Journal of Clinical Oncology，2013，31（18）：2631-2632.

［3］ LHRH-agonists in Early Breast Cancer Overview group. Use of luteinising-hormone-releasing hormone agonists as adjuvant treatment in premenopausal patients with hormone-receptor-positive breast cancer：a meta-analysis of individual patient data from randomised adjuvant trials. The Lancet，2007，369（9574）：1711-1723.

［4］ Francis PA，Regan MM，Fleming GF，et al. Adjuvant ovarian suppression in premenopausal breast cancer. New England Journal of Medicine，2015，372（5）：436-446.

［5］ Gnant M，Mlineritsch B，Stoeger H，et al. Adjuvant endocrine therapy plus zoledronic acid in premenopausal women with early-stage breast cancer：62-month follow-up from the ABCSG-12 randomised trial. The lancet Oncology，2011，12（7）：631-641.

［6］ Pagani O，Regan MM，Walley BA，et al. Adjuvant exemestane with ovarian suppression in premenopausal breast cancer. New England Journal of Medicine，2014，371（2）：107-118.

［7］ Regan MM，Francis PA，Pagani O，et al. Absolute benefit of adjuvant endocrine therapies for premenopausal women with hormone receptor-positive, human epidermal growth factor receptor 2-negative early breast cancer：TEXT and SOFT Trials. Journal of Clinical Oncology，2016，34（19）：2221-2231.

［8］ Senkus E，Kyriakides S，Ohno S，et al. Primary breast cancer：ESMO Clinical Practice Guidelines for diagnosis，treatment and follow-up. Annals of oncology，2015，26（suppl 5）：v8-v30.

［9］ 中国抗癌协会乳腺癌专业委员会. 中国抗癌协会乳腺癌诊治指南与规范（2015版）. 中国癌症杂志，2015，25（9）：692-754.

［10］ 徐兵河，邵志敏，胡夕春，等. 中国早期乳腺癌卵巢功能抑制临床应用专家共识. 中国癌症杂志，2016，26（8）：712-720.

第五节　三种芳香化酶抑制剂对绝经后激素受体阳性乳腺癌的辅助治疗疗效是否有差异？

既往的多项临床试验已证明，第三代芳香化酶抑制剂（AI）无论在起始治疗（upfront），还是序贯/转换（sequence/switch）及后期强化和延长（extended）等治疗模式中均优于他莫昔芬，因此，AI已成为绝经后激素受体阳性乳腺癌患者辅助内分泌治疗的首选。那么三种临床常用的芳香化酶抑制剂（来曲唑、阿那曲唑和依西美坦）在辅助治疗疗效上是否存在差异？

一、药理作用和代谢机制

虽然AI都是通过对芳香化酶的抑制来降低外周雌激素水平，但三种AI在药理作用和代谢机制上仍然存在明显的差异。通常可将第三代AI分为两类：非甾体类（代表药物有来曲唑、阿那曲唑）和甾体类（代表药物有依西美坦）。非甾体类AI可特异性与芳香化酶中的细胞色素P450可逆性结合，抑制芳香化酶活性；例如，来曲唑主要通过CYP2A6和CYP2C19代谢，治疗指数偏低，药物相互作用较为明显。甾体类AI的结构与芳香化酶作用底物雄激素的结构十分相似，结合后可使芳香化酶永久失活；例如，依西美坦主要通过CYP3A4代谢，具有一定的药物相互作用[1]。药物的作用机制和代谢不同意味着三种代表性AI在治疗绝经后激素受体阳性乳腺癌的疗效方面可能存在潜在的差异。

已有实验证明依西美坦由于与芳香化酶不可逆地结合而具有很高的外周血雌激素（主要指雌二醇）抑制作用，非甾体类AI由于色素酶结合的可逆性而使总体的雌激素抑制作用弱于依西美坦，但非甾体类AI中来曲唑的雌二醇抑制率稍高于阿那曲唑。因此，三种AI对雌激素具有不同的抑制作用。ALIQUOT研究[2]将使用来曲唑和阿那曲唑的病例进行了序贯交叉对照，结果发现无论是初始使用来曲唑或是序贯交叉到来曲唑的病例，外周血雌激素水平较同期使用阿那曲唑组更低，同时这种效应在不同身高和体重指数（BMI）组人群也可以观察到[3]。因此，从药理机制上讲依西美坦和来曲唑似乎具备了疗效更优的理论基础。尽管如此，也有学者认为乳腺癌内分泌治疗的雌激素水平存在"阈值"效应，即达到一定的低水平后进一步抑制雌激素水平不能增加疗效，却会产生明显不良反应。

回顾既往主要的大型随机对照临床研究可以看到，与他莫昔芬比较，阿那曲唑在

ATAC 试验中明确了初始治疗的无病生存（DFS）优势，来曲唑在 MA17 和 BIG1-98 研究中获得了 DFS 和总生存（OS）的优势，依西美坦在 TEAM 研究中未能充分证明起始治疗的获益，但在 IES 研究中证明了其在序贯策略中的优势。虽然这些研究显示了三个 AI 在辅助治疗阶段不同的预后数据，但这些研究都是将他莫昔芬或他莫昔芬序贯 AI 作为对照，研究人群的异质性也很明显，故不能将其数据直接进行比较，部分数据的解读仅提示了来曲唑和阿那曲唑可能有不同亚组人群潜在的生存获益优势。这些研究能够给我们提供一些线索，但无法明确给出答案。因此我们仍然需要 AI 头对头比较的研究结果来进行分析。

二、两项头对头比较 AI 类药物的研究

（一）MA27 研究：依西美坦的疗效并未优于阿那曲唑

MA27 是一项国际多中心、随机双盲、开放的Ⅲ期临床试验[4]。该试验纳入了 7576 例激素受体阳性绝经后早期乳腺癌患者（平均年龄 61 岁），1:1 随机分配到阿那曲唑组（1 mg/d，5 年）和依西美坦组（25 mg/d，5 年），主要终点是无事件生存（EFS），次要终点是总生存（OS）、无远处转移生存（DDFS）和疾病特异性生存（DSS）。试验预设为优效性差异设计（即预期 5 年 EFS 自阿那曲唑组的 87.5% 提高到依西美坦组的 89.9%），研究中位随访时间 4.1 年，两组在 5 年 EFS 上无显著性差异（HR＝1.02，P＝0.85），同时在各亚组 EFS 分析及各个次要终点分析上均无显著性差异。该研究结论是依西美坦与阿那曲唑疗效相当，各项结果均未发现显著性差异，且两组的事件发生率很低，中位随访 4.1 年无病生存率均达到了 91%[4]。

（二）FACE 研究：来曲唑的疗效并未优于阿那曲唑

FACE 研究是一项国际多中心、非盲、随机Ⅲ期临床试验[5]，纳入 4136 例激素受体阳性淋巴结阳性绝经后早期乳腺癌患者，随机分配到来曲唑组（2.5 mg/d，5 年）和阿那曲唑组（1 mg/d，5 年），主要终点是 5 年 DFS，次要终点是 OS 和安全性。由于主要终点发生率低于预期，故于 2014 年 9 月提前终止并进行最后分析。试验计划 959 个 DFS 事件，实际只有 709 例。来曲唑组中位随访时间 65 个月，估计 5 年 DFS 为 84.9%，阿那曲唑组中位随访时间 64 个月，估计 5 年 DFS 为 82.9%，两组间无统计学差异（HR＝0.93，P＝0.315）。同时，来曲唑组预计 5 年 OS 为 89.9%，阿那曲唑组为 89.2%，次要终点差异也无统计学意义（HR＝0.98，P＝0.7916）。亚组分析中，在肿瘤大小≥3 cm（HR＝0.77）、HER2 阳性（HR＝0.69）和亚太地区人群（HR＝0.73）方面，来曲唑可能具有更大的潜在优势，但差异均无统计学意义。

三、讨论

仅有的两个头对头比较 AI 类药物的研究 MA27 和 FACE 均给出了阴性的答案，即

初始治疗中依西美坦并未优于阿那曲唑，来曲唑也并未优于阿那曲唑。

FACE 研究中我们看到总体的研究结果明显优于统计学假设（绝对生存率差异可达到 5%：来曲唑组预设 5 年 DFS 率 80%，实际结果为 84.9%；阿那曲唑组预设 5 年 DFS 率 76.5%，实际结果为 82.9%），这可能有以下原因：①该研究设计时间较早，预设值主要参考之前的 BIG1-98、ATAC 等研究的生存数据，BIG1-98 中只有约 25% 的患者接受化疗，ATAC 中这一比例只有 20%，FACE 研究中均为淋巴结阳性病例，接受化疗的患者比例达到 62%，由于淋巴结阳性患者可从化疗、靶向治疗中获益更多，因此可能提高了总体入组人群的生存；②FACE 研究入组人群的激素受体构成较之前研究也有明显差异，BIG1-98 和 ATAC 中的激素受体阳性标准较早，实际入组也有一定比例的激素受体阴性病例，而 FACE 研究中激素受体均为阳性，可能较既往研究能从内分泌治疗中获益更多；③FACE 研究中淋巴结 4 枚及 4 枚以上转移的比例约在 28%，而 BIG1-98 和 ATAC 中淋巴结阳性总病例数尚不足 50%，因此 FACE 中有更高比例的患者接受放疗。可以推测以上系统或局部治疗的差异可能引起了总体生存率较预设值明显地提高。研究结果中主要的几个亚组分析都可以看到来曲唑的事件绝对数的优势，随着随访时间延长（目前对于高危患者 MA17R 研究已证实 AI 可延长至 10 年）和二次复发高峰（第 5～7 年）的到来，推测来曲唑的优效性可能需要更长随访时间和更多事件数才能得到，但该研究已提前终止且进行最后分析，故推论的充分性不足。

MA27 研究实际上也存在同样问题，即总体事件发生率很低，两组的五年生存已达到 91%。通过上述两个研究我们可以看到，在 AI 总体疗效如此好的情况下再去对三个 AI 进行内部比较，确实较难以得出结论。直接比较三个 AI 辅助治疗疗效的研究目前没有设计，但 ACOSOG Z1031 给予一些间接的提示，这个研究针对新辅助内分泌治疗进行了三个 AI 的头对头比较，结果显示三个 AI 在临床缓解率和保乳率方面无差异，但该研究没有长期随访预后结果。因此，目前为止三个 AI 似乎没有明确的临床证据显示辅助治疗疗效上存在差异。

辅助内分泌治疗由于时间较长，因此药物不良反应和依从性也应受到临床医生的重视。三个 AI 在不良反应的发病谱和发生率上不尽相同，MA27 研究虽然主要终点是阴性结果，但这个研究带来一些很重要的发现，依西美坦具有类固醇样作用，故在骨质疏松、高三酰甘油血症、高胆固醇血症和阴道出血方面发生率更低，但可能产生雄激素增高的临床表现；阿那曲唑则在肝功能异常、心房颤动发生率上较依西美坦更低。同时，从FACE 研究中可以看到阿那曲唑与来曲唑比较具有相似的不良反应谱，但发生率似乎更低一些，差异无统计学意义。患者在依从性方面从绝对数据上看阿那曲唑较其他两个 AI 略好一些，但同样无显著性差异。

四、小结

综上所述，三个 AI 在绝经后激素受体阳性乳腺癌辅助治疗的疗效中并无明确的临床数据证明孰优孰劣，《中国抗癌协会乳腺癌诊治指南与规范（2015 版）》和《中国乳腺癌内分泌治疗专家共识（2015 年版）》并未特别指出初始治疗中三个 AI 的选择；同样，NCCN 指南认为三种 AI 均可作为初始治疗选择。在临床实际应用中，初始治疗应根据患者个体化差异（尤其是基础疾病和药物不良反应）来决定药物的选择。序贯/转换治疗建议应根据现有的临床研究结果依据进行选择：他莫昔芬服用 2～3 年序贯依西美坦或阿那曲唑；强化治疗中可在他莫昔芬 5 年后使用来曲唑或阿那曲唑。随着 MA17R 研究结果的公布，延长来曲唑至 10 年可显著改善 DFS，延长 AI 辅助治疗时间的问题似乎得到了答案，而在此基础上三个 AI 是否会出现疗效差异仍然值得进一步研究。

（俞星飞）

参考文献

[1] Nabholtz JM，Gligorov J. Cardiovascular safety profiles of aromatase inhibitors：a comparative review. Drug Saf，2006，29（9）：785-801.

[2] Dixon JM，Renshaw L，Young O，et al. Letrozole suppresses plasma estradiol and estrone sulphate more completely than anastrozole in postmenopausal women with breast cancer. J Clin Oncol，2008，26（10）：1671-1676.

[3] Folkerd EJ，Dixon JM，Renshaw L，et al. Suppression of plasma estrogen levels by letrozole and anastrozole is related to body mass index in patients with breast cancer. J Clin Oncol，2012，30（24）：2977-2980.

[4] Goss PE，Ingle JN，Pritchard KI，et al. Exemestane versus anastrozole in postmenopausal women with early breast cancer：NCIC CTG MA. 27—a randomized controlled phase Ⅲ trial. J Clin Oncol，2013，31（11）：1398-1404.

[5] Smith I，Yardley D，Burris H，et al. Comparative efficacy and safety of adjuvant letrozole versus anastrozole in postmenopausal patients with hormone receptor-positive，node-positive early breast cancer：final results of the randomized phase Ⅲ Femara Versus Anastrozole Clinical Evaluation (FACE) Trial. J Clin Oncol，2017：JCO2016692871.［Epub ahead of print］

第六节　能否使用乳腺癌内分泌治疗药物对乳腺癌高危人群进行化学预防？

根据最新的中国癌症统计数据[1]，2015 年我国女性乳腺癌预计新发病例数为 268 600 例，死亡病例数为 69 500 例，高居女性恶性肿瘤发病率第一位。乳腺癌的高危因素主要包括年龄、雌激素暴露（初潮早、绝经晚、外源性激素应用、无生育史）、遗传因素等，而从乳腺癌预防的角度，三阶梯式的预防方法（生活方式、化学预防、预防性乳房切除）也有一定的研究数据和成果，被多个国际指南提及。

然而，乳腺癌高危人群的化学预防应用现状并不理想。以美国为例，Freedman 等[2]估计约 15%（1000 万）的 35～79 岁美国女性为乳腺癌高危人群，符合接受他莫昔芬化学预防的标准。实际上，在 2010 年，仅约 0.03％（20 598 例）女性在服用他莫昔芬预防乳腺癌[3]。在意大利、德国等乳腺癌高发国家，该比例同样很低[4-5]。那么，究竟能否使用乳腺癌内分泌治疗药物对乳腺癌高危人群进行化学预防呢？我们来回顾一下相关的经典研究。

一、相关临床研究

（一）NSABP-P1 研究

美国乳腺与肠道外科辅助治疗项目（National Surgical Adjuvant Breast and Bowel Project，NSABP）P-1 研究是一项大规模前瞻性随机对照研究，入组 13 388 名有乳腺癌高危因素但未患乳腺癌的妇女，这些高危因素包括：①年龄≥60 岁；②年龄 35～59 岁且 5 年患乳腺癌风险至少 1.66％（Gail 模型）；③既往小叶原位癌病史。患者被随机分为安慰剂组（n＝6707）和他莫昔芬组（20 mg/d，n＝6681）[6]。研究起止时间为 1992 年 4 月 22 日至 1997 年 5 月 20 日，共持续 5 年。

研究结果显示，共有 368 例患者罹患浸润性和非浸润性乳腺癌，其中安慰剂组 244 例，他莫昔芬组 124 例。他莫昔芬组浸润性乳腺癌的总风险下降 49％（$P<0.001$），非浸润性乳腺癌的总风险下降 50％（$P<0.002$）。他莫昔芬使 ER 阳性乳腺癌的发生率下降 69％，但是没有降低 ER 阴性乳腺癌的发生率。不良事件方面，他莫昔芬没有增加缺血性心脏病的发生，反而使髋骨、桡骨、脊椎骨折的发生率下降；他莫昔芬组子宫内膜癌的发病率高于对照组（RR＝2.53，95％ CI＝1.35～4.97），尤其是年龄在 50 岁以上的人群（RR＝4.01，95％ CI＝1.70～10.90），但两组浸润性子宫内膜癌发病率的绝对值分别为 1.56％和 0.47％，绝对例数分别为 53 例和 17 例，且绝大多数子宫内膜癌为 I 期，未观察到致死病例。脑卒中、肺栓塞及深静脉血栓在他莫昔芬组的发病率也高于对照组，且更常见于年龄超过 50 岁的患者。

但是此研究入组标准中对于高危因素的界定采用了一个特殊的 Gail 风险模型，该模型整合了年龄、乳腺癌家族史、初产年龄、乳腺活检史、不典型增生病史等多种预后因素，该模型在临床中的实际应用存在局限性，这也使得在临床中判断患者是否符合该研究入组条件，以及判断是否能从他莫昔芬预防治疗中获益存在困难。

该研究结论为，他莫昔芬能够降低高危人群的浸润性和非浸润性乳腺癌的发病率，尤其是显著降低 ER 阳性乳腺癌的发病率。但早期浸润性子宫内膜癌的发生率会显著增加，对于部分患者需要权衡利弊。

（二）STAR 研究

NSABP P-2（STAR）研究是随后开展的一项对比他莫昔芬与雷洛昔芬对高危人群预防作用的大规模前瞻性随机对照研究。这项研究起始于 1999 年，共入组 19 747 名有乳腺癌高危因素的绝经后妇女，入组患者年龄均在 35 岁以上且 Gail 评分＞1.66％。患者被随机分为他莫昔芬组（20 mg/d，n＝9726）和雷洛昔芬组（60 mg/d，n＝9745），接受预防治疗 5 年[7]。该研究在 2006 年和 2010 年先后公布了两次数据分析结果。在中位随访长达 81 个月的更新结果[8]中，雷洛昔芬对比他莫昔芬预防浸润性乳腺癌的风险比（RR值）为 1.24（95% CI，1.05～1.47），预防非浸润性乳腺癌的 RR 值为 1.22（95% CI，0.95～1.59）。从长期随访结果来看，雷洛昔芬预防浸润性乳腺癌的有效性为他莫昔芬的 76%，而预防非浸润性乳腺癌的有效性则非常接近他莫昔芬。但是雷洛昔芬的毒性则远低于他莫昔芬，尤其是子宫内膜癌的患病风险，雷洛昔芬对比他莫昔芬的 RR 值仅为 0.55（95% CI：0.36～0.83；$P＝0.003$）。此外，雷洛昔芬发生子宫内膜增生（RR＝0.19，95% CI：0.12～0.29）和血栓栓塞事件（RR＝0.75，95% CI：0.60～0.93）的风险也均低于他莫昔芬。因其良好的疗效和显著更低的风险，雷洛昔芬也同样成为乳腺癌高危女性人群的预防治疗选择之一。

（三）MAP.3 研究

MAP.3 研究是一项随机、对照、双盲的前瞻性研究，旨在比较服用依西美坦 5 年和安慰剂 5 年对于乳腺癌高危人群的预防作用。

该研究开始于 2004 年，入组 4560 例高危女性（年龄≥60 岁，5 年 Gail 风险评分＞1.66%，既往有不典型导管或小叶增生或小叶原位癌病史，既往乳腺切除术后病理示导管原位癌）。

2011 年发布的研究结果显示，中位随访 35 个月后，依西美坦组检出 11 例乳腺癌，安慰剂组则有 32 例。依西美坦使浸润性乳腺癌的发生风险降低 65%（$P＝0.002$）[9]。依西美坦组和安慰剂组的不良事件发生率分别为 88% 和 85%（$P＝0.003$），依西美坦组的潮热、乏力、失眠、骨关节疼痛症状的发生率更高，但是两组在骨折、心血管事件、第二肿瘤发生率、治疗相关死亡等方面均无显著性差异。

研究结论，依西美坦可以显著降低绝经后中高危女性罹患乳腺癌的风险。在 3 年随访期间，依西美坦组未观察到严重的不良反应，且未带来显著的生活质量改变。

（四）IBIS-Ⅱ 研究

2003 年 10 月启动的国际乳腺癌干预试验Ⅱ（IBIS-Ⅱ），是一项国际多中心、随机、对照、双盲的前瞻性研究，拟探讨第三代芳香化酶抑制剂阿那曲唑针对健康人群的预防作用。

该研究入组 3864 名绝经后乳腺癌高危女性（乳腺癌家族史或既往诊断为非浸润性疾病如原位导管癌、原位小叶癌以及非典型导管增生等），经随机分组后分别接受阿那曲唑（1 mg/d，n＝1920）或安慰剂（n＝1944）治疗，共持续 5 年时间，中位随访期为 5 年。主要研究终点为病理组织学确诊的乳腺癌（浸润性癌或非浸润性导管原位癌）

研究者发现阿那曲唑组共有 40 例（2%）发生乳腺癌，安慰剂组则有 85 例（4%）发生乳腺癌（$P＜0.0001$）。与安慰剂相比，阿那曲唑使乳腺癌风险降低 53%[10]。两组在不良反应方面未见显著差异（$P＝0.836$）。

该研究结论为，阿那曲唑可有效降低高危绝经后女性罹患乳腺癌的风险，且不良反应可控，该研究支持在绝经后高危女性中使用阿那曲唑作为化学预防。

二、讨论

首先，化学预防药物仅可降低激素受体阳性乳腺癌的发生风险，对激素受体阴性乳腺癌没有预防作用。根据 MAP.3 研究、IBIS-Ⅱ研究和一项 meta 分析[11]，平均每 42 例（他莫昔芬）、26 例（依西美坦）、36 例（阿那曲唑）女性接受化学预防，可以各减少 1例乳腺癌的发生。

其次，通过上述研究我们不难发现，接受化学预防的高危女性，并无证据显示她们的总死亡率更低，预期寿命更长。随着早筛早诊的广泛开展和综合治疗水平的进步，乳腺癌患者，尤其是激素受体阳性患者的预后在不断改善，化学预防的实际临床价值受到挑战。

此外，化学预防药物的不良反应不能被忽视，如失眠、潮热、肌肉关节疼痛等，均可影响患者生活质量，某些不良反应如子宫内膜癌、深静脉栓塞、骨质疏松症等甚至可以造成严重后果。IBIS-Ⅱ试验中，阿那曲唑组与对照组相比，出现骨骼肌与血管舒缩不良反应的患者多出 100～200 例，且大部分为中至重度事件，而获益是预防了 15 例有临床症状的乳腺癌发生[12]。

最后，对于乳腺癌化学预防的研究设计而言，很关键的一点是如何界定高危人群。迄今为止，大部分研究都采用了相对简单的风险评估方法，常用的危险分层因素包括年龄、Gail 模型评分以及异常的活检病理等。然而，在当前这个基因时代，我们希望能够有更精确的方法来重新定义高危因素，以及预测患者对某种治疗或预防手段的获益度。

三、小结

尽管对高危乳腺癌人群进行化学预防的研究早在 10 年前就已经开展，且积累了较多的临床数据，目前应用化学预防的高危女性仍然较少。积极开展长期研究以观察乳腺癌发生率的减少是否可转化为死亡率的下降，继续研发安全性更好且兼顾受体阴性乳腺癌的新预防药物，探索新的精准风险评估工具，重新定义并精准筛选出高危人群，将会成为乳腺癌化学预防的发展方向，有利于乳腺癌化学预防的广泛开展。

（李逸群　李　俏）

参考文献

[1] Chen W，Zheng R，Baade PD，et al. Cancer statistics in China，2015. CA Cancer J Clin，2016，66：115-132.

[2] Freedman AN，Graubard BI，Rao SR，et al. Estimates of the number of US women who could bene-

fit from tamoxifen for breast cancer chemoprevention. J Natl Cancer Inst，2003，95（7）：526-532.

［3］ Waters EA，McNeel TS，Stevens WM，et al. Use of tamoxifen and raloxifene for breast cancer chemoprevention in 2010. Breast Cancer Res Treat，2012，134（2）：875-880.

［4］ Razzaboni E，Toss A，Cortesi L，et al. Acceptability and adherence in a chemoprevention trial among women at increased risk for breast cancer attending the Modena Familial Breast and Ovarian Cancer Center (Italy). Breast J，2013，19（1）：10-21.

［5］ Loehberg CR，Jud SM，Haeberle L，et al. Breast cancer risk assessment in a mammography screening program and participation in the IBIS-Ⅱ chemoprevention trial. Breast Cancer Res Treat，2010，121（1）：101-110.

［6］ Fisher B，Costantino JP，Wickerham DL，et al. Tamoxifen for prevention of breast cancer：report of the national surgical adjuvant breast and bowel project P-1 study. J Natl Cancer Inst，1998，90（18）：1371-1388.

［7］ Vogel VG，Costantino JP，Wickerham DL，et al. Effects of tamoxifen vs raloxifene on the risk of developing invasive breast cancer and other disease outcomes：the NSABP Study of Tamoxifen and Raloxifene (STAR) P-2 trial. JAMA，2006，295（23）：2727-2741.

［8］ Vogel VG，Costantino JP，Wickerham DL，et al. Update of the National Surgical Adjuvant Breast and Bowel Project Study of Tamoxifen and Raloxifene (STAR) P-2 trial：preventing breast cancer. Cancer Prev Res (Phila)，2010，3（6）：696-706.

［9］ Goss PE，Ingle JN，Alés-Martínez JE，et al. Exemestane for breast-cancer prevention in postmenopausal women：N Engl J Med，2011，364（25）：2381-2391.

［10］ Cuzick J，Sestak I，Forbes JF，et al. Anastrozole for prevention of breast cancer in high-risk postmenopausal women (IBIS-Ⅱ)：an international，double-blind，randomised placebo-controlled trial. Lancet，2014，383（9922）：1041-1048.

［11］ Cuzick J，Sestak I，Bonanni B，et al. Selective oestrogen receptor modulators in prevention of breast cancer：an updated meta-analysis of individual participant data. Lancet，2013，381（9880）：1827-1834.

［12］ Cameron DA. Breast cancer chemoprevention：little progress in practice? Lancet，2014，383（9922）：1018-1020

第七章

新辅助化疗篇

第一节　乳腺癌新辅助化疗：术前应该完成几个周期？

乳腺癌是女性最常见的恶性肿瘤，极大威胁着女性的身心健康。新辅助化疗，又称术前化疗，是指在手术前给予肿瘤患者全身的化疗药物治疗。新辅助化疗作为乳腺癌综合治疗常用的手段之一，其应用越来越广泛，目前比较一致的观点认为，新辅助化疗可降低乳腺癌患者肿瘤的分期，使不可手术患者转化为可手术患者，提高患者的保乳率，而且在乳腺癌患者的个体化新辅助化疗后，可以得出患者新辅助化疗后缓解的相关重要信息以评估患者的预后。然而，新辅助化疗的临床疗效受到诸多因素的影响，不同患者对化疗的敏感性及预后存在较大差异。近年来，对乳腺癌新辅助化疗的研究较多，许多新的药物及治疗方案被用于新辅助化疗的临床研究。

一、关于乳腺癌新辅助化疗的经典研究

（一）NSABP B-18 研究

NSABP B-18 研究（1988 年 10 月—1993 年 4 月）的目的是，了解新辅助化疗相对于术后辅助化疗的效果。由于受当时医学发展的限制，该试验并没有涉及乳腺癌患者激素受体（HR）及 HER2 表达情况的分析。该前瞻性试验入组 1523 例乳腺癌患者（$T_{1\sim3}$ $N_{0\sim1}M_0$），将其随机分为新辅助化疗组［AC×4：多柔比星（A）60 mg/m^2＋环磷酰胺（C）600 mg/m^2，每 3 周为 1 个周期（Q3W）］及辅助化疗两组。超过 50 岁的患者不论激素受体状况，化疗结束后均给予他莫昔芬（10 mg，bid）进行 5 年的内分泌治疗；低于 50 岁的患者不论激素受体状况，均不给予他莫昔芬进行内分泌治疗。中位随访时间 16年。结果显示：新辅助化疗组临床部分缓解（clinical partial remission，cPR）率为43%，临床完全缓解（clinical complete remission，cCR）率为 36%，病理完全缓解（pCR）率为 13%；术后病理显示腋窝淋巴结阴性率在新辅助化疗组为 58%，在术后辅助化疗组为 42%，两组存在显著性差异（$P<0.0001$）；新辅助化疗组保乳率为 68%，术后辅助化疗组保乳率为 60%，两组存在显著性差异（$P=0.001$）。新辅助化疗组的 5 年、

8 年、16 年总生存（OS）率分别为 80%、72%、55%，术后辅助化疗组分别为 81%、72%、55%，两组间无显著差异（$P=0.9$）；新辅助化疗组的 5 年、8 年、16 年无病生存（DFS）率分别为 67%、58%、42%，术后辅助化疗组分别为 67%、55%、39%，两组间无显著差异（$P=0.27$）；两组无复发生存（RFS）率没有显著性差异（$P=0.78$）。这些提示对于临床 Ⅰ 期、Ⅱ 期患者新辅助化疗虽然不能改善相关人群的 DFS、OS 及 RFS（图 7-1），但新辅助化疗和术后辅助化疗同样有效，能显著提高乳腺癌保乳手术率，而且通过亚组分析，经过新辅助化疗获得 pCR 的患者较未获得 pCR 的患者 DFS、OS 得到了显著改善（DFS：$HR=0.47$，$P<0.0001$；OS：$HR=0.32$，$P<0.0001$），提示肿瘤对新辅助化疗的反应可以作为预测患者预后的指标（图 7-2），而且淋巴结的状态与患者的 DFS、OS 密切相关[1]。

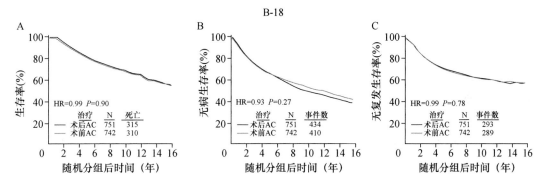

图 7-1　NSABP B-18：新辅助化疗与术后辅助化疗对乳腺癌患者的 OFS、OS 及 RFS 的影响

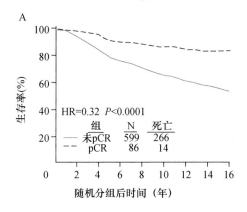

图 7-2　NSABP B-18：新辅助化疗后，取得 pCR 对乳腺癌患者 OS 的影响

（二）NSABP B-27 研究

NSABP B-27 研究（1995 年 12 月—2000 年 12 月）的目的是：①了解与新辅助化疗 AC 方案相比，加用多西他赛（T）能否有效提高患者的 DFS 和 OS；②新辅助化疗 AC 序贯 T 方案与新辅助化疗 AC 方案相比，能否进一步提高 cCR 及 pCR，能否导致区

域淋巴结进一步降期及增加保乳率。和 NSABP B-18 一样，NSABP B-27 也没有涉及乳腺癌患者的 HR 及 HER2 表达情况的分析。该试验入组 2411 例乳腺癌患者（$T_{1c\sim3}N_{0\sim1}M_0$ 或 $T_{1\sim3}N_1M_0$），随机分为 3 组：新辅助化疗 AC Q3W×4（多柔比星 60 mg/m² ＋环磷酰胺 600 mg/m²）方案组（Ⅰ组）、新辅助化疗 AC Q3W×4 序贯 T Q3W×4（多西他赛 100 mg/m²）方案组（Ⅱ组）及新辅助化疗 AC Q3W×4 术后序贯 T Q3W×4 辅助化疗组（Ⅲ组）。所有患者在化疗第一天即接受他莫昔芬（20 mg，qd）进行 5 年的内分泌治疗，中位随访时间 8 年。结果显示：与新辅助化疗 AC×4 相比，新辅助化疗 AC×4 序贯 T×4 方案 cCR 率从 40％提高到 63％（$P<0.001$），临床总反应（包括 cCR 和 cPR）率从 86％提高到 91％（$P<0.001$），pCR 率从 13％提高到 26％（$P<0.001$）；新辅助化疗 AC×4 序贯 T×4 方案能使腋窝淋巴结分期下降，淋巴结阴性患者的比例也从 51％上升到 58％；新辅助化疗 AC×4 组的 5 年、8 年 OS 率分别为 82％、74％，新辅助化疗 AC×4 序贯 T×4 组方案分别为 83％、75％，新辅助化疗 AC×4 术后序贯 T×4 辅助化疗组分别为 82％、75％，三组间无显著差异（$P=0.9$）；新辅助化疗 AC×4 组的 5 年、8 年 DFS 率分别为 68％、59％，新辅助化疗 AC×4 序贯 T×4 组方案分别为 71％、62％，新辅助化疗 AC×4 术后序贯 T×4 辅助化疗组分别为 70％、62％，三组间无显著差异（$P=0.9$）；新辅助化疗 AC×4 组的 5 年、8 年 RFS 率分别为 71％、66％，新辅助化疗 AC×4 序贯 T×4 组方案分别为 76％、71％，新辅助化疗 AC×4 术后序贯 T×4 辅助化疗组分别为 74％、69％，三组 5 年、8 年 RFS 率没有显著性差异（图 7-3）；尽管 AC×4 序贯 T×4 化疗可使临床和病理缓解率上升，却并不能使保乳率明显增加，新辅助化疗 AC×4 组和新辅助化疗 AC×4 序贯 T×4 组保乳率分别为 61％和 63％（$P>0.05$）。与 NSABP B-18 相同的是，新辅助化疗获得 pCR 的患者较未获得 pCR 的患者 DFS、OS 得到了显著改善（DFS：HR＝0.49，$P<0.0001$；OS：HR＝0.36，$P<0.0001$）（图 7-4）；而且淋巴结的状态与患者的 DFS、OS 密切相关[1]。

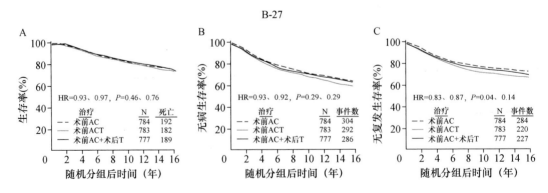

图 7-3　NSABP B-27：不同新辅助化疗方案对乳腺癌患者的 DFS、OS 及 RFS 的影响

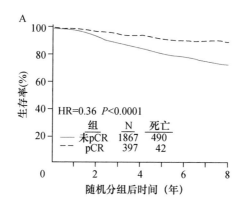

图 7-4　NSABP B-27：新辅助化疗后取得 pCR 对乳腺癌患者 OS 的影响

（三）EORTC 10994/BIG 1-00 研究

EORTC 10994/BIG 1-00 研究的目的是，了解乳腺癌新辅助化疗的 pCR 率是否与乳腺癌的分子分型相关，pCR 能否作为一个独立的预后因素。该临床试验入组 1212 例乳腺癌患者，入组患者为无远处转移、可手术治疗的浸润性乳腺癌患者或局部晚期乳腺癌患者。患者随机分为 FEC 组（氟尿嘧啶 500 mg/m^2 ＋ 表柔比星 100 mg/m^2 ＋ 环磷酰胺 500 mg/m^2，6 疗程）和 TET 组（多西他赛 100 mg/m^2，3 疗程；表柔比星 90 mg/m^2 ＋ 多西他赛 70 mg/m^2，3 疗程）。结果显示：1212 例乳腺癌患者总 pCR 率为 18%（222/1212），Luminal A 型 pCR 率为 7.5%（37/496），Luminal B/HER2 阴性型为 15%（22/147），Luminal B/HER2 阳性型为 22%（51/230），HER2 阳性为 36%（43/118），三阴性乳腺癌为 31%（69/221）（表 7-1）。该临床试验说明不同分子亚型对新辅助化疗的疗效反应不同，激素受体（HR）阳性患者进行新辅助化疗很难获得 pCR，而 HER2 阳性和三阴性乳腺癌患者行新辅助化疗可获得更佳的 pCR，通过术后 7 年的中位随访，获益明显[2]（图 7-5）。

表 7-1　EORTC 10994/BIG 1-00：不同分子亚型的乳腺癌患者经过新辅助化疗后的 pCR 率

	N	不可评价患者，N	获得 pCR 患者（可评价患者），N	未获得 pCR 患者（可评价患者），N	pCR 率（可评价患者）（%）	比值比（99%）[a]
Luminal A 型	515	19	37	459	7.5	1.00
Luminal B 型（HER2 阴性）	154	7	22	125	15.0	2.18（1.04～4.58）
Luminal B 型（HER2 阳性）	237	7	51	179	22.2	3.54（1.94～6.45）
HER2 阳性型（非 Luminal 型）	128	10	43	75	36.4	7.11（3.67～13.8）
三阴性型	255	34	69	152	31.2	5.63（3.16～10.0）
总计	1289	77	222	990	18.3	$P<0.001$[b]

[a]仅考虑可评价患者。
[b]不同分子亚型之间差异的总体试验 P 值仅考虑可评价患者，并使用 logistic 回归模型。
pCR：病理完全缓解；CI：可信区间；HER2：人表皮生长因子受体 2

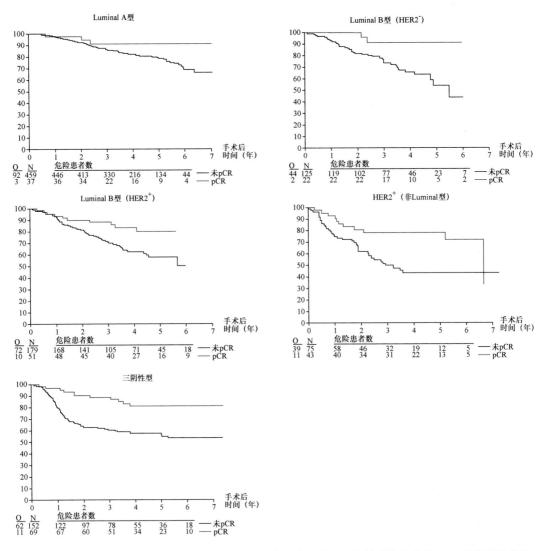

图 7-5 EORTC 10994/BIG 1-00：不同分子亚型乳腺癌患者经过新辅助化疗获得 pCR 后的生存获益

（四）NOAH 研究

NOAH 研究（2002 年 6 月—2005 年 12 月）的目的是，评估曲妥珠单抗在 HER2 阳性乳腺癌患者新辅助治疗中的地位。该试验入组 235 例 HER2 阳性乳腺癌患者，入组患者为局部晚期乳腺癌（LABC）患者及炎性乳腺癌患者，将其随机分为新辅助化疗组（AT Q3W×3：多柔比星 60 mg/m² ＋紫杉醇 150 mg/m²；T Q3W×4：紫杉醇 175 mg/m²；CMF Q4W×3：环磷酰胺 600 mg/m² ＋甲氨蝶呤 40 mg/m² ＋氟尿嘧啶 600 mg/m²）及新辅助化疗＋曲妥珠单抗组，术后常规行放疗，如 HR 阳性则行内分泌治疗。中位随访 5.4 年的研究结果显示：新辅助化疗组乳腺组织 pCR 率为 22%，新辅助化疗＋曲妥珠单抗组 pCR 率为 43%，两组存在显著性差异（$P=0.0007$）；新辅助化疗组乳腺组织及腋窝淋巴结 pCR 率为 19%，新辅助化疗＋曲妥珠单抗组 pCR 率为 38%，两组存在显著性差异（$P=0.001$）（表 7-2）；而且新辅助化疗＋曲妥珠单抗组乳腺癌患者的 5 年无事件生存（EFS）、OS 及 RFS 均明显优于新辅助化疗组（表 7-3）。该试验结果提示曲妥珠单抗联合新辅助化疗可以显著提高 HER2 阳性 LABC、炎性乳腺癌患者的 pCR、EFS 及 RFS，改善患者的总生存[3]。

表 7-2　NOAH：新辅助化疗联合使用曲妥珠单抗对 HER2 过表达乳腺癌患者 pCR 率的影响

	HER2 阳性疾病			HER2 阴性疾病	
	使用曲妥珠单抗 （n＝117）	未使用曲妥珠单抗 （n＝118）	P 值*	未使用曲妥珠单抗 （n＝99）	P 值†
bpCR	50（43%）	26（22%）	0.0007	17（17%）	0.37
tpCR	45（38%）	23（19%）	0.001	16（16%）	0.52
OR‡	102（87%）	87（74%）	0.009	70（71%）	0.62

数据表示 n（%）。

bpCR＝乳腺组织病理完全缓解；tpCR＝总体病理完全缓解（乳腺＋腋窝淋巴结）；OR＝总缓解率。

* 比较 HER2 阳性疾病组

† 比较未使用曲妥珠单抗组

‡ 完全和部分临床缓解

表 7-3　NOAH：新辅助化疗联合使用曲妥珠单抗对于乳腺癌患者 5 年 EFS、OS 及 RFS 的影响

	HER2 阳性				HER2 阴性
	曲妥珠单抗＋化疗 （n＝117）	单纯化疗 （n＝118）	HR（95% CI）	P 值	单纯化疗（n＝99）
5 年 EFS	58%（48～66）	43%（34～52）	0.64（0.44～0.93）	0.016	61%（50～70）
5 年 OS	74%（64～81）	63%（53～71）	0.66（0.43～1.01）	0.055	76%（66～84）
5 年 RFS*	65%（54～73）	47%（36～57）	0.58（0.38～0.90）	0.012	67%（56～77）
5 年乳腺癌 特异性生存	77%（69～85）	64%（55～73）	0.59（0.37～0.92）	0.021	79%（70～86）

数据表示%（95%CI）。HR＝危险比；EFS＝无事件生存；OS＝总生存；RFS＝无复发生存。

* 在新辅助系统治疗后进行手术的患者［HER2 阳性：曲妥珠单抗＋化疗（n＝98），单纯化疗（n＝90）；HER2 阴性：n＝83］

二、讨论

随着蛋白质组学及基因检测技术的进一步发展，人们对于乳腺癌的认识越来越深入，乳腺癌分子分型已成为乳腺癌固有特性评估及个体化治疗策略的重要指标。

上述关于乳腺癌新辅助化疗的经典试验虽然显示接受新辅助化疗与术后辅助化疗的乳腺癌患者的 DFS 和 OS 差异无统计学意义，但同时我们可以看到，新辅助化疗和术后辅助化疗同样有效，能显著提高乳腺癌患者的保乳手术率，而且亚组分析显示新辅助化疗获得 pCR 的乳腺癌患者较未获得 pCR 的患者 DFS、OS 得到显著改善，加用曲妥珠单抗的新辅助化疗能显著提高 HER2 阳性乳腺癌患者的 pCR 率。

目前的观点认为，乳腺癌的辅助化疗方案可用于新辅助化疗，但对于新辅助化疗的疗程，目前还有许多争议，并没有统一意见。例如，乳腺癌患者对新辅助化疗方案敏感，是否需要延长既定的化疗方案去获取更高的 pCR 率，德国的 GeparTrio 试验（2002 年 8 月—2005 年 5 月）对此给出了回答。该试验共入组 2090 例乳腺癌患者，在乳腺癌患者接受 2 个周期含蒽环类及紫杉类方案（TAC）的治疗后，根据乳腺癌患者的中期反应调整方案：对有效者尝试增加化疗周期数以强化疗效，对无效者则切换到"非交叉耐药"的方案继续治疗。其中治疗有效者，先进行 2 个疗程 TAC 新辅助化疗，分组再行 4 个疗程或 6 个疗程的 TAC 方案治疗。本实验结果显示对于 2 个疗程 TAC 有效的患者，再行 4 个疗程 TAC 方案 pCR 率为 21.0%，相比再行 6 个疗程 TAC 方案的 pCR 率 23.5%，差异并无统计学意义；2 个疗程 TAC 有效的患者，再行 4 个疗程 TAC 方案保乳率为 67.5%，相比再行 6 个疗程 TAC 方案的保乳率为 68.5%，差异亦无统计学意义。这提示增加既定的新辅助化疗疗程并不能增加乳腺癌患者的 pCR 率及保乳率[4]。与此同时，我们也要清醒地认识到，并非所有的乳腺癌患者经过新辅助治疗都能达到 pCR，尤其是 HR 阳性的乳腺癌患者更是如此[2]；而且，2014 年 NeoALTTO 试验结果显示，即使是能使 pCR 率翻倍的"看似有效"的新辅助治疗方案，并无法带来实质上 EFS 及 OS 的获益[5]；同年美国 FDA 牵头建立的乳腺癌新辅助治疗合作研究（Collaborative Trials in Neoadjuvant Breast Cancer，CTNeoBC）进行的一项大规模 meta 分析也表明，pCR 的提高并不意味着 EFS 和 OS 的同步改善[6]。

虽然新辅助化疗目前还存在许多争议，但诸多的临床试验显示了新辅助化疗在乳腺癌治疗中的重要地位。我们认为制订新辅助化疗策略时要结合乳腺癌的分子分型，对于 HER2 阳性的乳腺癌患者进行新辅助化疗时宜尽早联合使用曲妥珠单抗等靶向抗 HER2 药物，以提高乳腺癌患者的 pCR 率。对于乳腺癌患者新辅助化疗过程中评估有效的患者，建议继续完成原先既定的新辅助化疗方案，但在完成了原定的新辅助化疗方案后，没有必要为了过于追求 pCR（尤其是 HR 阳性的乳腺癌患者）而继续延长新辅助化疗周期，以致延误手术时机。

（刘正人　聊识君）

参考文献

[1] Rastogi P，Anderson SJ，Bear HD，et al. Preoperative chemotherapy：updates of National Surgical Adjuvant Breast and Bowel Project Protocols B-18 and B-27. J Clin Oncol，2008，26（5）：778-785.

[2] Bonnefoi H，Litière S，Piccart M，et al. Pathological complete response after neoadjuvant chemotherapy is an independent predictive factor irrespective of simplified breast cancer intrinsic subtypes：a landmark and two-step approach analyses from the EORTC 10994/BIG 1-00 phase Ⅲ trial. Ann Oncol，2014，25（6）：1128-1136.

[3] Gianni L，Eiermann W，Semiglazov V，et al. Neoadjuvant and adjuvant trastuzumab in patients with HER2-positive locally advanced breast cancer（NOAH）：follow-up of a randomised controlled superiority trial with a parallel HER2-negative cohort. Lancet Oncol，2014，15（6）：640-647.

[4] Von Minckwitz G，Kümmel S，Vogel P，et al. Neoadjuvant vinorelbine-capecitabine versus docetaxel-

doxorubicin-cyclophosphamide in early nonresponsive breast cancer：phase Ⅲ randomized GeparTrio trial. J Natl Cancer Inst，2008，100（8）：542-551.

[5] De Azambuja E，Holmes AP，Piccart-Gebhart M，et al. Lapatinib with trastuzumab for HER2-positive early breast cancer（NeoALTTO）：survival outcomes of a randomised，open-label，multicentre，phase Ⅲ trial and their association with pathological complete response. Lancet Oncol，2014，15（10）：1137-1146.

[6] Cortazar P，Zhang L，Untch M，et al. Pathological complete response and long-term clinical benefit in breast cancer：the CTNeoBC pooled analysis. Lancet，2014，7（12）：164-172.

第二节　乳腺癌新辅助化疗期间肿瘤进展的治疗策略：换药还是手术？

一、指南建议

乳腺癌新辅助化疗建议在第 2 周期化疗前进行临床体检，初步评估疗效；在第 3 周期化疗前，全面评估疗效。如果肿瘤进展，对于可手术乳腺癌患者，可考虑手术治疗（NCCN 指南及《中国抗癌协会乳腺癌诊治指南与规范》[1-2]）。

（一）目前争议点

对于新辅助化疗疗效反应不明显或新辅助化疗期间出现进展的患者（5%～10%），尚无一致性的意见。指南建议：对于不可手术的乳腺癌患者或有强烈保乳意愿的患者，可考虑换药或局部放疗，并继续评估疗效（NCCN 指南及《中国抗癌协会乳腺癌诊治指南与规范》[1-2]）。

（二）换药方案

目前换药方案尚无一致性意见。一般来说，最常用的蒽环类联合紫杉类药物的化疗方案，对约 90% 以上的患者有效，在辅助治疗中推荐的化疗方案也可以考虑用于新辅助治疗。因此，对于新辅助治疗效果不满意的患者，目前尚无统一的标准化疗方案。

二、经典文献解读：GeparTrio 试验

（一）试验介绍

GeparTrio 试验[3-5]为一项Ⅲ期随机临床试验，纳入德国 88 个中心的 2090 例新辅助化疗女性乳腺癌患者（2002 年 9 月—2005 年 8 月）。患者初次诊断为乳腺癌且未经任何治疗，至少包含以下一项风险因素：年龄小于 36 岁，临床肿块大于 5 cm，激素受体阴

性，临床淋巴结阳性或肿瘤分级较高。在第 2 周期新辅助化疗结束及术前行彩超和钼靶评估。新辅助化疗方案：纳入患者先给予 TAC 方案（多西他赛＋多柔比星＋环磷酰胺）2 个周期，之后用彩超评估疗效。化疗应答患者（肿瘤缩小大于 50％），继续给予 TAC 方案 4 个周期或 6 个周期；化疗无应答患者（肿瘤缩小不足 50％），随机给予 TAC 方案 4 个周期或 NX 方案（长春瑞滨＋卡培他滨）4 个周期。疗效评估定义：完全应答，临床触诊或彩超评估无肿瘤体征或表现；部分应答，肿瘤最大径缩小 50％ 以上；无改变，肿瘤缩小＜50％ 或增大＜25％；肿瘤进展，肿瘤增大＞25％ 或出现新的肿瘤；注意，腋窝淋巴结浸润不做考虑。HER2 阳性患者未给予靶向治疗。

（二）主要终点结果及结论

主要终点是新辅助化疗应答率差异，评估方式为彩超评估。2072 例患者接受了至少 1 个周期 TAC 化疗；TAC 方案 2 个周期后，行彩超评估。1390 例患者（67.1％）应答，继续给予 TAC 方案 4 个周期（704 例）或 6 个周期（686 例）；622 例患者（30.0％）无应答，随机给予 TAC 方案 4 个周期（321 例）或 NX 方案 4 个周期（301 例）。2 个周期后，14 例患者（0.7％）出现肿瘤进展。

应答患者中，术前临床和彩超评估结果显示：TAC×8 组比 TAC×6 组中完全缓解率高（临床触诊评估 TAC×6 vs. TAC×8：48.2％ vs. 52.9％，$P=0.08$；彩超评估 TAC×6 vs. TAC×8：22.6％ vs. 27.6％，$P=0.033$）。术后病理检查结果评估显示：TAC 方案 6 周期和 8 周期两组中病理完全缓解率无显著差异（TAC×6 vs. TAC×8：21％ vs. 23.5％，$P=0.27$）。两组保乳率相似（TAC×6 vs. TAC×8：67.5％ vs. 68.5％，$P=0.68$）。TAC 化疗 8 周期组化疗不良反应较高。彩超评估显示，所有患者中 97 例（7％）肿瘤无改变，7 例（0.6％）出现肿瘤进展。

无应答患者中，NX×4 组或 TAC×4 组中，彩超评估应答率分别为 51.2％ 和 50.5％，差异值为 0.7％，并未达到 NX 方案优效性设定值（10％）；彩超评估完全缓解率分别为 6.0％ 和 9.0％；两组患者保乳率（57.3％ vs. 59.8％）及病理学缓解率（5.3％ vs. 6.0％）相似。除手足综合征（卡培他滨）和神经感觉异常（长春瑞滨）外，NX 方案的耐受性更好。彩超评估显示，所有患者中，167 例（26.8％）肿瘤无改变，25 例（4％）出现肿瘤进展。

结论：TAC 新辅助化疗 2 个周期应答较好的患者，TAC×8 方案的彩超应答率显著高于 TAC×6 方案，但病理学完全缓解率无差异；TAC×8 方案不良反应更大。TAC 新辅助化疗 2 个周期应答较差的患者，TAC×6 方案与 TAC×2-NX×4 方案的彩超应答率及病理学完全缓解率无差异，但 NX 方案耐受性较好。

（三）次要终点结果及结论

次要终点指标为生存差异（DFS 和 OS）。中位随访时间 62 个月（0～90 个月）。早期应答患者（1390 例）中，复发 282 例（20.3％），死亡 182 例（13.1％）；早期无应答患者（622 例）中，复发 129 例（20.7％），死亡 88 例（14.1％）。

1. DFS 差异

早期应答患者中，TAC×8 方案显著优于 TAC×6 方案（HR＝0.78，95％ CI：0.62～0.97；P＝0.026）；早期无应答患者中，TAC×2-NX×4 方案显著优于 TAC×6 方案（HR＝0.59，95％ CI：0.49～0.82；P＝0.001）。整体患者比较，TAC×8 方案与 TAC×2-NX×4 方案类似，均优于 TAC×6 方案，也就是说，根据新辅助化疗应答来指导化疗组均优于传统化疗组（HR＝0.71，95％ CI：0.60～0.85；P＝0.003），且在多因素分析中也得到证实。亚型分析显示，激素受体（HR）阳性和 Luminal 型乳腺癌，根据新辅助化疗应答来指导治疗，可有 DFS 获益，而激素受体阴性和非 Luminal 型则不能获益。值得注意的是，虽然激素受体阳性乳腺癌患者 pCR 率相对较低，但可从辅助应答指导中获益；而激素受体阴性乳腺癌患者 pCR 率相对较高，且获得 pCR 的患者 DFS 较好，但并不能从辅助应答指导治疗中获益。

2. OS 差异

早期应答患者中，TAC×8 方案有显著优于 TAC×6 方案的趋势，但差异无统计学显著性（HR＝0.76，95％ CI：0.57～1.01；P＝0.060）；早期无应答患者中，TAC×2-NX×4 方案与 TAC×6 方案无显著差异（HR＝0.85，95％ CI：0.57～1.27；P＝0.432）。整体患者比较，根据新辅助化疗应答来指导化疗组显著优于传统化疗组，但差异离临界值较近（HR＝0.79，95％ CI：0.63～0.99；P＝0.048）。

三、讨论及思考

目前为止，该研究是首个根据新辅助化疗应答效果来指导后续化疗的随机临床试验。该试验提示，根据化疗应答情况调整方案，可能对一部分患者带来生存受益，特别是激素受体阳性乳腺癌患者。正如作者所言，本试验有几点值得进一步探讨。

1. 试验对 TAC×2 治疗后应答评估的界定尚值得讨论。早期无应答的患者并非在后续治疗中无应答，从试验数据看，早期无应答患者，在后续治疗中有 50％有应答；当然，也不能认为早期应答的患者对 NX 方案就无效。因此，试验结论不能简单地适用于所有人群。试验的目的之一是比较 NX 和 TAC 方案的优效性。此试验不能评估早期应答患者中 NX 方案的疗效。在早期应答患者中，后续继续行 TAC 化疗，最终有 7.6％的患者肿瘤无变化或进展；而在早期无应答患者中，最终有 30.8％的患者肿瘤无变化或进展。在临床实践中，对这部分患者采取何种方案尚需深入研究。

2. 该试验主要采用彩超评估新辅助化疗应答的合理性，值得讨论。特别是在无应答患者中，TAC×6 方案彩超评估完全缓解和最终病理评估缓解之间存在一定差异（9.0％ vs. 6.0％）。

3. 本试验中 HER2 阳性患者比例高达 29.8％，而根据当时指南标准，并未给予靶向治疗；因此，此部分患者给予靶向治疗后的疗效值得深入研究。本试验进行的分子亚型分析为回顾性分析，可靠性尚需进一步研究。目前认为，HER2 阳性和三阴性乳腺癌 pCR 率的提高可带来生存获益，而其他亚型中 pCR 率的提高并不一定会带来生存获益；

本研究中三阴性乳腺癌比例也高达 22.6%，因此有待探索基于亚型分层的前瞻性临床试验。

4. 本试验中，预测应答的标志物指标有待深入挖掘。在后续研究中，该研究组对试验数据进行了回顾性分析[6-9]。研究发现，肿瘤相关淋巴细胞、黏蛋白-1（MUC1）、Ki67以及富含半胱氨酸的酸性蛋白表达可预测新辅助化疗应答率，但尚需前瞻性、大规模的临床试验加以验证。

5. 其他化疗方案的价值。本研究主要涉及 5 种化疗药物，一般来说，在辅助治疗中推荐的化疗方案也可以考虑用于新辅助治疗；特别是近些年来，随着基因组学、分子生物学、生物信息学及高通量测序技术的进步，基于分子表征的个体化用药指导，在乳腺癌综合治疗中发挥了重要作用[10-12]。针对乳腺癌亚型的靶向治疗、双靶向治疗及新型纳米药物的价值也逐步走向临床[10-12]。但对于新辅助化疗不满意的患者，目前尚无统一的换药方案。

四、小结

总之，新辅助化疗使部分不可手术的患者获得手术的机会，一些期望保乳的患者获得了保乳的机会。对于新辅助化疗的患者，如果疾病进展，对于可手术乳腺癌患者，可考虑手术治疗；对于不可手术乳腺癌患者或有强烈保乳意愿的患者，可考虑换药。其次，应加强多学科协作，采取综合治疗措施，可根据目前基因表征及患者意愿采用个体化的治疗策略，新辅助化疗后，对于部分高风险患者，可给予适当强化治疗。此外，我国乳腺癌发病特点与西方国家存在差异[13-14]，例如，我国乳腺癌中位发病年龄比西方国家早10 年，三阴性乳腺癌和 HER2 阳性乳腺癌比例较高，早期患者比例较低，保乳率较低等。因此，新辅助化疗的实施要结合我国国情，审慎选择新辅助化疗的患者，明确新辅助化疗的目的，加强与患者沟通，采取个体化的治疗方案。

（陈　创）

参考文献

[1] National Comprehensive Cancer Network（NCCN）clinical practice guidelines in oncology：breast，version 2016. Http://www. nccn. org/professionals/physician _ gls/pdf/breast. pdf（2016）.

[2] 中国抗癌协会乳腺癌专业委员会. 中国抗癌协会乳腺癌诊治指南与规范（2015 版）. 中国癌症杂志，2015，25（9）：641-703.

[3] von MG，Kümmel S，Vogel P，et al. Intensified neoadjuvant chemotherapy in early-responding breast cancer：phase Ⅲ randomized GeparTrio study. J Natl Cancer Inst，2008，100（8）：552-562.

[4] von MG，Kummel S，Vogel P，et al. Neoadjuvant vinorelbine-capecitabine versus docetaxel-doxorubicin-cyclophosphamide in early nonresponsive breast cancer：phase Ⅲ randomized GeparTrio trial. J Natl Cancer Inst，2008，100（8）：542-551.

[5] von MG，Blohmer JU，Costa SD，et al. Response-guided neoadjuvant chemotherapy for breast canc-

er. J Clin Oncol，2013，31（29）：3623-3630.

［6］Denkert C，Loibl S，Noske A，et al. Tumor-associated lymphocytes as an independent predictor of response to neoadjuvant chemotherapy in breast cancer. J Clin Oncol，2010，28（1）：105-113.

［7］Sinn BV，von MG，Denkert C，et al. Evaluation of Mucin-1 protein and mRNA expression as prognostic and predictive markers after neoadjuvant chemotherapy for breast cancer. Ann Oncol，2013，24（9）：2316-2324.

［8］Denkert C，Loibl S，Müller BM，et al. Ki67 levels as predictive and prognostic parameters in pretherapeutic breast cancer core biopsies：a translational investigation in the neoadjuvant GeparTrio trial. Ann Oncol，2013，24（11）：2786-2793.

［9］Lindner JL，Loibl S，Denkert C，et al. Expression of secreted protein acidic and rich in cysteine（SPARC）in breast cancer and response to neoadjuvant chemotherapy. Ann Oncol，2015，26（1）：95-100.

［10］Cortazar P，Zhang L，Untch M，et al. Pathological complete response and long-term clinical benefit in breast cancer：the CTNeoBC pooled analysis. Lancet，2014，384（9938）：164-172.

［11］Penault-Llorca F，Radosevic-Robin N. Biomarkers of residual disease after neoadjuvant therapy for breast cancer. Nat Rev Clin Oncol，2016，13（8）：487-503.

［12］Zardavas D，Piccart M. Neoadjuvant therapy for breast cancer. Annu Rev Med，2015，66：31-48.

［13］Fan L，Strasser-Weippl K，Li JJ，et al. Breast cancer in China. Lancet Oncol，2014，15（7）：e279-e289.

［14］Chen C，Sun S，Yuan JP，et al. Characteristics of breast cancer in Central China，literature review and comparison with USA. Breast，2016，30：208-213.

第三节　乳腺癌新辅助化疗：病理完全缓解（pCR）是否可以精确判断预后？

乳腺癌新辅助化疗始于 20 世纪 70 年代，初期用于不可手术的局部晚期乳腺癌，通过肿瘤降期，提高患者手术治疗的机会，还可早期评价肿瘤对治疗的反应性，及时终止无效治疗或给予替代方案治疗。目前新辅助化疗已成为局部晚期乳腺癌标准的治疗方案。早期进行的 NSABP B-18 及 NSABP B-27 试验显示，与辅助化疗相比，新辅助化疗并不改善患者长期预后，但新辅助化疗达到病理完全缓解（pCR）者与非 pCR 患者相比，具有较好预后。因可评价病灶明确，新辅助化疗常作为评价新药或联合治疗方案的有效临床试验手段，其中 pCR 为主要研究终点，增加 pCR 率是该类临床研究的重要目标，pCR 率的增加是否真的转化为生存获益，pCR 能否作为新辅助化疗判断预后的精确指标，对乳腺癌临床及科研工作意义重大。想要明确该问题，需要从以下两个方面进行探讨：①就个体而言，患者新辅助化疗后达到 pCR，是否预示较好的预后；②从治疗群体考虑，通过 pCR 率的提升，能否转化为生存获益，进而替代 EFS 或 OS，作为预后的精确判断指标。

一、新辅助化疗达到 pCR 是否预示较好的预后？

自 20 世纪的 NSABP B-18 及 NSABP B-27 研究开始，已有多个临床研究显示新辅助治疗达到 pCR 的患者较非 pCR 患者有更好的预后，因此目前 pCR 是新辅助治疗的主要观测指标。当前的基础及临床研究均显示，乳腺癌不同分子分型对不同治疗方式（化疗、抗 HER2 治疗及内分泌治疗等）反应不同。为明确新辅助化疗 pCR 与预后的相关性，2014 年美国 FDA 组织了一个名为 CTNeoBC 的国际工作组，对 NSABP、EORTC/BIG、ITA 及 GBG/AGO 等全球多个著名临床研究机构的乳腺癌新辅助化疗相关研究进行汇总分析，并根据激素受体及 HER2 状态等进行亚组分析[1]。

（一）CTNeoBC 的 meta 分析

该 meta 分析统计了 12 个乳腺癌新辅助化疗临床试验的 pCR 率与其相应的长期预后，其主要研究目标是：①建立 pCR 与 EFS、OS 之间的关联；②建立与长期预后有最佳关联的 pCR 定义；③明确 pCR 与长期预后密切相关的乳腺癌亚型；④明确 pCR 率的增加是否转化为 EFS 和 OS 的改善。研究者检索了 1990 年 1 月至 2011 年 8 月发表于 PubMed、Embase 和 Medline 等数据库的乳腺癌新辅助化疗的相关试验，入组标准：①至少包括 200 例以上接受新辅助化疗序贯手术的原发性乳腺癌患者；②提供可供分析的 pCR 率、EFS 及 OS 等数据；③中位随访期至少 3 年。研究结果在 2014 年发表于 *Lancet* 杂志[1]。

该分析纳入 12 项乳腺癌新辅助化疗试验 [AGO1（n=668）、ECTO（n=1355）、EORTC 10994/BIG 1-00（n=1856）、GeparDuo（n=907）、GeparQuattro（n=1495）、GeparTrio（n=2072）、GeparTrio-Pilot（n=285）、NOAH（n=334）、NSABP B-18（n=1523）、NSABP B-27（n=2411）、PREPARE（n=733）和 TECHNO（n=217）]，共 11 955 例患者纳入汇总分析，3572 例患者（30%）激素受体阴性，1989 例患者（17%）HER2 阳性（其中 55% 患者未接受 1 年的曲妥珠单抗治疗）。根据患者的激素受体状态、HER2 状态及组织学分级进行乳腺癌亚组分型。EFS 中位随访时间为 5.4 年，OS 中位随访时间为 5.37 年。

结果显示，新辅助化疗后 pCR 与 EFS 及 OS 密切相关，推荐乳房及腋窝淋巴结均完全缓解作为 pCR 定义（ypT_0pN_0，OS：HR=0.36，95% CI=0.30～0.44；$ypT_{0/is}ypN_0$，OS：HR=0.36，95%CI=0.31～0.42）。对于激素受体阳性、HER2 阴性且组织学 1/2 级的患者，新辅助化疗后 pCR 与 EFS（HR=0.63，95% CI=0.38～1.04）及 OS（HR=0.47，95% CI=0.21～1.08）无显著相关性。HER2 阳性达到 pCR 的患者整体与预后相关（EFS：HR=0.39，95% CI=0.31～0.50；OS：HR=0.34，95% CI=0.24～0.47），其中激素受体阴性组更为密切（EFS：HR=0.25，95% CI=0.18～0.34；OS：HR=0.19，95% CI=0.12～0.31）。所有亚组分析中，HER2 阳性、激素受体阴性且接受曲妥珠单抗治疗组（EFS：HR=0.15，95% CI=0.09～0.27；OS：HR=0.08，95%

CI=0.03~0.22）及三阴性乳腺癌组（EFS：HR=0.24，95% CI=0.18~0.33；OS：HR=0.16，95% CI=0.11~0.25）达到 pCR 与预后关系最为密切。进一步行治疗群体水平分析发现，pCR 率的增加与 EFS（R^2=0.03，95% CI=0.00~0.25）及 OS（R^2=0.24，95% CI=0.00~0.70）几乎无相关性。

（二）CTNeoBC 的 meta 分析解读

CTNeoBC 研究[1]为 FDA 组织的临床试验 meta 分析，囊括近年来组织的高质量乳腺癌新辅助化疗研究，从结果我们可以看出，对于 HER2$^+$/HR$^-$、三阴性及 HR$^+$/HER2$^-$且组织学 3 级等侵袭性较强的乳腺癌，新辅助化疗达到 pCR 的患者具有较好预后，而对于侵袭性较低的 Luminal A 型乳腺癌，新辅助化疗达到 pCR 并不改善患者预后。对于 HER2 阳性及三阴性乳腺癌，新辅助化疗后达到 pCR 患者获得较好预后的观点已被广泛接受，但对于 Luminal A 型乳腺癌新辅助化疗达到 pCR 与长期预后的关系仍存在争论。从目前临床实践上看，Luminal A 型乳腺癌化疗敏感性差，内分泌治疗敏感性高，内分泌治疗已为 Luminal A 型乳腺癌的标准治疗方案之一，但 CTNeoBC 研究未能进一步探讨常规内分泌治疗对化疗 pCR 与 EFS 及 OS 相关性的干扰。相对 HER2 阳性及三阴性乳腺癌，Luminal A 型乳腺癌进展缓慢，其出现事件时间常需要 10 年甚至 20 年以上，通过平均中位随访时间 5 年的 CTNeoBC 研究，尚无法充分探讨 Luminal A 型乳腺癌新辅助化疗 pCR 与长期预后的关系，作为最常见的乳腺癌分子分型，Luminal A 型乳腺癌新辅助化疗 pCR 与预后的关系需要我们长期关注。

因此结合目前临床研究证据，就接受新辅助化疗的乳腺癌个体而言（尤其针对 HER2 过表达及三阴性乳腺癌等高侵袭性乳腺癌患者），可通过新辅助化疗后是否达到 pCR 提前判断不同的预后，基于此，美国 FDA 及欧洲药品管理局将新药临床实验 pCR 率的提高作为新药快速批准的重要条件。

二、pCR 是否可以替代 EFS 和 OS 作为精确的预后替代指标？

从上文分析可以看出，就 HER2 阳性及三阴性乳腺癌个体而言，新辅助化疗达到 pCR 预示较好的预后，个体水平分析为反应性分析，便于将达到 pCR 与未达到 pCR 的患者间进行预后比较。个体水平分析与不同治疗组的群体水平分析可存在不一致，从试验群体水平来看，pCR 率的提高能否转化为患者群体的生存获益？在众多乳腺癌新辅助化疗的临床试验中，尤其早期 NSABP B-27 等试验，通过增加化疗周期数或加强化疗药物可显著提高 pCR 率，但鲜有研究提示新辅助化疗可提高患者长期生存，CTNeoBC 研究亦未证实 pCR 作为长期预后的替代指标，因此 pCR 率的增加能否转化为患者长期生存获益目前仍存在争论。因此，美国 FDA 和欧洲药品管理局表示，新药在获得快速批准后，DFS 和 OS 的获益证据仍需进一步验证。

（一）相关 meta 分析

为探讨 pCR 率能否成为评价乳腺癌患者新辅助治疗预后（DFS 及 OS）的有效替代

指标，Alfredo Berruti 等于 2014 年报道了一项乳腺癌新辅助治疗的 meta 分析[2]，通过检索文献及相关会议报道，共纳入 29 项乳腺癌新辅助治疗（不包括新辅助内分泌）研究，共 14 641 例患者纳入分析，中位 pCR 率为 16%（3%～48%），中位随访 60 个月。

通过对 DFS、OS 和 pCR 数据进行加权回归分析，发现 pCR 并不能成为新辅助治疗患者 DFS 和 OS 的替代指标（DFS：$R^2=0.08$，95% CI=0～0.47；OS：$R^2=0.09$，95% CI=0.01～0.41），这也意味着新辅助治疗后 pCR 仅能解释不到 9% 的长期预后获益。在后续的探索性分析中发现，剂量强度/密集型化疗与标准化疗相比，新辅助化疗后 pCR 为 DFS 和 OS 潜在的替代指标（DFS：$R^2=0.79$，95% CI=0.26～0.95，$P=0.003$；OS：$R^2=0.57$，95% CI=0.19～0.93，$P=0.03$）。这也提示，在某些治疗亚组中，pCR 率在预后判断上具有重要价值。

乳腺癌不同分子分型预示着不同预后，与侵袭性较高的三阴性及 HER2 阳性乳腺癌相比，Luminal 型乳腺癌预后较好，但新辅助治疗 pCR 率较低，而三阴性及 HER2 阳性型乳腺癌预后较差，但 pCR 率高。是否在特定乳腺癌亚型中 pCR 率的增加可以转化为生存获益？

（二）NOAH 研究

NOAH 研究[3]是一项 HER2 阳性局部晚期乳腺癌或炎性乳腺癌的多中心、开放、随机临床研究。入组者按照 1:1 配对随机分为单纯接受新辅助化疗组和新辅助化疗联合 1 年曲妥珠单抗组，HER2 阴性患者作为对照组接受新辅助化疗。

2002 年 6 月至 2005 年 12 月，共 235 例 HER2 阳性乳腺癌患者入组，118 例接受单纯新辅助化疗，117 例接受化疗联合曲妥珠单抗治疗，99 例 HER2 阴性患者单纯接受新辅助化疗。经过 5.4 年中位随访，HER2 阳性患者中，新辅助化疗联合曲妥珠单抗组 5 年 EFS 显著优于单纯新辅助化疗组（HR=0.64，95%CI=0.44～0.93）。接受曲妥珠单抗治疗的患者 EFS 与 pCR 密切相关，68 例获得 pCR 的患者中，45 例来自新辅助化疗联合曲妥珠单抗组，23 例为单纯新辅助化疗组。亚组分析显示，新辅助治疗达到 pCR 的患者中，接受曲妥珠单抗的患者 EFS 优于未接受曲妥珠单抗治疗者（HR=0.29，95%CI=0.11～0.78），而未达到 pCR 的患者中，接受曲妥珠单抗治疗与否并不影响 EFS（HR=0.92，95%CI=0.61～1.39）。进一步行探索性分析发现，接受曲妥珠单抗治疗的患者中，新辅助治疗达到 pCR 具有 EFS 预测价值（HR=0.17，95%CI=0.08～0.38），而仅化疗组未发现 pCR 具有 EFS 预测价值（HR=0.57，95%CI=0.29～1.13）。因此本研究结果提示，曲妥珠单抗可提高 HER2 阳性局部晚期乳腺癌或炎性乳腺癌 pCR 率，并可转化为显著生存获益。

（三）NeoALTTO 研究

NeoALTTO 研究[4]为 HER2 阳性早期乳腺癌的多中心、随机对照 III 期临床研究。入组者首先接受 6 周抗 HER2 靶向治疗（共 18 周新辅助治疗），随机分为拉帕替尼组、曲妥珠单抗组、拉帕替尼联合曲妥珠单抗组，之后进行 12 周的抗 HER2 与紫杉醇联合治疗。新辅助治疗后进行手术治疗，术后患者接受 3 个周期的 CEF 方案辅助化疗，再之后进行 34 周的抗 HER2 治疗（各组靶向治疗方案同新辅助靶向治疗方案）。主要研究终点指标为 pCR 率，次要研究终点包括 EFS 和 OS。

2008 年 1 月至 2010 年 5 月，共 455 名患者入组。研究结果显示，曲妥珠单抗联合拉帕替尼组 pCR 率高于曲妥珠单抗组（51.3% *vs.* 29.5%，$P=0.0001$），曲妥珠单抗组与拉帕替尼组 pCR 率无显著区别（29.5% *vs.* 24.7%，$P=0.34$）。经过 3.77 年 EFS 及 3.84 年 OS 中位随访，拉帕替尼组和曲妥珠单抗组间的 EFS 及 OS 均无统计学差异（EFS：$HR=1.06$，$95\%CI=0.66\sim1.69$；OS：$HR=0.86$，$95\%CI=0.45\sim1.63$；$P=0.65$），联合治疗组与曲妥珠单抗组 EFS 及 OS 亦无统计学差异（EFS：$HR=0.78$，$95\%CI=0.47\sim1.28$；OS：$HR=0.62$，$95\%CI=0.30\sim1.25$）。新辅助治疗达到 pCR 的患者 3 年 EFS 及 OS 均显著优于未达到 pCR 者（EFS：$HR=0.38$，$95\%CI=0.22\sim0.63$；OS：$HR=0.35$，$95\%CI=0.15\sim0.70$；$P=0.005$）。本研究结果提示对于 HER2 过表达的早期乳腺癌患者，不同抗 HER2 治疗组间 EFS 及 OS 无统计学差异，但新辅助抗 HER2 治疗达到 pCR 的患者 EFS 及 OS 均优于未达到 pCR 的患者。

（四）GeparSixto 研究

GeparSixto 研究[5]是一项探讨标准化疗方案中增加卡铂能否提高三阴性和 HER2 阳性乳腺癌患者的 pCR 率的 Ⅱ 期临床研究。研究共入组 595 例早期乳腺癌患者，在紫杉醇＋脂质体多柔比星的基础化疗基础上，随机分配到联合卡铂组或对照组。三阴性乳腺癌患者同步联合贝伐珠单抗，HER2 阳性乳腺癌患者同步联合曲妥珠单抗。在入组 330 位患者后，中期安全分析将卡铂的剂量（曲线下面积）从 2.0 降至 1.5，以改善耐受性。

研究结果显示，联合卡铂将三阴性乳腺癌患者的 pCR 率从 36.9% 提高至 53.2%（$OR=1.94$，$95\%CI=1.24\sim3.04$），但 HER2 阳性患者，卡铂组和对照组 pCR 率差异无统计学意义（$OR=0.841$，$95\%CI=0.511\sim1.39$）。中位随访 35 个月，三阴性乳腺癌患者中卡铂组 DFS 优于对照组（$HR=0.56$，$95\%CI=0.33\sim0.96$），而 HER2 阳性组中，DFS 无显著性差异（83.4% *vs.* 86.7%；$P=0.37$）。因此本研究提示，新辅助化疗联合应用卡铂可提高三阴性乳腺癌患者 pCR 率，并可转化为生存获益。

（五）CALGB 40603 研究

CALGB 40603 研究[6]采用 2×2 析因设计，在紫杉醇序贯多柔比星联合环磷酰胺基础上，联用贝伐珠单抗，或联用卡铂，或联用贝伐珠单抗及卡铂方案，探讨不同新辅助治疗方案对三阴性乳腺癌患者生存的影响。2009 年 5 月至 2012 年 8 月，共 454 例三阴性乳腺癌入组。

研究显示，新辅助化疗联合卡铂（60% *vs.* 44%，$P=0.0018$）或贝伐珠单抗（59% *vs.* 48%，$P=0.0089$）均可显著提高 pCR 率。经过 39 个月的中位随访，达到 pCR 的患者 EFS 及 OS 均优于未达到 pCR 者（EFS：$HR=0.30$，$95\%CI=0.19\sim0.46$；OS：$HR=0.20$，$95\%CI=0.11\sim0.36$），但联合卡铂（EFS：$HR=0.84$，$95\%CI=0.58\sim$

1.22；OS：HR＝1.15，95％CI＝0.74～1.79）及贝伐珠单抗（EFS：HR＝0.80，95％CI＝0.55～1.17；OS：HR＝0.76，95％CI＝0.49～1.19）均未改善患者 EFS 及 OS。本研究提示，对于三阴性乳腺癌，新辅助治疗达到 pCR 可以获得较好的 EFS 及 OS，但联合卡铂或贝伐珠单抗所提高的 pCR 率转化为 EFS 及 OS 获益的证据仍不充分。

（六）研究解读

乳腺癌分子分型是患者选择治疗方案的重要依据，不同分型预示着不同预后及治疗反应，因此新辅助化疗应从分子分型角度探讨 pCR 与长期预后的相关性。NOAH 研究首次探讨新辅助治疗 pCR 率的提高是否可转化为生存获益，其研究结果显示，对于 HER2 阳性乳腺癌，曲妥珠单抗在提高 pCR 率的同时，可将 pCR 转化为显著生存获益。NeoALTTO 研究显示双抗 HER2 靶向治疗可提高 pCR 率，而达到 pCR 的患者 EFS 及 OS 均优于未达到 pCR 者，但未能发现双抗 HER2 治疗提高 EFS 及 OS，结合 ALTTO 研究结果未发现 pCR 率的提高转化为生存获益。对于三阴性乳腺癌，GeparSixto 研究及 CALGB 40603 研究显示三阴性乳腺癌新辅助治疗达到 pCR 可以获得较好的 EFS 及 OS，但是 pCR 率的增加能否转化为长期生存获益仍不明确。这可能与各研究入组患者异质性、治疗模式及试验目的的差异有关。NOAH 研究纳入患者为局部晚期乳腺癌或炎性乳腺癌，病期相对较晚，其中激素受体阳性患者约占 40％，而 NeoALTTO 研究纳入患者为早期乳腺癌，约 80％患者为激素受体阳性，纳入患者差异及后续内分泌治疗可能对结果存在影响。GeparSixto 研究的基础新辅助化疗方案为紫杉醇＋脂质体多柔比星，而 CALGB 40603 研究选择紫杉醇序贯多柔比星＋环磷酰胺，基础新辅助化疗方案 pCR 率存在较大差异（36.9％ vs. 44％），且卡铂用量存在差异，对结果亦存在影响。因此对于 NOAH 研究及 GeparSixto 研究结论，需要对 pCR 率增加与长期预后相关性进行针对性设计，并进行大样本临床研究进行验证。

三、小结

通过以上临床研究我们可以看出，目前 pCR 作为判断预后的精确指标仍有争议。对于三阴性及 HER2 阳性等高侵袭性乳腺癌个体而言，新辅助化疗达到 pCR 预示着较好预后，从治疗群体考虑，对于三阴性及 HER2 阳性等高侵袭性乳腺癌，通过治疗方式调整得到 pCR 率的提高，可能转化为生存获益，但仍需验证；对于 Luminal A 型等恶性程度较低的乳腺癌，新辅助化疗 pCR 与患者长期预后无明确相关性。因此我们在临床开展乳腺癌新辅助治疗工作时，应根据分子分型等综合考虑来制订治疗策略，不宜盲目追求 pCR。

（于理想）

参考文献

[1] Cortazar P，Zhang L，Untch M，et al. Pathological complete response and long-term clinical benefit in breast cancer：the CTNeoBC pooled analysis. Lancet，2014，384（9938）：164-172.

[2] Berruti A，Amoroso V，Gallo F，et al. Pathologic complete response as a potential surrogate for the clinical outcome in patients with breast cancer after neoadjuvant therapy：a meta-regression of 29 randomized prospective studies. J Clin Oncol，2014，32（34）：3883-3891.

[3] Gianni L，Eiermann W，Semiglazov V，et al. Neoadjuvant and adjuvant trastuzumab in patients with HER2-positive locally advanced breast cancer（NOAH）：follow-up of a randomised controlled superiority trial with a parallel HER2-negative cohort. Lancet Oncol，2014，15（6）：640-647.

[4] de Azambuja E，Holmes AP，Piccart-Gebhart M，et al. Lapatinib with trastuzumab for HER2-positive early breast cancer（NeoALTTO）：survival outcomes of a randomised，open-label，multicentre，phase 3 trial and their association with pathological complete response. Lancet Oncol，2014，15（10）：1137-1146.

[5] von MG，Schneeweiss A，Loibl S，et al. Neoadjuvant carboplatin in patients with triple-negative and HER2-positive early breast cancer（GeparSixto；GBG 66）：a randomised phase 2 trial. Lancet Oncol，2014，15（7）：747-756.

[6] Sikov WM，Berry DA，Perou CM，et al. Impact of the addition of carboplatin and/or bevacizumab to neoadjuvant once-per-week paclitaxel followed by dose-dense doxorubicin and cyclophosphamide on pathologic complete response rates in stage Ⅱ to Ⅲ triple-negative breast cancer：CALGB 40603（Alliance）. J Clin Oncol，2015，33（1）：13-21.

第四节 过度还是精准：如何看待非 pCR 后的辅助化疗？

新辅助化疗已成为局部晚期或不可手术乳腺癌的标准治疗，而且凭借降期保乳、药敏试验及预后预测等方面的优势，在非局部晚期乳腺癌中的应用也越来越广。尽管越来越多的循证医学证据提示，病理完全缓解（pCR）并不能简单地作为新辅助化疗乳腺癌病例无病生存（DFS）及总生存（OS）的预后预测因子，但对三阴性或 HER2 阳性等侵袭性强的乳腺癌亚型预后判断仍有预测价值[1]。因此，在当前临床试验及临床实践的环境下，pCR 仍然是重要的观察指标之一。但众多临床试验数据显示，新辅助化疗的 pCR 率在 3%～48% 不等，极少超过 1/3。更多的乳腺癌患者在新辅助化疗之后仍然有不同程度的肿瘤残留，而临床试验证实残余肿瘤负荷指数（residual cancer burden index）与 DFS 和 OS 有关[2]。因此，对这部分患者，如何进行辅助治疗、是否需要补充行辅助化疗成为临床实践的重要决策点。2013 年 St Gallen 共识大会专家投票显示[3]，对于完成全部新辅助化疗后仍有肿瘤残留的患者，只有 10% 的专家支持术后继续行辅助化疗，其中 62.2% 支持辅助化疗时应更换方案。但从循证医学角度看，目前关于这一争议的高级别循证医学证据仍然较少。

一、现有循证医学证据

（一）CREATE-X/JBCRG-04 研究

CREATE-X/JBCRG-04 研究[4]是由日本和韩国联合开展的一项多中心、开放、随机、Ⅲ期临床试验，旨在评估新辅助化疗后仍有病理学残留浸润性病灶的乳腺癌患者接受卡培他滨单药辅助化疗的有效性。

研究的关键入组标准包括Ⅰ～ⅢB 期的 HER2 阴性（IHC 0～1 和/或 FISH 阴性）乳腺癌，既往未接受过口服氟尿嘧啶类药物治疗，接受蒽环和（或）紫杉为基础的新辅助化疗，新辅助化疗后未达 pCR 和（或）淋巴结阳性。入组研究对象在新辅助化疗后随机分为试验组和对照组，试验组接受 8 个周期的卡培他滨（2500 mg/m²，第 1～14 天口服，每 3 周重复）单药辅助化疗，对照组则接受标准治疗（激素受体阳性患者接受内分泌治疗，激素受体阴性患者无进一步系统性治疗）。研究的主要终点为 DFS，次要终点为 OS 及安全性。研究入组时间 5 年，计划入组病例 900 例，最终实际入组 910 例，纳入分析 885 例，其中试验组 440 例，对照组 445 例。在关键的临床特征方面，试验组和对照组之间均无统计学差异：绝经前病例分别为 59.3% 和 56.0%，ER/PR 阳性病例分别为 63.9% 和 62.9%，新辅助化疗后淋巴结阴性率分别为 39.3% 和 38.7%，内分泌治疗比例分别为 67.1% 和 68.5%，放疗比例分别为 72.3% 和 73.5%。

5 年随访结果显示，5 年 DFS 试验组为 74.1%，对照组为 67.7%（HR = 0.70，95% CI：0.53～0.93）；5 年 OS 试验组为 89.2%，对照组为 83.3%（HR = 0.60，95% CI：0.40～0.92）。以预先设定的分层因素（ER 状态、年龄、新辅助化疗方案、新辅助化疗后淋巴结状态、新辅助是否包含 5-氟尿嘧啶及研究机构）进行分层分析发现，ER 阴性（HR = 0.58，95% CI：0.39～0.87）、接受含紫杉类新辅助化疗（HR = 0.70，95% CI：0.53～0.93）和新辅助化疗后组织学分级为 0～Ⅰb（HR = 0.63，95% CI：0.45～0.88）的亚组人群中，卡培他滨治疗组有 DFS 获益。在安全性方面，卡培他滨治疗组 3 级以上中性粒细胞减少（6.6% vs. 1.6%，P < 0.001）及腹泻（3.0% vs. 0.4%，P = 0.004）发生率均显著升高。

（二）MDACC 研究

MDACC 研究[5]也是一项较早的前瞻性随机对照临床试验，旨在评价以蒽环类药物为基础的新辅助化疗后仍有肿瘤残留的乳腺癌患者接受非交叉耐药的换药辅助化疗的有效性。

研究在 1985—1989 年，共入组 200 例 $T_{3\sim4}$ 或 $N_{1\sim3}$ 的局部晚期乳腺癌患者。入组研究对象均行 3 周期 VACP 方案（长春新碱＋多柔比星＋环磷酰胺＋泼尼松龙）新辅助化疗后接受乳房切除术。病理残留肿瘤 < 1 cm³ 的患者术后继续 5 周期 VACP 方案辅助化疗（低负荷组），病理残留肿瘤 > 1 cm³ 的患者随机分为 2 组，一组继续行 5 周期

VACP 方案辅助化疗（对照组），一组更换为 5 周期 VbMF 方案（长春碱＋甲氨蝶呤亚叶酸钙＋氟尿嘧啶）辅助化疗（换药组）。T_3、T_4、N_2 和 N_3 的患者术后接受辅助放疗。最终 176 例纳入分析，其中低负荷组 70 例，对照组 51 例，换药组 55 例，共有 12.2% 的患者在 3 周期新辅助化疗后达到病理完全缓解。

13.9 的中位随访结果显示，换药组的 5 年 RFS 和 5 年 OS 均高于对照组，但均未达到统计学差异（RFS：49% vs. 39%，$P=0.16$；OS：65% vs. 47%，$P=0.06$）。而根据病理缓解情况，pCR 组、低负荷组和高负荷组的 10 年无复发生存率分别为 86%、59% 和 34%（$P=0.001$），10 年总生存率分别为 82%、57% 和 39%（$P=0.002$）。

（三）GeparTrio 临床试验

GeparTrio 研究[6-8]是德国乳腺协作组开展的一项前瞻性、随机Ⅲ期临床试验，旨在评价根据新辅助化疗期间肿瘤反应性调整化疗方案对 pCR 及远期生存（DFS 和 OS）的影响。

研究共入组 2072 例 $cT_{2\sim4}$、$cN_{0\sim3}$ 的乳腺癌病例，其中排除了低危的 T_2 期乳腺癌（ER/PR 阳性＋cN_0＋G1/2＋＞35 岁）。所有研究对象统一接受 2 周期 TAC（多西他赛＋多柔比星＋环磷酰胺）方案新辅助化疗，然后进行影像学评估。对 TAC 有效的病例，随机分为两组，一组按计划完成总计 6 周期 TAC 方案新辅助化疗后手术（A 组，704 例），另一组完成总计 8 周期 TAC 方案新辅助化疗后手术（B 组，686 例）。对 TAC 无效的病例，也随机分成 2 组，一组继续按计划完成总计 6 周期 TAC 方案新辅助化疗后手术（C 组，321 例），另一组更换为无交叉耐药的 NX（长春瑞滨＋卡培他滨）方案新辅助化疗 4 周期后手术（D 组，301 例）。A 组及 C 组为传统治疗组，B 组及 D 组为反应引导组。

研究发现，对于 TAC 有效病例增加 2 周期 TAC 并未明显提高 pCR 率（23.5% vs. 21.0%，$P=0.27$），对于 TAC 无效病例更换 NX 方案亦未明显提高 pCR 率（6.0% vs. 5.3%，$P=0.73$）。但 62 个月的中位随访结果显示，TAC 有效病例，8 周期 TAC 组较 6 周期 TAC 组显示了 DFS 的获益（HR=0.78，95% CI：0.62～0.97；$P=0.026$）；同样 TAC 无效病例，TAC-NX 组较 TAC 组也同样显示了 DFS 获益（HR=0.59，95% CI：0.49～0.82；$P=0.026$）。而合并分析，反应引导组的 DFS（HR=0.71，95% CI：0.60～0.85；$P<0.001$）和 OS（HR=0.79，95% CI：0.63～0.99；$P=0.048$）较传统治疗组也均得到改善。

但根据分子分型进行的亚组分析显示，HER2 阳性及三阴性乳腺癌亚型患者，根据反应调整治疗方案并未带来 DFS 改善（HER2 阳性：HR=1.01，95% CI=0.60～1.67，$P=0.978$；三阴性：HR=0.87，95% CI=0.61～1.27，$P=0.464$）。但与其他临床试验相似，对于这两个亚型，获得 pCR 的患者有明显 DFS 获益（HER2 阳性：HR=5.24，95% CI=2.25～12.1，$P<0.001$；三阴性：HR=6.67，95% CI=3.61～11.9，$P<0.001$）。而对于 Luminal A 及 Luminal B 亚型，根据反应调整治疗方案有明显 DFS 获益（Luminal A：HR=0.55，95% CI=0.36～0.82，$P=0.003$；HER2 阴性 Luminal B：

HR＝0.40，95％ CI＝0.20～0.79，P＝0.006；HER2 阳性 Luminal B：HR＝0.56，95％ CI＝0.33～0.97，P＝0.0035）。此外，获得 pCR 的 HER2 阴性 Luminal B 亚型患者同样可获得 DFS 获益（HR＝3.74，95％ CI＝1.15～12.1，P＝0.018），而 Luminal A 及 HER2 阳性 Luminal B 亚型患者并没有通过达到 pCR 获得 DFS 改善。

（四）Neo-Bioscore 模型

Neo-Bioscore 模型[9]是由 MD Anderson 癌症中心研究者为新辅助化疗后远期生存预测而提出的一项综合评分系统。其前身为 CPS＋EG 预后评估系统[10]，纳入了新辅助化疗前的初始临床分期、新辅助化疗后的病理分期、ER 和分级状况等因素，对接受新辅助化疗患者的预后评估显著优于单纯依赖 pCR。但由于该系统出现后，曲妥珠单抗才成为 HER2 阳性乳腺癌的常规用药，因此 CPS＋EG 无法准确预测靶向治疗的 HER2 阳性乳腺癌患者的预后。

研究者纳入了 MD Anderson 癌症中心数据库 2005 年 1 月至 2012 年 12 月期间共 2377 例接受新辅助化疗（以蒽环类或紫杉类为基础用药）的非转移性浸润性乳腺癌患者，其中 591 例患者为 HER2 阳性且均接受了曲妥珠单抗新辅助治疗。中位随访 4.2 年后，所有研究人群的 5 年疾病特异性生存（DSS）为 89％。利用以上人群，研究者重新建模，新增加了 HER2 状态作为评分因素，结果与单纯临床分期、单纯病理分期以及 CPS＋EG 评分相比，Neo-Bioscore 评分对 5 年的 DSS 预测价值更高。而且对于达到 pCR 的患者，Neo-Bioscore 评分同样可以很好地区分不同分子分型 DSS。如同样是临床分期 Ⅲc 期、核分级 2 级达到 pCR 的乳腺癌患者，HER2 阳性、ER 阳性患者 Neo-Bioscore 评分为 3 分，5 年预测 DSS 为 93％，而三阴性患者 Neo-Bioscore 评分为 4 分，5 年预测 DSS 为 86％。

这一研究结果也进一步证实生物学特征对乳腺癌预后的重要性。

二、讨论

新辅助化疗的应用越来越广，争议也逐渐增加。对于新辅助化疗后仍有肿瘤残留的患者是否需要行补充辅助化疗的争议由来已久。支持的观点认为新辅助化疗后仍然有肿瘤残留，说明化疗未能达到目的，所以要继续行后续化疗；反对的观点则认为新辅助化疗后仍有肿瘤残留提示肿瘤对化疗不敏感，所以继续行补充化疗也无法获益。从目前的循证医学证据来看，争议远没有平息。

CREATE-X 研究是目前唯一一项针对这一争议进行设计、并有结果报告的随机对照研究。结果显示 8 周期的卡培他滨辅助化疗可以改善新辅助化疗未达 pCR 的 HER2 阴性乳腺癌患者的远期生存。鉴于试验组和对照组的基线生物学特征和后续标准系统治疗并无统计学差别，我们可以推断这种远期生存获益来源于卡培他滨辅助化疗。但我们仍然需要注意到，一方面这种临床获益并不适用于所有患者，特别是 ER 阳性患者未能通过卡培他滨辅助化疗获得 DFS 改善，另一方面补充辅助化疗所带来的不良反应增加同样不能忽视。目前，CREATE-X研究的亚组获益分析及成本效益分析正在进行，相信会为我们带来进一步的证据支持。

尽管MDACC研究和GeparTrio研究并不是针对补充辅助化疗能否获益进行设计，但其根据新辅助化疗反应调整治疗方案的生存获益结果可以为我们提供一些思考和线索。MDACC研究显示，新辅助化疗后肿瘤残留负荷确实与乳腺癌远期生存有关，更换化疗方案可以改善残留负荷较大患者的DFS，但仍与残留负荷小的患者存在较大生存差距。这一结果提示我们，残留肿瘤负荷对远期生存的影响权重可能比化疗方案更重。但由于样本量相对较小、缺少分子分型数据、所选化疗方案，MDACC研究结果对现代乳腺癌治疗的价值存在其局限性。GeparTrio研究提供的结果更为丰富，根据化疗反应调整治疗方案带来的生存获益改善（包括DFS和OS）并不依赖于pCR率的提高，但与肿瘤的分子分型密切相关。与CREATE-X研究结果不同，三阴性与HER2阳性亚型乳腺癌并未通过治疗方案的调整获得DFS改善，反而是ER阳性乳腺癌从中获益，特别是$ER^+/HER2^-$乳腺癌获益最大。这一结果的差异提示我们应重新审视新辅助化疗的药敏试验价值，也应认识到乳腺癌的肿瘤缓解与生存改善并不能简单地通过增加或更改化疗药物实现，肿瘤潜在的交叉耐药及本身的生物学行为异质性都应充分考虑在内。

尽管CREATE-X/JBCRG-04研究、MDACC研究及GeparTrio试验等三项研究目的、研究设计及研究结果不完全一致，暂时也无法改变当前临床实践，但带给我们两点关键信息与思考。第一，新辅助化疗后的残存肿瘤负荷对远期生存有影响；第二，这种影响可能通过更改或增加化疗药物得到改善，但与肿瘤本身的生物学特征及化疗反应性有关。因此综合以上临床试验的结果，pCR不应再简单地当作新辅助化疗的追求目标，对于新辅助后未达pCR的患者，是否需要做补充辅助化疗同样需要根据肿瘤生物学特征而个体化对待。其中最为关键的是，如何准确筛选出可能通过补充辅助化疗获益的亚组人群。Neo-Bioscore评分强调了肿瘤生物学特性（ER、HER2状态及分化程度）对患者预后的重要性，并将其新辅助治疗前后肿瘤负荷及治疗效果有机结合，进一步优化了新辅助化疗患者的预后评估，未来可能成为辅助化疗获益的亚人群的筛选工具。

三、小结及展望

新辅助化疗后仍有肿瘤残留的乳腺癌患者术后是否需行补充化疗，目前的循证医学证据仍相对不足，需要进一步的临床试验数据予以解答。鉴于乳腺癌的高度异质性，在当前临床实践中，患者的辅助治疗方案需要综合考虑肿瘤的生物学特征（ER阳性、HER2阳性、三阴性）、新辅助化疗的目的（易化手术、降期保乳、改善预后）、新辅助化疗后的残余肿瘤负荷以及患者的一般情况。而在未来的临床试验中，以肿瘤化疗反应为导向及以预后评价模型为基础的试验设计可能为真实世界的临床实践提供更坚实的循证医学证据。

（王　斐）

参考文献

［1］ Cortazar P，Zhang L，Untch M，et al. Pathological complete response and long-term clinical benefit in breast cancer：the CTNeoBC pooled analysis. Lancet，2014，384（9938）：164-172.

［2］ Symmans WF，Peintinger F，Hatzis C，et al. Measurement of residual breast cancer burden to predict survival after neoadjuvant chemotherapy. J Clin Oncol，2007，25（28）：4414-4422.

［3］ Goldhirsch A，Winer EP，Coates AS，et al. Personalizing the treatment of women with early breast cancer：highlights of the St Gallen International Expert Consensus on the Primary Therapy of Early Breast Cancer 2013. Ann Oncol，2013，24（9）：2206-2223.

［4］ Toi M，Lee SJ，Lee ES，et al. A phase Ⅲ trial of adjuvant capecitabine in breast cancer patients with HER2-negative pathologic residual invasive disease after neoadjuvant chemotherapy（CREATE-X/JB-CRG-04）：Capecitabine for Residual cancer as Adjuvant ThErapy. Cancer Research，2016，76（4 supplement）：S1-07.

［5］ Eva T，Frankie H，Terry S，et al. The use of alternate，non-cross-resistant adjuvant chemotherapy on the basis of pathologic response to a neoadjuvant doxorubicin-based regimen in women with operable breast cancer：long-term results from a prospective randomized trial. J Clin Oncol，22（12）：2294-2302.

［6］ Gunter M，Sherko K，Petra V，et al. Intensified neoadjuvant chemotherapy in early-responding breast cancer：phase Ⅲ randomized GeparTrio study. J Natl Cancer Inst，2008，100（8）：552-562.

［7］ Effect of neoadjuvant anthracycline-taxane-based chemotherapy in different biological breast cancer phenotypes：overall results from the GeparTrio study. Breast Cancer Res Treat，2010，124：133-140.

［8］ Minckwitz GV，Blohmer JU，Costa S，et al. Neoadjuvant chemotherapy adapted by interim response improves overall survival of primary breast cancer patients-results of the GeparTrio trial. Cancer Research，2011，71（24 supplement）：S3-02.

［9］ Elizabeth M，Jose V，Susan T，et al. The Neo-Bioscore update for staging breast cancer treated with neoadjuvant chemotherapy incorporation of prognostic biologic factors into staging after treatment. JAMA Oncol. doi：10.1001/jamaoncol.2015.6478.

［10］ Jacqueline J，Elizabeth M，Susan T，et al. Combined use of clinical and pathologic staging variables to define outcomes for breast cancer patients treated with neoadjuvant therapy. J Clin Oncol，2008，26（2）：246-252.